달리기, 조깅부터 마라톤까지

달리기,
조깅부터
마라톤까지

장 프랑수아 하비 지음 ㅣ 임영신 옮김

시그마북스
Sigma Books

달리기, 조깅부터 마라톤까지

발행일 2023년 3월 10일 초판 1쇄 발행
        2024년 6월 5일 초판 2쇄 발행
지은이 장 프랑수아 하비
옮긴이 임영신
발행인 강학경
발행처 시그마북스
마케팅 정제용
에디터 신영선, 최윤정, 최연정, 양수진
디자인 김문배, 강경희, 정민애

등록번호 제10-965호
주소 서울특별시 영등포구 양평로 22길 21 선유도코오롱디지털타워 A402호
전자우편 sigmabooks@spress.co.kr
홈페이지 http://www.sigmabooks.co.kr
전화 (02) 2062-5288~9
팩시밀리 (02) 323-4197
ISBN 979-11-6862-112-1(03510)

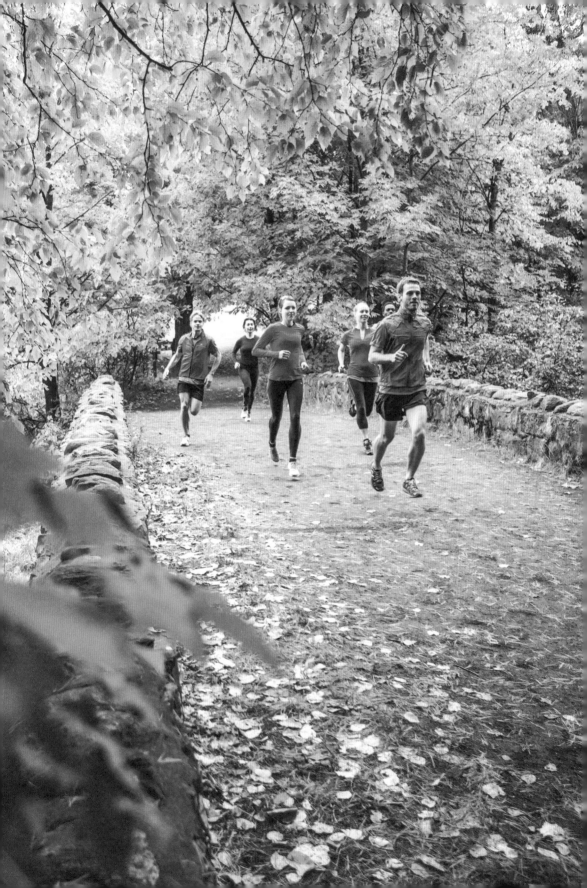

차례

머리말

달리기는 가장 자연스럽게 몸을 움직여 자신을 개발하고 성장시킬 수 있는 기술이다. 하지만 아쉽게도 너무 많은 주자들이 부상과 불편함에 시달리며 활동에 제약을 받는다. 이 책의 목적은 바른 주법으로 잘 달린다는 것이 무엇인지 설명하고, 어떻게 해야 부상의 위험 없이 달리기를 마음껏 즐길 수 있는지 알려줌으로써 한 차원 더 높은 달리기의 세계로 안내하는 데 있다.

나는 30년 전부터 달리기를 해왔다. 대회 출전이 목표였던 적도 있고 다른 스포츠를 해본 적도 있지만 최근 10년은 균형과 건강을 추구하는 방향으로 새로운 도전을 하고 있다.

열한 살 때 아버지가 코치를 맡고 계시던 캐나다 시쿠티미 중학교 크로스컨트리 팀 선수들과 함께 운동할 기회가 있었다. 그때 나는 나보다 키가 큰 선수들과 함께 진흙길을 달리고 모래언덕을 오르며 달리기의 즐거움을 맛보았다. 크로스컨트리 세계 챔피언이자 LA 올림픽 마라톤 우승자이며 나의 우상이었던 카를로스 로페스를 떠올리며 〈러너스 월드〉라는 잡지를 탐독하기도 했다. 당시 나는 1년 내내 10월 초에 열릴 크로스컨트리 선수권 대회를 꿈꾸며 살았다. 내게 1년 중 달리기에 가장 좋은 때는 언제나 '오늘'이었다. 그렇게 해서 열여덟 살에 육상 코치가 된 나는 어린 선수들에게 풀밭을 맨발로 뛰며 워밍업하는 법을 가르쳤다. 많은 엘리트 선수들이 그렇게 해서 좋은 결과를 얻었다는 기사를 읽었기 때문이다. 그것은 20년 뒤에 세계를 놀라게 할 혁명의 전조였다.

그 뒤로 운동학을 공부하고 여러 운동법을 실험하는 한편 생리학에 대해 더 깊이 알고자 노력했다. 나는 특히 인터벌 훈련이나 회복 시간, 강화 운동 등이 기록에 미치는 영향을 자세히 연구했다. 정골의학에 대해 공부한 뒤에는 생체역학 쪽에 더 집중하면서 진료 방향도 조금씩 달라졌다. 현재 치료 전문가이자 교수로서 나의 진료 방향은 철저히 몸의 동작에 대한 연구에 근거를 두고 있다. 어떤 주자가 상담을 받으러 오면 나는 통증의 원인을 찾아내기 위해 그 사람의 머리부터 발끝까지 검사한다(나중에 그의 달리기에서 개선할 부분이 무엇인지 진단하기 위해서이기도 하다). 대개 원인은 잘못된 자세, 생체역학상 불균형, 테크닉 부족 등이 결합된 경우가 많다.

주법과 훈련 프로그램을 조금 교정하는 것만으로도 눈에 띌 만한 변화가 일어나는 장면을 목격하는 일은 늘 흥미롭다. 이렇게 되면 주자는 달리기가 훨씬 더 즐거워지는데 그것이 무엇보다 중요한 점이다.

나는 수년에 걸쳐 달리기의 테크닉과 달리기로 인한 부상을 예방하는 훈련법을 개발했다. 대부분의 주자들은 자신을 관리하는 방법은 물론 자연스럽고 효과적인 주법이 무엇인지조차 모른다. 그동안 많은 주자들을 지켜보면서 이제는 다음 단계로 나아갈 준비가 되었다고 생각하게 되었다. 이들은 30년 전과 똑같은 방식으로 종아리 스트레칭을 하는 것에 지쳐 있으며, 운동과학이 달리기에 어떤 제안을 할 수 있을지에 관심을 가지고 있다.

달리기에 대한 관심은 2000년 중반부터 달아올랐다. 학자들은 처음 달리기 붐이 일던 1970년대부터 나온 이론들을 반박하고 사방에서 쏟아지는 아이디어들을 접하고 있다. 신발 업계의 변화 속도 역시 더욱 빨라졌다. 최근 몇 년 동안에는 미니멀한 신발들이 등장했다. 점점 더 많은 주자들이 단지 신발뿐 아니라 새로운 달리기 훈련법과 다양한 주법에 대해 궁금해하고 있다.

이 책은 달리기를 가장 알기 쉽게 설명하고자 쓴 것으로 운동의 질적인 측면에 중점을 두고자 한다. 훈련 프로그램을 다루는 책들은 이미 많다. 코치들은 각자에 맞는 맞춤형 프로그램을 개발하는 장인으로 통한다. 하지만 이들에게 질적인 부분은 뒤로 밀려나기 십상이다. 이제는 변화할 때다. 더 잘 달려야 할 시간이다.

이 책의 기본 원칙은 척추에 대해 자세히 다루었던 나의 첫 저서『척추 운동법』에 소개했던 내용을 따르고 있다. 좋은 자세와 튼튼한 코어는 모든 주자들이 숙달해야 하는 기본이기 때문이다. 이 책의 내용은 많은 과학적 논문, 주자들을 치료했던 경험, 주자를 위한 교육과 운동법의 발전, 오랜 코칭과 실험, 수많은 코치 및 선수들과의 교류, 세계 최고의 주자들에 대한 평가와 관찰 등에서 나온 것이다. 페이지마다 나의 열정이 담긴 이 책이 당신의 열정을 불태우는 데 도움이 되기를 간절히 바란다.

프롤로그 : 더 나은 달리기를 위하여

달리기를 하는 사람은 저마다 주법과 훈련법, 웬만한 부상에 대처하는 방법 정도는 숙지하고 있다. 달리기를 하는 사람들은 괴짜처럼 보이기도 하고 대개 결단력과 끈기가 있다. 또 달리기를 하기 위해 새벽잠을 마다할 만큼 열정적이기도 하다. 매년 자신의 기록을 깨뜨릴 목표를 세우며, 고통을 견디는 인내심도 뛰어나 견디고 또 견디다 결국엔 달릴 수 없을 지경에 이르기도 한다. 더 이상 달리지 못하는 상태가 되어서야 갑작스레 고통을 느끼는 것이다. 이렇게 해서 강제로 쉬게 된 주자는 스트레스를 몰아내는 제일 좋은 수단을 잃어버려 엔도르핀과 도파민(소위 행복 호르몬)의 분비도 급격히 줄어드는 것을 경험한다. 그렇게 일주일만 달리지 못해도 대부분의 주자들은 마치 엄청난 시련을 겪는 것처럼 기운 없어 보일 것이다. 하지만 그들은 낙담하는 대신 이런저런 방법들을 찾아 나선다. 달리기 잡지, 인터넷 사이트, 달리기 동료, 코치, 의료 전문가 등 여러 곳에서 좋은 정보를 얻을 수 있지만 서로 모순되는 정보들도 많이 있다. 부상을 입은 주자가 원하는 것은 고통 없이 다시 달리는 것이다. 일단 회복하고 나면 그는 잃어버린 시간을 만회하기 위해 전보다 더 무리를 한다. 그리고 이와 같은 사이클을 몇 번이고 반복할 것이다.

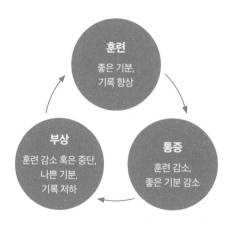

안타깝게도 대부분의 주자가 이 사이클을 경험한다. 그 결과 달리기의 장점을 충분히 누리지 못한 채 많은 에너지와 시간을 허비하고 실망과 불만이 가득한 시기를 보낸다. "달리기요? 몇 번이나 시도했는데 한 달 만에 몸이 남아나질 않더라고요." 이렇게 말하는 사람들이 수도 없이 많다. 물론 달리기가 모두에게 잘 맞는 운동이 아닌 것은 사실이다. 하지만 올바른 주법으로 달리며 좋은 컨디션을 유지하고 적절한 강도의 훈련을 한다면 달리기는 대부분의 사람에게 좋은 운동이 될 것이다.

요즘 우리는 달리기의 세계에 등장한 새로운 소식들을 수없이 접하게 된다. 인터벌 훈련법의 탁월함, 압박스타킹, 얼음 목욕, 미니멀한 신발의 장점, 비트주스의 거의 기적적인 효과까지. 그런데 사람들은 대개 이런 발견들이 세계적으로 알려지고 나면 그 효과에 대해 검토하는 것을 잊어버린다. 예를 들면 미니멀한 신발이 긍정적인 작용을 할 수도 있지만 달리는 방법과 신체조건 특히 발 모양에 따라 나쁜 영향을 미칠 수도 있다는 사실을 간과하는 것이다. 복부의 속근육을 단련시키는 것은 좋은 생각이지만 바른 자세를 취하지 않거나 척추가 쇠막대처럼 단단하다면 칼에 찔리는 것 같은 결과를 가져올 수도 있다. 연구에 따르면 인터벌 훈련은 매우 효과적이지만 충분히 회복하지 못하거나 몸이 이 훈련을 견뎌내지 못한다면 그 효과는 미미하다. 달리기를 더 잘하고 싶다면 여러 연관된 요소들을 두루 감안해야 한다. 이 책을 통해 더욱 통합적인 새로운 시각과 정보들을 갖추어 달리기의 즐거움을 만끽하기 바란다.

이 책의 활용법

이 책은 세 부분으로 나뉘어 있다. 첫 번째 부분에서는 '달리기란 무엇인가? 달리기를 잘하려면 어떻게 해야 할까?'라는 기본적인 질문에 답하고자 한다. 주법을 점점 나아지게 해줄 유용한 정보들을 많이 얻을 수 있을 것이다. 주자들에게 중요한 용품인 신발을 다룬 장에서는 더 기술적인 측면을 살펴볼 것이다.

두 번째 부분에서는 기존 훈련 프로그램의 틀을 넘어선 주자의 훈련법에 중점을 두었다. 여기에서는 훈련과 회복에 대한 정보들을 얻게 될 것이다. 더 완벽한 주자가 될 수 있도록 고안된 (여러 가지 혁신적인 훈련법을 포함한) 90개 이상의 운동법도 실려 있다. 몸을 어떻게 움직여야 하는지, 어떻게 강화하는지, 자세와 호흡, 관절의 가동성을 개선하는 법 등에 대해서도 다룰 것이다. 이 모든 것은 주자의 신체조건을 완벽하게 하는 동시에 부상을 예방하기 위함이다.

　세 번째 부분에서는 주자의 부상에 대해 깊이 다룰 것이다. 달리기를 하는 사람들이 흔히 경험하는 총 42개의 부상에 대처하는 가이드가 소개되어 있다. 필요한 부분만 찾아서 읽어도 좋다. 하지만 이 가이드를 예방책으로 익혀두면 언젠가 필요한 순간이 올 것이다.

　끝으로 이 책은 달리기의 즐거움을 이야기하며 마무리한다. 결국 우리 모두가 원하는 것이 바로 그것 아니겠는가?

앞으로 이어질 내용을 통해 다음과 같은 것들을 배우게 될 것이다.

• 왜 대부분의 주자들이 부상을 당할까
• 왜 칼렌진족 주자들은 남다른 실력을 지닌 걸까
• 왜 대부분의 주자들은 주법이 불완전할까
• 중간발 착지는 왜 발뒤꿈치 착지만큼 부상을 일으키기 쉬울까
• 신발이 문제 해결에 별 도움이 되지 못하는 이유는 무엇일까
• 스트레칭이 때로 부상의 위험을 높이는 이유는 무엇일까
• 잘못된 자세가 부상으로 이어지는 이유는 무엇일까
• 크로스 트레이닝이 생각보다 유용한 이유는 무엇일까

또한 다음의 내용도 배우게 될 것이다.

• 나에게 가장 잘 맞는 주법 찾기
• 좋은 달리기 자세
• 공짜 에너지 자원 활용하기

- 더 경제적이고 효과적으로 달리는 법
- 최적의 코어 근육 만들기
- 달리기로 인한 부상을 예방하고 완화하는 법
- 부상 이후 다시 운동 시작하기
- 빠르고 편안하게 달리기
- 회복력을 높이는 법
- 좋은 준비운동
- 좋은 스트레칭과 강화 훈련
- 훈련 프로그램 조절
- 더 잘 달리는 법

1

인류와
달리기

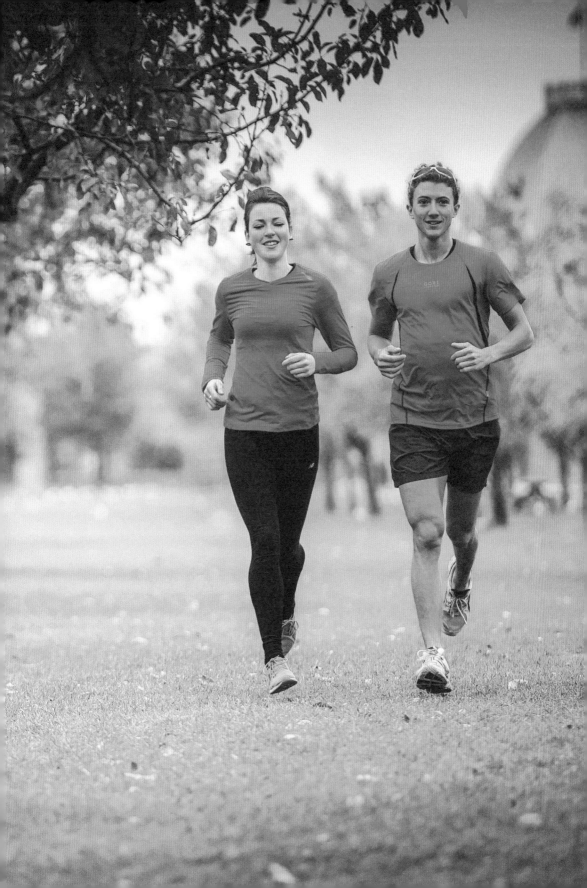

달리기와 진화

종으로서 인류는 달리기와 특별한 관계가 있다. 이 관계는 200만 년 전부터 시작되었다. 그에 비해 러닝화의 등장으로 구분되는 현대는 40여 년 전에 시작되었다. 이는 앞에서 말한 특별한 관계를 맺은 세월에서 0.00002%를 차지하는 데 그친다. 대니얼 리버만(하버드 대학교 진화생물학 교수)을 필두로 한 여러 연구자의 논문들은 인류가 어떻게 오늘과 같은 호모 사피엔스가 되었는지 이해하는 데 도움을 준다. 달리기가 인류 진화의 일부를 담당한다는 점은 분명해 보인다. 지구력 사냥(먹잇감이 지칠 때까지 추적하는 사냥) 이론에 따르면 200만 년 전 호모 에렉투스는 더 덥고 나무가 많지 않은 동아프리카에서 살아남기 위해 진화해야만 했다. 인류의 조상은 사바나에서 주위의 사자, 영양, 물소, 기타 맹수들보다 더 효과적인 체온조절 시스템을 발달시켰다. (아주 빠르진 않아도) 오랫동안 달릴 수 있는 새로운 능력 덕분에 인간은 먹잇감을 끝까지 쫓아가 기진맥진하게 만들 수 있게 되었다. 먹잇감이 된 동물들은 어느 정도 시간이 지나면 과열된 신체기관을 식히기 위해 멈춰서야 하기 때문이다. 이러한 특성은 호모 에렉투스 시기의 인간이 사냥에 용이한 무기(창, 화살)를 만들기 전까지 살아남을 수 있도록 해주었다.

오늘날 인류에게는 사자를 피해 더 오랫동안 달아날 수 있는 능력이 별로 쓸모없지만 우리 몸이 달리기에 알맞게 설계되어 있다는 점에는 변함이 없다. 우리 몸에는 종의 진화에 대한 역사가 담겨 있다. 뼈, 근육, 인대를 통해 주자로서의 과거를 알아낼 수 있는 것이다. 해부학자들의 연구에 따르면 우리의 몸은 달리기를 포함한 여러 자극에 의해 만들어졌다. 진정한 달리기 머신인 것이다! 경골(정강이뼈)과 대퇴골(넓적다리뼈)은 아치 형태를 하고 있어서 수축과 이완이 가능하며, 달리기를 하는 동안 몸을 앞으로 추진하는 데 유리하다(뼈는 가해지는 힘에 따라 변형이 가능하다). 아킬레스건은 길고 단단할 뿐 아니라 탄성이 있어서 에너지를 축적했다가 추진력으로 환원할 수 있으며, 더욱 효과적으로 발을 디딜 수 있게 해준다. 우리는 똑바로 선 자세 덕분에 더 오래 달리기를 할 수 있고, 이것은 다른 영장류와 차별화되는 큰 장점으로 작용한다. 우리의 발은 등반가의 발에서 보행자의 발로 진화했고, 보행자의 발에서 마침내 놀라운 주자의 발이 되었다. 그렇다! 충격을 흡수하는 운동화(이 부분은 뒤에 다시 다룰 것이다)도 필요 없다. 우리의 대둔근(엉덩이 둘레의 근육)은 전방 추진력을 높이는 방향으로 발달했다. 다리는 길어지고 허리는 가늘어졌으며 어깨는 낮아지고 목덜미와 머리 뒤쪽을 연결하는 목덜미 인대는 견고해졌다. 이 모든 요소들은 우리가 더 멀리 걸을 수 있도록 발전해왔음을 말해준다. 우리 몸의 몇 가지 해부학적 요소들은 인간이 달리고 달리고 또 달렸기 때문에 현재 상태에 이른 것이다.

소파에 앉아 태블릿으로 인터넷 서핑을 하는 지금의 우리 몸은 호모 에렉투스와 크게 다르지 않다. (산업사회에서는 우려스러울 정도로 좌식 위주의 생활을 하기 때문에) 전보다 몸이 나빠진 것을 제외하면 오늘날의 호모 사피엔스가 호모 에렉투스에 비해 좀 더 큰 두개골과 두뇌를 가지고 있을 뿐이다. 우리의 DNA에는 진화의 흔적이 여전히 남아 있으며 운동 잠재력은 크게 변하지 않았다. 다만 우리가 잠재력을 발휘해 실제로 운동을 하는가는 또 다른 문제다. 어떤 사람은 단 몇 분밖에 달리지 못하고, 또 어떤 사람은 마라톤을 완주할 정도까지 능력을 개발하기 때문이다. (1991년에는 27만 5,000명, 1971년에는 1만 명이었던 것에 비하면) 2011년 한 해 동안 150만 명 이상의 주자들이 당당히 마라토너의 타이틀을 거머쥐었다. 가히 폭발적인 성장이라 할 수 있다. 어떤 사람은 이보다 더 멀리 달리기도 한다. 플라망 스테판이라는 사람은 2010년 한 해 동안 매일 마라톤을 완주했다. 아테네에서 스파르타까지 달리는 스파르타슬론은 기원전 490년에 아테네가 스파르타에 지원을 요청하기 위해 보냈던 전령 피디피데스의 여정을 기념하는 대회다. 246km에 달하는 이 코스의 기록은 무려 20시간 25분이다! 멕시코 북서부의 치와와 주에 사는 타라후마라 인디언들도 울퉁불퉁한 땅에서 간소한 샌들 하나만 신고 300km에 이르는 놀라운 거리를 쉬지 않고 주파한다. 일본의 교토 근처 히에이 산에 사는 마라토너 승려들도 있다. 이들은 깨달음을 위해 7년이나 걸리는 순례의 여정인 카이호교를 수행한다. 이들은 1,000일 동안 매일 마라톤 한두 번 코스에 해당하는 거리를 달려서 (지구 한 바퀴보다 더 먼) 총 4만 5,000km 이상의 거리를 주파해야 한다. 이들 모두는 보잘것없는 신발을 신고 앞뒤 길이가 거의

1m나 되는 모자를 쓰고 달린다! 이런 사실로 미루어볼 때 달리기에 관한 인간의 능력은 놀라울 뿐만 아니라 그 한계가 생각보다 훨씬 더 멀리 있다는 것을 인정할 수밖에 없다.

우리는 달리기에 대해 제대로 알고 있을까?

질문은 단순하지만 답은 그리 간단하지 않다. 어찌 보면 달리기의 기술이란 도무지 알 수 없는 것 같기도 하다. 그럼에도 사람들은 달리는 법을 잘 안다고 생각하는 듯하다. 우선 달리기는 빨리 걷기에서 나온 것이 아니다. 너무나 많은 사람들이 달리기를 할 때 걷기의 생체역학(몸의 움직임)을 적용하려 든다. 물론 걷기와 달리기는 발을 교대로 내딛으며 규칙적으로 몸을 앞으로 이동시킨다는 점에서는 비슷하지만 닮은 점은 거기까지다. 달리는 동작에서 균형을 유지하려면 더 많은 노력이 필요하다. 지면에 닿지 않는 체공 시간을 빼고는 긴 시간 동안 오로지 한 발에 의지하기 때문이다. 걷기와 다르게 달리기에서는 두 발이 동시에 착지하는 것을 볼 수 없다. 한 번에 한 발로 뛰어오르며, 공중에서 수평으로 이동하는 것이 달리기의 기본이다. 걷기는 공중에서 앞으로 나아가거나 한쪽 발에 체중의 두 배 이상을 실으며 균형을 잡아야 할 필요도 없다. 하지만 달리기는 그래야 한다. 이 때문에 달리기가 더 많은 에너지를 소모하는 운동이라 생각할 수도 있다. 하지만 사실 일정 거리를 이동하는 데 드는 에너지 소비량의 측면에서는 걷기보다 달리기가 더 효율적이다. 이것은 달리기라는 행위의 매력 가운데 하나다. 그런데 어떻게 이런 일이 가능한 것일까?

유연한 주자

걸을 때는 탄성이 별로 필요하지 않다. 페달을 밟을 때도 마찬가지다. 하지만 달리기를 할 때는 그 무엇보다 중요하다. 여기에서 말하는 탄성이란 신발에 있는 쿠션을 가리키는 것이 아니다(물론 그런 게 있기는 하다). 우리 몸에 충분히 내재해 있는 자연적 탄성 메커니즘을 이야기하는 것이다. 물론 적당한 운동을 통해 탄성을 개발하고 달리기에 그것을 어떻게 활용하는지 안다는 전제하에서 말이다.

좋은 탄성은 딱 적당한 정도의 유연성을 필요로 한다. 너무 유연해도 탄성이 줄어들고, 유연성이 너무 약해도 탄성이 줄어든다. 연구에 따르면 지나친 유연성은 성과를 떨어뜨릴 수 있다고 한다. 그렇다고 스트레칭하는 것이 쓸데없다는 뜻은 아니다. 유연성과 근력이 최상의 조화를 이루는 것이 이상적이다.

우리의 근육, 인대, 근막(근육을 감싸는 막)은 어느 정도 유연성을 가지고 있으며, 받는 힘에 따라 늘어나거나 줄어드는 능력이 있다. 케냐의 주자들이 달리는 장면을 본 적 있는가? 그 장관을 보노라면 인간에게는 타고난 유연성과 탄성의 메커니즘이 있음을 알 수 있다. 케냐의 주자들은 유연하고도 튼튼한 다리로 전혀 힘을 들이지 않고 지면에서 튀어 오르는 것처럼 보인다. 이러한 장면을 지켜보는 일은 애호가에게 있어 하나의 큰 즐거움이다.

탄성과 유연성은 힘을 흡수하고(에너지를 흡수하고) 그것을 동작으로 이어지게 하는 능력과 관련이 있다. 달리기의 경우에는 축적된 에너지가 추진 에너지로 바뀌는 것이다. 스프링은 압축되면 에너지를 축적하고, 놓으면 에너지가 회복되면서 처음 길이보다 더 늘어난다. 고무줄은 늘어날 때 에너지가 축적되고, 놓으면 에너지가 회복되면서 처음의 길이로 돌아간다. 이것은 달리기를 할 때 작용하는 힘과 정확히 일치한다.

공짜 에너지

탄성 메커니즘을 잘 활용할 줄 아는 주자에게는 이러한 에너지 전환이 큰 장점으로 작용한다. 산소 소비와 에너지 자원(글리코겐과 지방)의 변환에서 생기는 에너지 외에도 가용 에너지를 50%까지 상승시킬 수 있는 탄성 에너지가 있다. 이는 엄청난 차이로 이어진다. 대부분의 주자는 이러한 에너지원의 극히 일부만 사용한다. 특히 나가는 다리를 쭉 펴고 발꿈치를 세게 디디며 달리는 것은 에너지를 전혀 (혹은 거의) 사용할 수 없게 만든다. 좋은 달리기 기술은 커다란 차이를 만든다. 즉 탄성 에너지를 활용해 효과적이면서도 더 편안하고 즐겁게 달리도록 해주는 것이다. 이러한 달리기는 우리 몸을 더 힘차고 역동적으로 만들어준다.

우리에게는 한 걸음씩 디딜 때마다 최소한의 힘으로 움직이게 해주는 유연성이 있다. 이 메커니즘을 활성화하는 것은 정말 즐거운 일이 될 것이다. 처음으로 전혀 힘들이지 않고 다리를 움직이는 것 같은 느낌은 주자의 기억 속에 아주 특별하게 남을 것이다. 다음 장에서는 어떻게 하면 더 자연스럽게 그 상태에 도달할 수 있는지 확인하게 될 것이다.

탄성 메커니즘의 4대 요소

숙련된 주자라면 다음의 구조(그림 참조)가 빠르게 늘어났다가(에너지 저장) 줄어든다(에너지 회복). 이유는 두 가지다. 첫째, 근육이나 힘줄이 빠르게 늘어나면 근육이 반사적으로 수축하는 신장반사를 일으킨다. 둘째, (천천히 진행되더라도) 일단 늘어난 구조는 자연스럽게 본래 길이로 돌아가려는 경향이 있다.

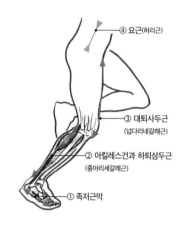

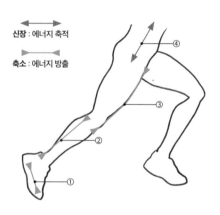

착지
바닥에 착지할 때 족저근막①, 아킬레스건과 하퇴삼두근(비복근과 가자미근)②, 대퇴사두근③이 늘어나면서 에너지를 축적한다. 요근④은 줄어들면서 에너지를 방출한다.

추진
추진을 할 때 족저근막, 아킬레스건과 하퇴삼두근, 대퇴사두근에 축적된 에너지는 추진력으로 전환된다. 이때 요근은 늘어나면서 에너지를 축적한다.

경제적인 주자

어떤 주자는 다른 주자들보다 더 경제적으로 달린다. 오늘날 가장 경제적인 달리기를 하고 있는 주자로는 세계적인 하프 마라톤 대회에서 수차례 우승한 제르세나이 타데세를 들 수 있다. 그는 다른 주자들에 비해 산소를 훨씬 적게 소모하면서 일정 속도를 유지하는 능력이 탁월한 것으로 확인되었다. 이러한 그의 장점은 코카서스 인종의 엘리트 주자들을 30% 이상 큰 차이로 앞선다. 동아프리카 주자들이 코카서스인보다 더 경제적이라는 사실이 입증되었는데 이는 그들이 성공요인을 어느 정도 설명해준다. 이처럼 중요한 최대산소섭취량(VO₂max, 에너지를 만들기 위한 최대산소소비량)은 우리의 운동 능력을 대략 알려준다는 점에서 과거에는 크게 주목을 받았지만 요즘에는 그 중요성을 잃었다. 그것만으로는 모든 것을 설명할 수 없기 때문이다. 달리기의 경제성은 주법, 훈련, 체형, 유연성, 안정성 등에 의해 달라지며 기록에도 영향을 미친다.

주자는 곡예사

한 발로 땅을 디딜 때마다 우리 몸은 균형을 찾아야 하고, 이 움직임이 앞을 향하도록 최적의 방법을 찾아야 한다. 앞으로 넘어지지 않고 바른 자세를 유지하도록 여러 근육들이 몸의 안정감을 찾게 하는 것이다. 그런 면에서 안정화 근육(특히 발과 발목의 근육, 엉덩이와 배의 심부 근육)은 매우 중요하다. 이 근육들이 몸의 균형을 유지하게 만들기 때문이다. 균형이 잘 이루어지면 몸은 더욱 효과적으로 탄성과 유연성의 메커니즘을 활용할 수 있다. 균형이 맞지 않는 상태에서 스프링을 압축시켜보면 압축도 잘 되지 않고 원래의 자리로 잘 돌아오지도 않는 것을 알 수 있다. 균형이 잘 잡힌 몸은 더 효과적일 뿐 아니라 관절, 힘줄, 근육 등의 부담을 줄여준다. 그 결과 부상도 줄어드는 것이다. 따라서 특정한 운동을 통해 안정화 근육을 단련하고 좋은 주법을 통해 활성화해야 한다. 하지만 헬스클럽 기구 위에서 허벅지 근육을 강화하는 것은 안정화 근육을 발달시키는 데 큰 도움이 되지 않는다. 이를 위해 고안된 운동은 뒤에서 다시 소개하겠다.

바른 자세의 주자

앞에서 말한 메커니즘을 활용하려면 바른 자세가 필수적이다. 상위 그룹에 속한 주자들은 공통적으로 길고 바른 자세를 가지고 있다. 좋은 달리기 자세를 갖추고 최소한의 노력으로 그 자세를 유지하려면 일상생활에서 바른 자세를 유지하는 것 또한 필수적이다. 그런데 바로 이 부분이 잘 되지 않는다. 오늘날 산업사회의 큰 골칫거리는 잘못된 자세다. 내 경험으로 보아도 환자들 중에 균형 잡힌 자세를 가진 경우는 드물었다.

흔히 볼 수 있는 한 사람을 예로 들어보면 이해하기 쉬울 것이다. 대부분의 시간 동안 등이 구부정하게 앉아서 지내는 사람이 어느 날 달리기를 시작하기로 결심한다. 그는 자신에게 맞는 달리기 자세를 취하려 하지만 쉽지 않다. 결국 잘못된 자세를 취할 것이고 이는 위험할 뿐 아니라 매우 비경제적이다. 달리기 위한 동작들 외에 달리는 동안 등을 곧게 펴는 일에까지 상당한 에너지를 써야 하기 때문이다. 효율성은 떨어지고 불편함은 더해질 것이다.

주자는 통제자

티모시 녹스는 자신의 저서 『달리기의 제왕』에서 신경계를 빗대어 '중앙 통제자' 이론을 이야기한다. 이 이론에 따르면 피로는 오늘날 대부분의 사람들이 믿고 있듯 에너지 저장소의 고갈이나 근육의 피로에 의해 결정되는 것이 아니라 대개 '중앙 통제자'에 의해 결정된다. 신경계는 인체의 생명 유지에 필수적인 기능을 보호하기 위해 이처럼 작용한다. 그보다 훨씬 더 중요한 영향은 신경계가 운동 동작(근육의 수축)과 인지된 감각(특히 통증)을 담당한다는 데 있다. 요컨대 주자가 좋은 탄성을 활용하려면 신경계가 잘 작동해야 하는 것이다. 안정화 근육에 의지하려면 수신된 정보에 신경계가 빠르게 반응하고 그에 적절한 신호를 내보내야 한다. 만일 바른 자세를 취하고 싶다면 여러 근육들의 작용이 조화를 이루어야 한다. 여기에는 우리의 의지대로 반응하지 않는 자율신경계에 의해 통제되는 심부의 모든 소근육들도 포함된다. 또한 달리기에 필요한 에너지를 확보하고자 한다면 신경계가 안정되고 힘쓸 준비가 되어 있어야 한다. 그뿐이다! 그러니 신경계는 스트레스와 피로로 과중한 부담을 느끼는데 카페인과 같은 다른 자극제에 겨우 의지해 살아가는 사람이 달리기를 하려고 할 때 탄성은커녕 에너지나 유연성, 안정성도 없다는 것은 전혀 놀라운 일이 아니다. 자신의 신경계에 먼저 관심을 두어야 한다. 어떻게 하면 되는지 그 방법에 대해서는 뒤에서 다룰 것이다.

적응력 있는 주자

요즘에도 달리기가 무릎이나 신체 전반에 부담을 주는 운동이라는 이야기를 자주 듣는다. 달리기가 힘든 것은 사실이다. 하지만 이 정도의 요구는 바람직한 것이다. 인체가 잘 기능하려면 운동이 필요하다. 그리고 달리기는 관절을 닳게 하는 게 아니라 오히려 더 잘 움직이게 해준다. 45분 달리기를 하고 나면 무릎의 연골이 약 5mm 압축된다. 이 압축은 분명 몸에 스트레스가 되지만 몸은 반작용으로 연골을 재생한다. 그 결과 연골이 훨씬 더 건강하고 튼튼해지는 것이다. 주자는 수많은 자극에 적응하며 이와 같이 자신의 심혈관, 혈액과 림프의 순환, 근육, 신경계, 호르몬과 면역 체계, 뇌혈관 등을 더욱 건강하게 만든다. 그러니 달리기가 몸에 나쁘다고 말할 것이 아니라 어떤 사람은 달리기의 장점을 충분히 누릴 만큼 몸이 좋지 않다고 해야 할 것이다.

한줄 코칭

- 달리기는 200만 년 전부터 해오던 자연스러운 활동으로 우리 몸이 달리기에 적합한 여러 메커니즘을 갖추도록 돕는다.

- 좋은 주법은 이러한 메커니즘을 최대한 활용할 수 있게 하는데, 이를 익히려면 학습과 훈련이 필요하다.

- 효과적으로 달리려면 모든 조건들이 갖추어져야 한다. 바른 자세와 안정성, 좋은 유연성과 탄성이 적당히 균형을 이루는 것이 필수적이다.

- 이러한 조건들은 달릴 때뿐 아니라 달리지 않을 때도 훈련을 통해 개발할 수 있다.

- 모든 주자에게 가장 중요한 역할을 하는 것은 신경계다.

- 몸은 동작에 적응하는 능력이 있고 달리기는 그 적응력을 가장 잘 단련해주는 운동이다.

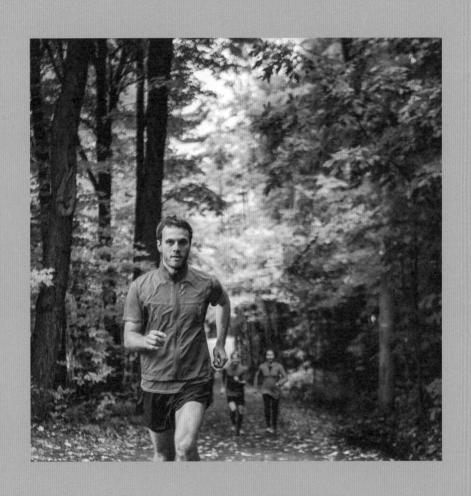

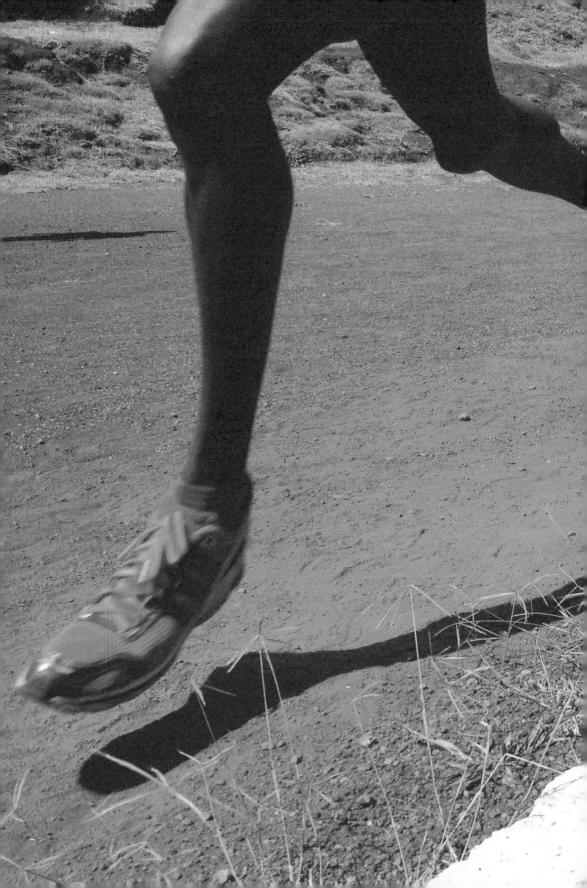

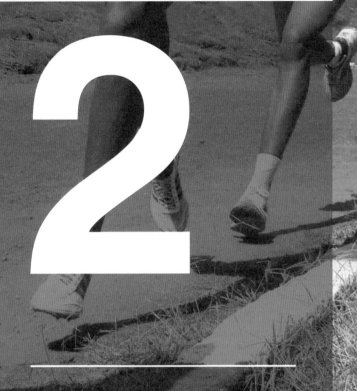

2

세계 최고의
주자들을
만나는 여행

칼렌진족 주자들

칼렌진족은 케냐와 우간다의 엘곤 산 공원에 주로 거주하는 종족으로 대부분 두 나라 국경 근처에 살고 있다. 이들은 20여 년 전부터 세계적인 중장거리 육상 대회에서 우승을 차지했다. 케냐는 달리기의 초강대국이며 에티오피아가 그 뒤를 바짝 따르고 있다. 2012년 런던 올림픽 마라톤에서 케냐 국적의 두 우승 후보였던 칼렌진족 사람들은 역시 칼렌진족인 우간다 국적의 스티븐 키프로티치에게 선두를 빼앗겼다. 역사를 살펴보면 사비니라고 불렸던 칼렌진족의 선조들이 엘곤 산에 살았던 것을 알 수 있다. 더 거슬러 올라가면 이 종족의 기원이 에티오피아에 있었다는 것도 알게 된다. 그 뒤에 인류가 시작된 케냐의 리프트밸리 지방으로 퍼졌고 몇몇 주변 나라로도 퍼져나갔다. 세계 정상급 주자들은 대부분 고산지대에서 태어난 칼렌진족이다.

달리기를 더 잘 이해하기 위해 칼렌진족을 만났던 일은 아주 바람직한 선택이었다. 나는 2012년 가을, 이들 중에서도 탁월한 주자들을 만나볼 기회가 있었다. 지난 수년간 몇몇 책과 기사에서 케냐의 주자들을 다루었지만 내 모든 의문에 대한 답을 얻지는 못했기에 이들을 직접 만나볼 필요가 있었다. 가능하다면 그들과 함께 달리고 그들의 몸도 직접 만져보며 의문을 풀고 싶었다. 우간다 육상 연맹의 도움으로 나는 이 모든 것, 아니 그 이상을 할 수 있었다.

우간다인들은 이웃 나라에 비해 덜 알려져 있지만 막강한 실력으로 경쟁자들을 점점 더 두렵게 만들고 있다. 이들은 최근 몇 년 동안 케냐와 에티오피아인의 뒤를 바짝 쫓아 결승선에 들어왔으며, 때로는 우승을 차지하기도 했다. 나는 19명의 국내외 대표급 주자들의 생체역학, 주법, 유연성, 체력, 자세, 체형 등 다양한 측면에 대해 자세히 조사할 수 있었다. 뿐만 아니라 그들과 함께 먹고 생활하며 훈련하는 경험을 할 수 있었다. 3,000m 장애물 경기의 대표 주자 가운데 한 사람인 사이먼 아예코는 내가 케냐에 머무는 동안 친절히 동행해주었다. 유명한 이텐 마을에서 정기적으로 훈련을 하고 있었던 그는 마을을 속속들이 알고 있었다. 덕분에 나는 케냐의 많은 선수들을 만나 여러 가지 관찰을 할 수 있었다. 관찰한 결과들은 다음과 같다.

코스

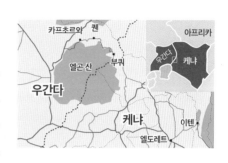

이 여행에서 그동안 꿈꿔왔던 다섯 장소에서 지낼 기회가 있었다. 우선 엘곤산 지역의 카프초르와(키프로티치 선수의 마을), 퀜, 부퀘, 그리고 케냐의 엘도레트와 이텐이다. 이텐은 육상계에서 장거리 경주의 세계적인 수도로 여겨진다. 이곳에 발을 딛는 순간 그 이유를 이해하게 된다. 세계적 수준의 주자들을 거리 곳곳에서 마주치기 때문이다. 여기저기서 수백 명의 주자들이 붉은 진흙길을 뛰고 있다. 세계 유일의 진흙길 경기 트랙일 것이다. 엄청난 속도로 달리는 35명의 주자 그룹이 지나가고 이어서 15명, 20명의 무리들이 뒤이어 가는 모습을 보노라면 비현실적인 느낌마저 든다. 도시와 마을로 이어지는 길은 심하게 울퉁불퉁하고 위험하다. 소나기라도 내리면 둔덕길은 빙판길보다 더 미끄러워진다. 50명의 사람들과 트럭 짐칸에 빽빽이 타고 40km를 횡단한 것은 특별한 경험이었다. 깊이를 알 수 없는 크레바스에서 안전모도 없이 보다보다(아프리카에서 흔히 볼 수 있는 소형 모터사이클)를 타는 데는 용기가 필요했다. 두 발이 깊이 30cm 진흙에 빠진 채로 다른 승객들과 함께 마타투(미니밴)를 밀어야 했던 일도 믿기지 않는 현실이었다. 하지만 더없이 훌륭한 선수들과 새벽에 달리기를 하는 행운을 얻은 것은 그 무엇보다 강렬한 경험이었다.

칼렌진족 주자의 해부학적 구조

처음 칼렌진족의 손을 만져보았을 때 나는 감격했다. 정골의사로서 이들의 몸을 만져볼 기회를 얻는다는 것은 큰 혜택이었다. 리프트밸리를 샅샅이 살펴보게 된 최초의 고고학자가 된 기분이었다. 칼렌진족은 발과 발목을 어떻게 움직일지 얼마나 궁금했는지 모른다. 정말 그토록 다를까? 정답은 '그렇다'이다. 완전히 달랐다. 칼렌진족의 발과 다리를 살펴보고 만져보면 그들이 달리기에 최적화된 체형이라는 사실을 인정할 수밖에 없다.

이들의 발은 유연한 동시에 단단하고, 발바닥은 쿠션을 댄 것처럼 아주 폭신하다. 서구의 많은 주자들이 이런 발을 만들려면 엄청난 노력이 필요할 것이다. 아쉽게도 서구의 주자들은 그런 신발을 마련하는 수밖에 없다. 칼렌진족의 발바닥 뼈를 만지려면 아주 깊이 눌러야 한다. 하지만 서구인이라면 살짝 누르기만 해도 된다. 칼렌진족은 이미 제대로 된 충격 흡수 장치를 갖추고 있는 셈이다. 심지어 레이스가 끝날 때마다 더욱 튼튼하게 회복된다. 이들의 발목은 매우 부드럽게 움직이고 아킬레스건도 아주 유연하다. 또 하나 서구 주자들과 크게 다른 점이 있다. 이들의 무릎은 매우 부드럽게 움직이지만 둔부는 놀라울 정도로 탄탄하다는 것이다. 경골과 대퇴골은 크게 튀어 오르게 하는 힘이 있는데 달리기에서 중요한 장점이 된다. 또한 이들은 척추, 특히 목이 매우 유연하다. 나를 찾아오는 환자들 중에서는 이런 목을 본 적이 거의 없다.

이들의 자세는 비교적 균형이 잘 잡혀 있어서 주자의 전형적인 자세인 앞으로 기우는 자세도 안정감이 있다. 특히 놀라웠던 것은 흉곽의 놀라운 가동성으로 서구 주자들과는 비교할 수조차 없다. 이는 흉부 횡격막(호흡 근육)의 움직임을 좋아지게 함으로써 자유롭고 깊은 호흡을 가능하게 한다. 이들의 신체기관은 대부분의 서구 주자들보다 훨씬 더 잘 움직인다.

이들이 근육 긴장에 시달리는 일은 거의 없지만 척추 근육(등 아래)과 목 근육은 예외다. 내 생각에 이것은 목을 곧게 편 에티오피아 주자에 비해 과도하게 구부린 칼렌진족의 독특한 고개

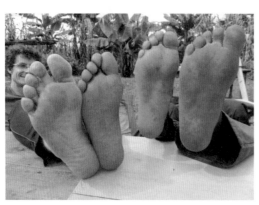

코카서스인의 발(왼쪽)과 칼렌진족 3인의 발 비교. 쿠션의 차이가 확연하다.

위치 때문이다. 이들의 코어 근육을 살펴보면 힘이 세지만 통제력은 보통 수준이라는 것을 알 수 있다. 결과적으로 이들의 몸은 매우 민첩하고 가볍다. 서구의 장거리 주자에 비해(키 188cm, 몸무게 76kg, 체지방 9%인 나를 보더라도) 같은 키의 칼렌진족 주자는 몸무게가 60kg에 불과하다. 16kg이나 적은 것이다! 나는 대회 기간에 5kg을 감량한 적이 있는데 그것만으로도 엄청난 차이가 있었다. 그런데 16kg이라니! 몸무게와 키 사이의 연관성을 보여준 서구 주자들이 몇 명 있기는 하지만 숫자는 많지 않다. 칼렌진족이 사는 산악지대에서는 식당 주인도 정육점 주인도 외모가 이렇다. 다리는 아주 가늘지만 힘과 지구력이 있다. 아래 사진을 보면 종아리 둘레의 확연한 차이를 알 수 있다.

칼렌진족 주자들이 탁월한 이유를 조사한 덴마크의 한 연구에 따르면 이들이 생체역학상 약 8%의 우위를 보이는 이유는 오로지 종아리 굵기 때문이라고 한다. 우리가 몸통이나 팔다리의 무게를 줄여서라도 더 빨리 달리고 싶다면 다른 방법을 찾아야 한다는 뜻이다. 이 같은 차이는 달리기에서 비롯된 것일까, 유전적 이유에서 비롯된 것일까? 나는 아기나 아이들처럼 아직 달리기를 하지 않은 칼렌진족을 관찰하고 여기에 유전적 이유가 일부 있다는 결론을 내렸다. 물론 이것이 DNA를 해독한 과학적 연구에 기반을 둔 것은 아니다. 하지만 19명의 주자들 가운데 눈모음(사시 눈 뜨기가 가능한지, 눈 근육을 대상으로 한 자세 테스트)을 할 수 있거나 엉덩이를 60도 이상 회전할 수 있는 사람(서구 주자들에게는 이러한 특이점이 나타나지 않는다)이 전혀 없다는 것을 어떻게 설명할 수 있을까? 이들의 유전적 특징은 달리기를 할 때 그 잠재력이 최대로 발휘되면서 이들을 독보적으로 만들어준다. 동부 아프리카 주자들에 대한 유전적 차이 연구는 거의 이루어지지 않았지만 이들에게도 분명 유전적 차이가 존재할 것이라고 생각한다.

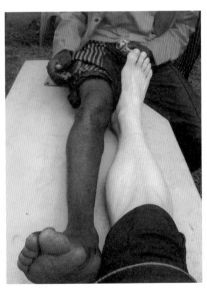

코카서스인의 다리(오른쪽)와 칼렌진족의 다리(왼쪽) 비교. 종아리 둘레의 차이가 확연하다.

훈련

칼렌진족 주자들은 대충 달리지 않고 늘 제대로 달린다. 대개 열네 살 무렵에 달리기를 시작하는데 그때부터 달리기로 생활비를 벌 만큼 성적을 내는 것이 목표가 된다. 생활방식으로 볼 때 이들은 이미 걷기와 맨발 뛰기에 있어 상당한 경험과 지식을 갖추고 있다. 따라서 (대다수 서구 청소년들이 그렇듯) 제로에서 시작하는 경우가 없으며, 대체로 아주 빠르게 발전한다. 이들은 매일 2~3회(때로는 4회) 훈련을 한다. 일요일은 휴일이자 주일로 이들 대부분은 신실한 신자다.

이들의 훈련은 거의 달리기만으로 이루어진다. 다른 스포츠 장비를 접할 기회가 없고 훈련에 대한 지식도 거의 없다. 주로 뛰어난 선수들을 따라 하고 모방을 통해 훈련한다. 뛰어난 선수들은 주로 이탈리아에서 온 코치의 지도를 받으며, 이들의 진로는 유럽인 특히 네덜란드인의 관리를 받는다. 이들의 목표는 주로 유럽에서 열리는 대회에 참가해 상금을 탈 수 있게 해주고 그 비용을 대줄 수 있는 코치를 만나는 것이라는 점을 이해해야 한다. 스폰서들이 옷을 입혀주고 신발까지 책임진다. 하지만 대부분의 주자는 경제적으로 어려워 낡고 헌 신발을 신으며, 먹는 것도 별로 없이 강도 높은 훈련을 한다. 이들은 부상을 당해도 달린다. 왜냐하면 경쟁이 치열하고 몸의 변화에 대한 두려움 때문이다. 사실 치료사도 거의 찾아볼 수 없다. 이를 위한 인적·물적 자원은 전무하다시피 하다. 주자들은 더 이상 걸을 수 없을 때까지 달린다. 특히 강도 높은 훈련으로 유명한 케냐인들은 대부분 부상으로 달리기를 그만둔다. 하지만 주자들의 수가 워낙 많아서 그중에서 우승자가 나오기 마련이다. 일단 주목을 받게 되면 주자들은 유명한 코치들의 세심한 관리를 받는다. 이들은 피트니스룸처럼 현대적인 시설을 접하게 된다. 그럼에도 이들 가운데 오랫동안 선수로 활동하는 사람은 없고, 많은 선수들이 유성처럼 세계 최고 선수로 떠올랐다가 새로운 우승자에게 곧 자리를 내준다.

칼렌진족과 함께 일하는 몇몇 코치들과 이야기를 나누면서 이들에게 가장 중요한 것은 살아남는 것이라는 사실을 인정할 수밖에 없었다. 건강하게 먹고살수 있게 되는 것은 많은 이들에게 중요한 진보의 증거다. 실제로 이들은 먼 곳에서 왔고 해야 할 일이 많다. 외부에서 보면 놀랄 만한 일이다. 생각해보라. 이들은 훨씬 더 강해질 수 있다! 그리고 이들 가운데 극소수만이 국제대회에 출전한다.

달리고 회복하는 일만 하면 된다고 하지만 그것은 아주 뛰어난 몇몇 선수에게나 해당되는 말이다. (웬만한 나라에서라면 국가대표급인) 이곳의 주자들은 대부분 살아남기 위해 다른 일도 해야 한다.

나는 이 선수들과 일주일 동안 훈련을 받을 기회가 있었다. 아침 6시가 되면 훈련을 위해 출발했는데 그들에게는 가벼운 수준의 훈련이었다. 하지만 나는 그들과 수준 차이가 있고 산악지대의 고도에 적응도 되지 않은 상태여서 중간 혹은 그 이상의 힘든 훈련으로 느껴졌다. 이들은 시작할 때 (서구에서 취미로 달리는 사람보다 더 느리게) 천천히 달린다. 마치 '몸이 가뿐하군. 오늘도 즐거운 하루야' 하는 식이다. 그러다가 (사방에 펼쳐진 언덕 중에서) 첫 번째 언덕이 나타나도 속도를 늦추지 않는다. (나는 매번 포기하고 싶은 마음이 간절했던) 언덕길이 이어져도 이들은 속도를 줄이지 않고 아주 조금씩 속도를 높여나가서 결국 (보통 사람의 관점에서는) 비정상적인 속도로 레이스를 마쳤다. 나로서는 그것이 그날 훈련의 끝이었고 그것만으로도 무척 뿌듯했다. 하지만 그들에게는 이제 시작이었다.

이들과 훈련을 받는 것은 정말 특별한 경험이었다. 누구도 말을 하거나 음악을 듣지 않았다. 칼렌진족들은 달리면서 물을 마시지 않고, 젤이나 에너지 음료도 먹지 않았다. 그리고 30초마다 GPS 시계를 들여다보지도 않는다. 이들은 자신이 어디에 있는지 어떤 속도로 달리는지 안다. 자신의 과업에 온전히 집중하는 것이다. 나는 자신의 행위에 오롯이 주의를 기울이는 이 방식이 바람직하다는 결론에 이르렀다.

생활방식

칼렌진족은 살아가기 위해 열심히 일하며 적은 돈으로 살아간다. 대부분은 농사를 짓고 닭과 소를 기르거나 옥수수, 바나나, 사탕수수 등을 재배하며 살아간다. 이들은 양념을 거의 하지 않은 일종의 혼합물인 우갈리(우간다에서는 포쇼)를 만들기 위해 옥수수를 빻는다. 우갈리는 이들 식생활의 기본으로, 많은 양의 우갈리를 섭취한다. 나는 대식가인데도 하루치 양을 다 먹기 어려웠다. 이들은 수쿠마위키(달콤한 십자화과의 일종인 푸른 잎), 양배추, 차파티, 쌀 등도 먹는다. 닭(칼로 자를 것도 없이 마르고 살이 단단한 작은 닭) 혹은 소고기로 스튜나 커리도 만든다. 이들은 가공식품을 먹지 않고 정제된 설탕도 차 마실 때 말고는 잘 쓰지 않는다. 차는 몸을 따뜻하게 하기 위해 많이 마시는데 이때 설탕을 진하게 타는 편이다. 대신 물은 아주 조금 사용한다. 가끔 탄산음료를 마시기도 한다(사방에서 코카콜라 광고를 볼 수 있다). 이처럼 소박하고 단조로운 식생활은 서구의 관점에서 볼 때 마치 자연주의 식단처럼 느껴진다. 이텐에서 몇 주 동안 훈련캠프에 참여했던 서구 주자들과 이야기 나눈 바에 따르면 이러한 식생활이 그들에게 에너지를 준다고 한다. 게다가 많은 선수들이 체중도 줄었다고 했다.

칼렌진족은 매우 가난해서 아이들도 집안일과 농사일을 돕는다. 아홉 살 아이가 15리터짜리 물통을 머리에 이고 몇 킬로미터씩 걸어가는 모습을 흔히 볼 수 있다. 신발은 사치이며 아이들 대부분은 멀리 떨어진 학교에 갈 때도 맨발로 진흙길을 걷거나 달려간다. 케냐의 한 주자는 초등학교에 다닐 때 항상 엄마를 돕느라 늦어서 매일 아침 10km의 거리를 달려갔다고 말했다. 점심때가 되면 밥을 먹기 위해 집으로 왔다가 다시 학교로 갔다고 한다. 총 40km의 거리를 반은 걷고 반은 뛰어서 다녔던 것이다. 거의 마라톤 코스에 해당하는 거리를 매주 다섯 번씩 완주한 셈이다. 이러한 생활방식이 장차 달리기 주자로 성장하게 하는 밑거름이 된 것이다.

이러한 청소년들을 가까이에서 볼 수 있는 기회가 있었다. 나는 열댓 명의 우간다 국가대표팀 선수들과 함께 수업이 끝난 시간에 달리기를 하러 갔다. 일곱 살에서 열두 살 사이 10여 명의 청소년들이 어깨에는 가방을 메고 맨발인 채로 자연스럽게 우리를 따라 나섰다. 열 살인 한 아이는 속도가 더 빨라졌을 때도 리듬을 유지했다. 15분 뒤 아이는 인사를 하며 우리를 떠났다. 집에 도착한 것이었다.

아이들은 공동체에 속해 있어서 어떤 부모도 아이들이 혼자 다니는 것을 걱정하지 않는다. 자동차로 아이들을 학교에 데려다주지도 않는다. 교통수단은 매우 제한되어 있었다. 나는 열댓 살 먹은 여자아이가 놀라운 보폭으로 1km를 거의 3분 30초의 속도(시속 17km)로 달려 집에 돌아가는 것을 본 적이 있다. 다른 나라에서라면 아무리 뛰어난 선수라도 얼굴이 붉게 달아오를 속도였다. 이러한 청소년들을 보는 것은 커다란 감동이었다. 그중 어떤 아이들은 내일의 챔피언이 될 것이다. 물론 대부분은 경제적인 이유로 잠재력을 다 펼치지 못하게 될지도

모르지만.

　이러한 모습은 여러 연구를 통해 드러난 것처럼 서구 아이들의 보잘것없는 신체활동 정도를 다시 생각하게 했다. 칼렌진족의 생활방식은 이들이 어려운 조건에서도 신체적인 발전을 이루게 해주었다. 이들은 상황에 적응해 탁월한 장거리 선수가 되었다. 20년 전부터 서구의 육상경기 성과는 급격히 하락했다. 내 생각에 그 해답의 상당 부분이 여기에 있다. 아이일 때 전혀 움직이지 않았던 우리가 어른이 되었다고 해서 어떻게 좋은 성적을 낼 수 있겠는가?

달리기의 기술

칼렌진족과 함께 달리는 동안 먼저 이들의 놀라운 속도를 확인하게 된다. 그들의 달리기는 가볍고 역동적이면서도 힘이 있고, 발의 중앙부나 가끔 발의 앞부분으로 착지하고 발뒤꿈치로는 딛지 않는다(발뒤꿈치로 딛는 선수는 딱 한 명 보았다). 그러고 나면 뚜렷한 단점들이 보인다. 그리고 그 이유가 궁금해진다. 팔을 그렇게 흔들거나 그런 자세를 취하게 된 것은 대체 어떤 이유일까? 질문을 던지다가 이들 중에 누구도 달리기를 배운 적이 없다는 사실을 깨닫는다. 이들은 모두 모방을 통해 배웠고 타고난 대로 달리는 것이다.

　유명한 코치들을 만난 육상 챔피언들은 조언을 통해 주법을 교정받을 수 있다. 우간다 팀과 함께하면서 나의 임무 가운데 하나는 주법을 분석하고 이들에게 조언을 해주는 것이었다. 일부 주자들의 경우 몇 가지 사소한 교정만으로 뚜렷한 개선이 이루어지는 것을 목격했다. 오른발을 늘 안쪽 방향으로 딛던 선수는 오른쪽 엉덩이에 통증이 있었는데 교정 후 통증이 사라졌다. 기록상의 결과는 앞으로 입증이 되어야겠지만 나는 이들의 비약적인 발전 가능성을 믿는다. 이들의 주법에서 주된 요소는 보속이다. 나는 다양한 속도의 주자 약 200명의 보속(1분당 걸음 수)을 측정했다. 그렇다면 이들은 서구에서 흔히 말하는 1분당 180보의 속도로 달렸을까? 이에 대해서는 다음 장에서 이야기할 것이다.

환경

뛰어난 칼렌진족 주자들은 대부분 해발 1,800m(카프초르와)에서 2,400m(이텐)에 이르는 고도의 산악지대에 산다. 그곳은 기온이 선선해서 아침 6시 첫 번째 달리기를 할 때는 10도, 화창한 오후에는 22도쯤 된다. 이들이 달리는 경기장은 수많은 진흙길에 몇몇 숲길이나 풀밭 길이고, 지면은 대개 울퉁불퉁하며 수시로 오르막 내리막이 나타나는 지형이다. 행여 아스팔트 도로가 나타나도 일부러 피한다. 세계적 수준의 한 주자가 말해준 바로는 아스팔트에서 경기를 한 다음 날에는 다리가 아팠다고 한다.

주변의 차량 몇 대에서 나오는 디젤 연기만 제외한다면 이곳 공기의 질도 주목할 만하다. 아프리카의 주자들은 더운 날씨에 적합할 것이라고 생각하는데 실제로는 (베를린, 뉴욕 등과 같이) 비교적 선선한 기후에서 경기하는 것을 좋아한다.

칼렌진족에게 무엇을 배울까?

서구인과의 차이점
칼렌진족은 서구인과 매우 다른 체형을 가지고 있다. 생활방식 또한 아주 특별하다. 이는 달리기에서 보이는 성과의 이유를 상당 부분 설명해준다. 따라서 이들의 주법이나 훈련법을 무조건 따라 하거나 비교하는 것은 무의미하다.

맨발의 중요성
맨발로 걷거나 달리는 것은 발, 발목, 다리를 놀랍게 발달시킬 수 있다. 하지만 이러한 발달은 주로 어린 시절에 이루어진다. 신발을 신게 된 이후로는 이 발달이 천천히 진행된다. 아이를 둔 부모라면 표면이 안전하다는 전제하에 아이가 맨발이나 미니멀한 신발을 신고 활동하도록 권장할 필요가 있다. 성인이라면 천천히 단계적으로 접근해야 한다. 그리고 완전히 뒤로 돌이키는 것은 불가능하다는 사실을 받아들여야 한다.

울퉁불퉁한 길

아스팔트 위를 달리는 것은 누구에게도 바람직하지 않다. 철 성분이 많아 붉은 색을 띠는 그 유명한 진흙길을 달릴 기회는 없더라도 아스팔트보다 밀도가 낮은 다양한 지면 위에서 훈련을 하는 것이 좋다.

자신의 컨디션에 따라 훈련하기

어떤 주자들은 칼렌진족의 이야기를 들으며 하루에 훈련을 두 번 하기 때문에 더 빨리 발전한다고 생각할 것이다. 앞서 말했듯이 이들의 현실은 매우 다양하다. 더 달린다고 해서 반드시 좋은 결과로 이어지는 것은 아니다. 이들의 몸은 아주 어렸을 때부터 강도 높은 훈련에 적응되어 있다. 그럼에도 많은 주자들이 부상을 당한다. 그러므로 자신의 몸과 상황, 생활방식을 고려해야 한다.

영양이 풍부한 진짜 음식

기록이나 회복에 도움이 되는 분말, 에너지 음료, 스피룰리나, 인삼, 단백질 스무디, 카페인, 밀싹이나 사탕무즈스 등 시중에는 아름답고 건강하며 지구력을 갖춘 몸으로 가꾸기 원하는 사람들을 겨냥한 다양한 제품들이 나와 있다. 칼렌진족의 음식은 가까운 주변의 것들이고 그들은 그 가치를 안다. 그들은 5년 동안 닭을 길러 직접 만든 우갈리와 함께 먹는다. 우리는 과연 입으로 삼키는 음식과의 관계 속에서 일부의 해결책이라도 찾을 수 있을까?

챔피언을 만드는 것은 신발이 아니다

칼렌진족 주자들이 신발을 바꾸면서 갑자기 최고의 자리에서 밀려났다. 사실 대부분의 칼렌진족은 서구인이라면 신을 생각조차 하지 않을 신발을 신는다. 수백 명의 주자들 중에서 소위 미니멀하다는 신발을 신은 주자는 단 한 명밖에 보지 못했다. 그는 분명 자신의 신발에 대해 미니멀하다고 표현하지는 않았을 것이다. 신발에서 기적 같은 해결책을 찾으리라는 기대는 접도록 하자. 중요한 것은 신발의 속과 위에 있는 것이다.

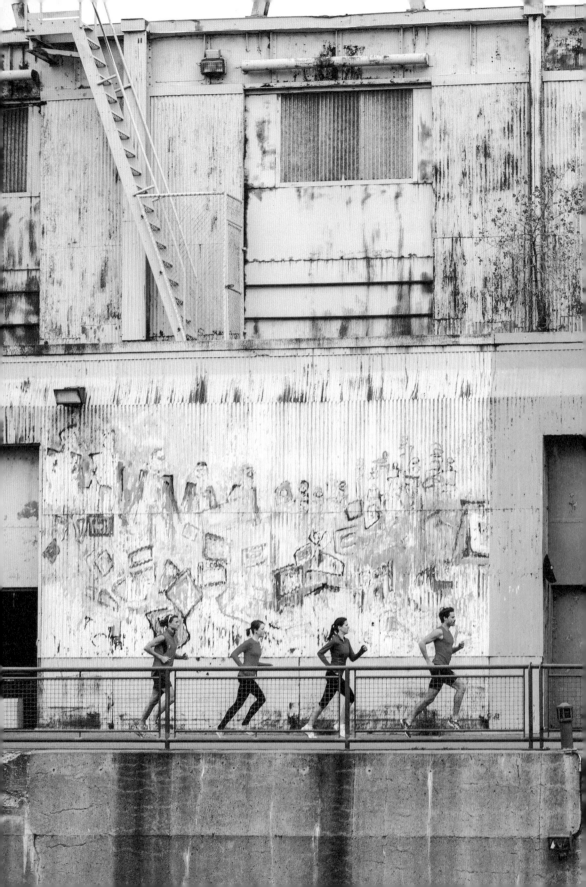

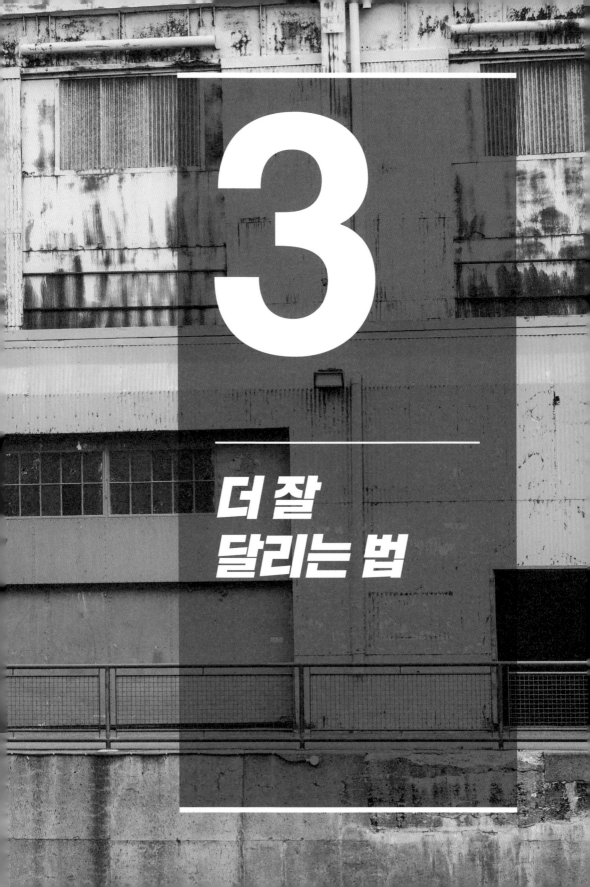

3

더 잘
달리는 법

누구나 더 잘 달릴 수 있다

달리기는 훈련을 통해 완성되는 기술이다. 한편 사소한 변화로 짧은 시간에 큰 차이가 나타나기도 한다. 최고의 주자들은 여러 운동이 그렇듯 달리기도 완전히 숙달되기까지 많은 연습이 필요한 기술적 요소가 있다는 것을 알고 있다. 테니스 선수들은 자신의 움직임과 스트로크를 연구하는 데 몇 년이 걸린다. 무용수들은 자세와 동작을 교정하는 데 긴 시간을 보낸다. 수영 선수들은 물속에서 팔 젓기와 발차기하는 방법을 바꾸어 기록을 향상시킨다. 마찬가지로 사이클 선수도 페달 밟는 방법을 개선해 더 효과적으로 기록을 단축시킬 수 있다.

달리기에 관해서는 운동과학이 진보를 이루었음에도 달리기 기술을 발전시키는 일은 여전히 쓸모없고 부상 위험만 높인다고 생각하는 사람들이 있다. 이들은 모든 사람이 달리기를 할 줄 안다고 전제한다. 달리기는 어렸을 때부터 우리모두가 해온 자연스러운 행위이므로 테크닉을 개선하기 위해 해야 할 일이 없다는 것이다.

또 어떤 이들은 소위 현대적이라는 신발 때문에 우리가 잘못된 방식으로 달린다고 생각한다. 지난 수년간의 연구에 따르면 실제로 착용한 신발 종류에 따라발의 착지가 매우 달라졌다. 이를 토대로 더 자연스러운 주법으로 돌아갈 것을권장하며 대표적인 해결책으로 미니멀한 신발이 제시된다.

나는 모든 사람이 지금보다 더 잘 달릴 수 있다고 생각한다. 힘은 덜 들이면서 편안하고 즐겁게, 더 빠르면서도 조절 가능하며 더 자연스러운 동작으로 달리는 것은 대부분의 경우 테크닉을 개선함으로써 가능하다. 주자마다 상당 부분개선의 여지가 있는데 이는 각자의 훈련법, 운동역학(인체의 생리학적 기능과 구조를역학적 원칙에 따라 연구하는 학문), 주법 등과 관계가 있다. 이와 같은 잠재력을 활용하는 것을 쓸데없는 일이라고 생각하는 것은 지나치게 운명론적 사고를 하는 것이거나 지식의 부족을 드러내는 것이라고 생각한다.

테크닉의 결함은 어디에서 비롯되는가?

이 질문에 대한 답은 복잡하다. 극단적인 경우, 결함이라는 개념 자체에 의문을 제기할 수도 있다. 왜냐하면 파격적인 달리기 스타일을 가진 주자들 중에도 수준 높은 실력을 보여주는 경우가 있기 때문이다. 가장 설득력 있는 예는 폴라 래드클리프로 2시간 15분 25초의 여자 마라톤 기록은 역사상 위대한 레이스의 하나로 평가받는다. 많은 전문가들의 의견에 따르면 그녀의 달리기 기술은 앞으로 많은 발전이 필요하다. 우리는 그녀가 더 좋은 주법으로 어떤 기록을 달성할지에만 관심을 둔다. 그녀는 더 빨리 달리게 될까? 의견은 서로 나뉜다. 그렇다면 부상은 줄어들었을까? (그녀는 2012년 올림픽이 임박해서도 출전을 포기할 만큼 자주 부상을 당했다.) 이 질문에 대한 답은 분명한 듯하다. 하지만 우리는 짐작할 수밖에 없다. 전설적인 인물 에밀 자토페크처럼 일부 주자들은 모든 논리에 맞서는 기술을 선보였다. 하지만 결국에는 대부분의 수준 높은 주자들이 곧 좋은 기술의 본보기가 되고 있다.

대부분의 사람들이 가지고 있는 테크닉의 결함은 여러 측면에서 주로 학습, 신체, 장비의 세 가지와 관련이 있다.

학습

모방 사람들의 생각과 달리 우리 몸에는 완벽하게 달리게 해주는 완전한 프로그램이 내재되어 있지 않다. 다른 모든 활동과 마찬가지로 달리기도 여러 번의 도전과 실패 그리고 모방을 통해 조금씩 익혀야 한다. 하지만 주변에 좋은 기술로 달리는 사람들이 있거나 여가 시간에 효율적인 달리기를 하는 주자의 비디오를 즐겨 보는 게 아니라면 대부분의 사람들은 접근 가능한 방법들을 흉내 내려 할 것이다. 이는 케냐와 에티오피아 주자들의 뚜렷한 차이를 통해 알 수 있다. 테크닉을 보면 주자의 출신지를 쉽게 알 수 있기 때문이다. 케냐인은 목을 과하게 구부린 모습이지만 에티오피아인들은 등을 곧게 펴고 달린다. 이 두 그룹의 주자들은 대부분 칼렌진족이므로 둘 사이의 차이를 만드는 것이 유전적 요인은 아닌 듯하다.

훈련 달리기는 다른 기술적 스포츠와 마찬가지로 숙련되기 전까지 많은 학습과 훈련이 필요한 활동이다. 그러나 어찌 됐든 달리는 법은 알아야 한다. 적절한 교육을 통하지 않고 어떻게 배울 수 있겠는가? 이 책은 바로 그 주제를 다루려 한다.

신체

자세 달리기 기술의 결함은 대개 잘못된 자세와 관련이 있다. 등이 굽은 주자는 몸을 앞으로 기울여 달리는 주자와 착지 방식이 다를 수밖에 없다. 이 부분은 뒤에서 더 자세히 다룰 것이다.

신체조건 잘 달리려면 신체적인 조건이 좋아야 한다. 강하고 유연한 근육, 움직임이 자유로운 관절, 손상되지 않은 힘줄, 튼튼한 뼈, 제대로 기능하는 신경계, 건강한 신체기관, 효과적으로 움직이는 횡격막 등 모든 요소가 최적의 방식으로 상호작용해야 하는 것이다. 반대로 몸이 경직되고 허약하다면 달리기의 테크닉에도 직접적인 영향을 미칠 것이다.

과거의 사고나 부상 사고나 부상의 경험은 주법에 변화를 가져올 수 있다. 예를 들어 아직 아물지 않은 상처 부위를 구부리게 될 수 있고 그로 인해 생긴 불균형이 훗날 부상(예를 들면 무릎 부상)으로 이어질 수 있다. 이런 문제를 피하려면 전문 치료사와 상담하는 것이 좋다.

피로도 피로는 달리기의 기술을 바꾸어놓는다. 레이스가 끝나갈 때 많은 선수들이 더욱 심각한 기술 결함을 드러낸다. 이는 중간 정도 실력을 가진 마라토너의 레이스 초반과 후반을 살펴보기만 해도 알 수 있다. 그 차이는 놀라울 정도로 크다. 피로한 신경계는 발걸음을 매우 불안정하게 만들거나 넘어지게 할 정도로 신체의 통제력에 영향을 준다.

장비

신발은 달리는 방법을 바꾼다. 잘 맞지 않는 신발은 달리기 기술에 문제를 일으키기 쉽다. 이 부분은 다음 장에서 상세하게 다룰 것이다.

잘못된 달리기 기술의 영향력을 더 잘 이해하려면 기술을 바꾸어보는 것이 가장 좋은 방법이다. 내가 조언을 해주었거나 연구에 참여했던 주자들은 대부분 짧은 시간에 훨씬 더 편안함을 느끼거나 불편함이 줄었으며 기록도 좋아졌다. 수년 전부터 부상 없이 달리기 위해 노력했던 어떤 주자는 이제 아무 불편함 없이 1시간씩 달릴 수 있게 되었고, 훈련 강도를 높이지 않고도 10km 기록을 2분 단축한 어떤 주자는 더 나은 기술이 얼마나 큰 차이를 만드는지 보여준다. 내가 자주 듣는 말이 하나 있다. "대체 이런 사실을 왜 아무도 알려주지 않았던 거죠?"

출발하기 전에

기술을 바꾸기에 앞서 먼저 시간을 내어 몇 가지 중요한 단계를 거쳐야 한다. 이것은 앞으로의 학습 과정을 더 효과적으로 만들어줄 것이다.

자신을 분석하라

나는 주자들을 분석할 때 그들의 달리기 기술에서 개선할 요소들을 영상으로 보여준다. 대부분 자신이 달리는 모습을 보고 깜짝 놀라며 저렇게 달리는지 몰랐다고 한다. 그들 가운데 일부는 아주 가볍고 우아하게 달린다고 생각했다가 영상을 통해 땅을 세게 구르며 달린다는 사실을 알게 된다. 또 어떤 이들은 등을 곧게 펴고 달린다고 느끼지만 실은 상반신을 심하게 구부리고 달린 경우도 있었다. 달리기 기술을 교정하기에 앞서 달리는 모습을 영상으로 촬영해볼 것을 권한다. 일반적인 달리기 상황이나 러닝머신에서 달리는 모습을 촬영할 수 있다. 최소한 5초, 가능하면 30초 동안 옆, 앞, 뒷모습을 촬영하자. 이렇게 하면 이전과 비교해 부족한 점을 개선해 나갈 수 있다. 전문가의 분석을 받을 수 있다면 더욱 좋다. 개선할 사항을 더 분명하게 찾아낼 수 있기 때문이다.

여유를 가져라

가장 이상적인 것은 테크닉을 바꾸기 위해 당분간 경기를 하지 않고 몇 달 정도 시간을 가지는 것이다. 타이거 우즈를 예로 들어보자. 2003년 당시 세계 최고의 골퍼였던 그는 1년 동안 완전한 휴식기를 가지기로 결정했다. 그 사이 테크닉을 바꾸기 위해 어떤 대회에도 참가하지 않았다. 이후 그는 더 강력해진 모습으로 최정상의 자리에 돌아왔다. 이처럼 가장 바람직한 방법은 경기를 하지 않는 기간 동안 테크닉을 단계적으로 바꾸는 것이다. 대회 참가를 준비하는 주자라면 경기가 없는 11월에서 2월까지 오프시즌 기간이 적당하다. 완전히 중단하는 것이 불가능하다면 더 긴 시간을 두고 단계적으로 바꾸어 나가는 수밖에 없다.

테크닉을 바꾸려면 기존의 것을 잊고 새로운 동작을 학습하는 기간이 필요하다. 특히 오랫동안 달리기를 한 엘리트 주자들의 경우 단기적으로는 기록이 나빠질 수도 있다. 그렇지만 '더 잘 달리기' 법칙을 따른 대다수 주자들은 오히려 기록과 운동성이 단시간에 개선되는 것을 확인할 수 있을 것이다.

기본 단계를 충분히 단련하면 세부적인 것은 자연스럽게 자리를 잡을 것이다. 자세를 개선하면 발의 착지 방식도 나아진다. 코어의 균형을 잡으면 모든 관절들이 더 안정적으로 움직인다. 몸은 전체가 하나다. 달리기를 할 때 각각의 관절, 근육, 뼈는 저마다의 역할이 있다. 몸 전체를 하나로 생각한다면 다음 단계로 발전할 수 있다. 이전에 몰랐던 감각들을 느끼게 될 것이다. 오래 잠들어 있던 몸의 각 부분들이 다시 깨워주기를 기다리고 있다.

양보다 질에 집중하라

달리기를 막 시작한 사람이든 뛰어난 선수든 양보다 질을 우선해야 한다. 그렇게 하면 달리기는 더 즐거워질 것이고 원한다면 기록도 향상될 것이다. 양적 요소를 다룬 프로그램을 선택해 시간과 훈련 강도를 따라 하는 것은 좋은 방법이다. 그러나 기본은 훈련의 질이다. 다른 말로 하면 자신이 하는 일을 잘할 수 있도록 체계적인 계획을 세우라는 것이다. 수십 킬로미터를 달린다 해도 자기 몸을 고려하지 않은 테크닉과 자세로 달린다면 아무 소용이 없다. 장기적으로 안정감 있고 유연하며 균형 잡히고 건강한 몸에 좋은 테크닉이 결합된다면 장거리 경주나 강도 높은 훈련도 더 쉽게 해낼 수 있을 것이다. 많은 주자들이 몸은 준비되지 않았는데도 마라톤이나 하프 마라톤을 목표로 삼는다. 그렇게 되면 마라톤이 다가올수록 잦은 부상과 실망감이 찾아올 것이다.

자주 달려라

숙련된 기술적 동작은 반복을 통해 얻을 수 있다. 일주일에 한두 번 달려서는 몸의 상태가 크게 달라지지 않을뿐더러 테크닉도 최적으로 개선할 수 없다. 과훈련에 빠지지 않고 달리기의 질적인 부분을 개선하려면 짧은 세션의 운동을 추가하는 한이 있더라도 일주일에 최소 세 번은 훈련에 집중해야 한다. 자세와 팔의 움직임을 연구하는 데 쓰는 15분은 신체기관에 부담을 줄 걱정 없이 테크닉 개선에 좋은 영향을 가져다줄 것이다.

몸 상태에 주목하라

몸이 바른 동작을 하기에 적합하지 않을 때 많은 기술적 결함이 나타난다. 예를 들어 엉덩이의 중근육이 약화되었을 때 골반과 엉덩이의 안정감이 깨지고 무릎도 균형이 무너지는 것을 보면 알 수 있다. 발목과 발의 안정화 근육이 약해지면 좋은 착지를 하지 못하고 적절한 추진력을 발휘하지 못한다. 아킬레스건이 위축되면 직접적으로 착지에 영향을 주게 되고, 너무 유연해도 부정적인 영향을 미칠 수 있다. 몸의 자연스러운 메커니즘을 적절히 활용할 수 있다면 좋은 기술을 더 쉽게 익힐 수 있다는 사실을 기억하자. 이를 위해 고안된 운동법은 7장에서 소개할 것이다.

　의료 전문가(접골사, 물리 치료사, 정골의사, 생리학자 등)의 상담을 받는 것도 자신의 몸 상태를 파악하는 데 아주 유용하다. 예를 들어 발목이 뻣뻣하거나 자세가 불균형하다면 전문가들이 좋은 차이를 이끌어낼 적절한 방법(치료, 운동 등)을 처방해줄 수 있을 것이다. 나에게 진료를 받으러 온 많은 주자들에게서 개선할 점을 발견할 수 있었다. 우수한 선수들은 건강 전문가들이 늘 모니터링한다. 이런 모니터링은 모든 주자들에게 차이를 가져다줄 것이다.

더 잘 달릴 준비가 되었는가?

'더 잘 달리기' 법칙은 적용이 쉽고 많은 정보가 담겨 있다. 앞으로 소개할 기본 10단계를 하나씩 훈련해 나가길 권유한다.

각 단계를 소개하면서 중간중간에 잘못된 방식으로 달리는 주자의 유형들을 파악하기 쉽게 삽화(의도적으로 단순화하고 과장한 그림)를 실었다. 수년간 주자들을 관찰하면서 분류한 유형들로, 하지 말아야 할 것이 무엇인지 이해를 돕기 위한 것이다. 주변의 주자들과 닮은 모습을 발견할 수 있을 것이다.

　지금부터 전혀 다른 방식의 달리기를 경험해보자.

더 잘 달리기 위한
기본 10단계

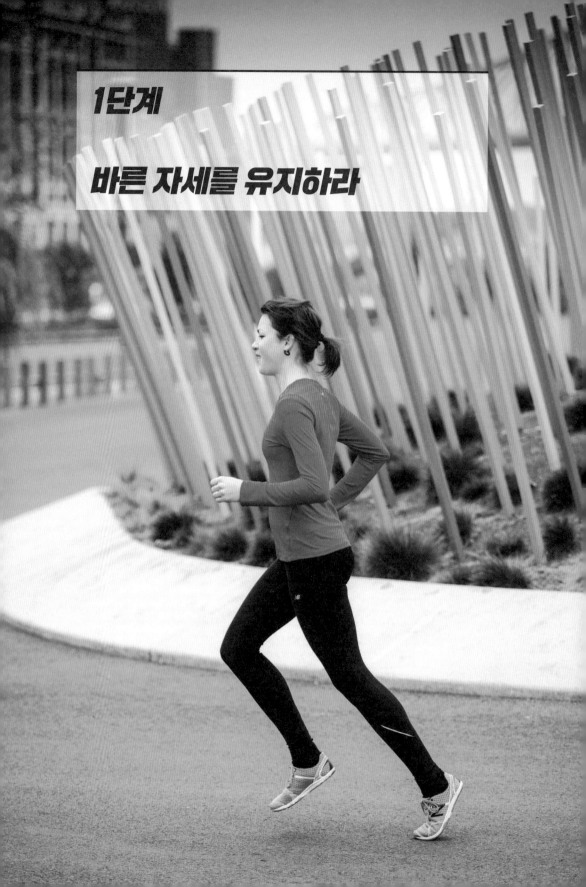

1단계

바른 자세를 유지하라

바른 자세란 어떤 것일까?

바른 자세란 몸의 중심이 잘 잡히고 중력의 영향에서 자유로운 자세를 뜻한다. 이를 위해서는 힘은 적게 들이면서도 자세 근육을 잘 통제할 수 있어야 한다. 바른 자세는 우리가 내부, 외부 환경과 맺는 관계까지 바꾸어놓는다. 따라서 건강의 바탕이 될 뿐 아니라 달리기의 성과에 영향을 미치는 중요한 요소이기도 하다.

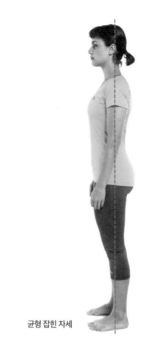

균형 잡힌 자세

달리는 동안 더 나빠지는 자세의 불균형

대체로 몸의 균형이 깨진 사람은 달리는 동안 불균형이 더 심해진다. 가끔 자세를 교정하려고 온갖 방법을 찾아보겠지만 엄청난 노력이 필요할 것이다. 한 가지 반가운 소식은 달리기가 자세 개선에 탁월한 방법 중 하나라는 것이다. 우리를 유혹하는 소파에서 벗어나 달리는 동안 우리 몸이 중력을 포함한 여러 저항에 맞서기 위해 적응하기 때문이다.

　오른쪽 사진은 흔히 볼 수 있는 자세의 불균형으로, 달리는 동안 어떻게 바뀌는지 보여준다.

자세의 불균형

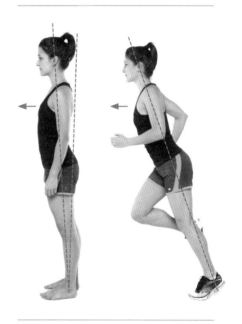

앞으로 기운 자세

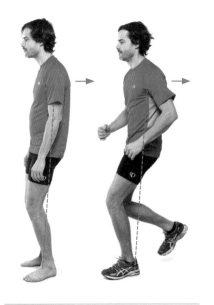

뒤로 기운 자세

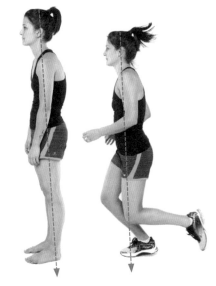

아래로 끌리는 자세

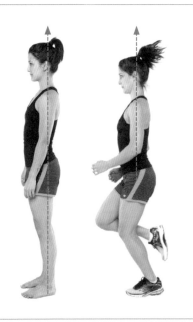

위로 당겨지는 자세

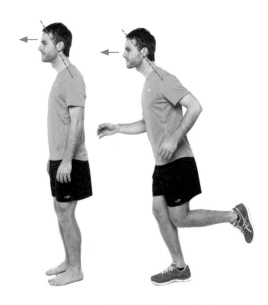

머리를 앞으로 숙인 자세

왜 바른 자세를 취해야 할까?

신체 기능이 최대로 발휘된다

자세는 좋은 주법의 기본이다. 자세가 올바를 때 근육, 힘줄, 인대, 근막 등이 더 조화롭게 작용하기 때문이다. 예를 들어 아킬레스건은 몸이 앞으로 기우는 자세일 때에만 에너지를 효과적으로 모았다가 내보낼 수 있다. 몸이 뒤로 기울면 아킬레스건은 그 즉시 제대로 작용할 수 없게 된다.

호흡이 좋아진다

바른 자세는 달리기의 기본 요소인 호흡을 더 잘할 수 있게 돕는다. 반대로 등이 굽은 자세는 원활한 호흡을 막는다. 이처럼 자유로운 호흡을 방해하는 자세를 가지고 있다면 산소를 흡수해 에너지로 바꾸려고 아무리 노력한다 해도 엄청난 에너지만 소모하고 말 것이다.

잠든 발이 깨어난다

현대식 기능화로 보호받는 발은 잠든 상태와 같다는 점에 주목하는 사람은 많지 않다. 다만 더 간소한 신발로 바꿔 신는 것이 잠든 발을 깨우는 유일한 방법은 아니다. 바른 자세를 유지한다면 발은 저절로 깨어날 것이다. 척추를 곧게 펴면 발의 심층 근육을 포함한 모든 자세 근육들이 활발하게 자극된다. 이것은 신체가 하나의 단일체로 기능한다는 사실을 보여주는 또 다른 예다.

발디딤이 좋아진다

대부분의 주법이 기본으로 삼는 원칙은 발을 땅에 잘 딛는 착지법을 먼저 익혀야 한다는 것이다. 이런 이유로 발 중앙에 힘을 주기 위해 애쓰다가 몸의 다른 부분은 이러한 변화에 아직 준비되지 않아서 다치는 주자들이 있다. 그보다는 자세에 기초해 주법을 바꾸도록 노력하는 것이 훨씬 바람직하다. 왜냐하면 발의 지지점을 포함한 모든 요소가 자세에 달려 있기 때문이다. 먼저 바른 자세를 익히지 않고도 발의 중앙이나 앞부분으로 착지하며 달릴 수 있을 거라는 생각은 공상에 가깝다.

이상적인 달리기 자세

바람직한 달리기 자세는 움직임이 가장 효과적이고 물 흐르듯 자연스럽게 달리게 해주는 동시에 각자 몸에 가장 잘 맞는 자세다. 자신의 기본자세가 이상적인 자세와 거리가 멀다 해도 걱정할 필요는 없다. 자신만의 고유한 자세가 있는 것이므로 갑자기 모든 것을 바꿀 필요도 없다. 완벽한 상태에 도달해야 하는 것이 아니라 점차 이상적인 모델에 다가가면 되는 것이다. 달리기에 있어 단 한 가지 바른 자세란 존재하지 않는다. 사람은 로봇이 아니기 때문이다.

자세학(자세를 연구하는 학문)의 원칙과 달리기에 대한 최근의 생체역학 연구, 정상급 주자들을 관찰한 결과에 따르면 모두에게 바람직한 자세는 몸을 앞으로 살짝 기울이는 동시에 위로 당겨지는 듯한 자세라 할 것이다.

왜 위로 당겨지는 자세여야 할까?

키가 자라듯 몸이 위로 당겨지는 자세를 머릿속에 떠올리면 자세 근육의 심층부가 활성화된다. 이 근육들은 척추를 잘 펼 수 있게 해준다. 다리에 있는 이 근육들이 반중력 작용을 통해 우리 몸을 땅에서 밀어 올린다. 또한 이 근육들은 발을 땅에 디딜 때마다 몸이 쓰러지지 않도록 안정된 자세를 취하게 한다. 이것이 달리기를 할 때 아주 유리하다는 점에는 모두 동의할 것이다. 달리기를 하는 이들 사이에서 이처럼 몸을 위로 당기는 듯한 자세는 '키 크는 달리기'라고 불린다. 이는 척추를 곧게 펴고 달리는 것을 뜻한다. 왜냐하면 이 자세를 조절하는 열쇠가 척추에 있기 때문이다. 다리는 곧게 편 척추와 함께 골반을 안정적으로 지지하는 힘을 발휘한다.

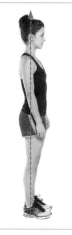 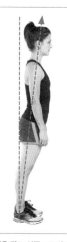 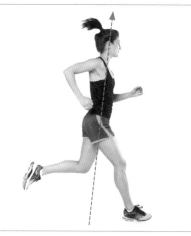

중심을 잡고 위쪽으로 당겨진 자세

중심을 잡고 위쪽으로 당겨진 상태에서 앞쪽으로 기운 자세

이상적인 달리기 자세

'키 크는 달리기'란 무엇인가?

달리면서 키를 늘려라

키 크는 달리기의 가장 큰 특징은 달리는 동안 자세에 집중하는 것이다. 대부분의 사람들은 단시간에 키 크는 달리기를 할 수 있고, 그만큼 달리기 기술에도 긍정적 변화를 확인할 수 있다. 다음은 주자들이 이해하기 쉬운 두 가지 사진이다.

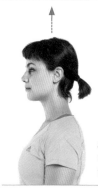 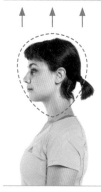

A. 정수리에 달린 줄
머리 꼭대기의 얇은 줄로 살짝
끌어올린다고 상상하라.

B. 헬륨 가스로 부풀린 머리
자신의 머리가 가볍게 공중에
떠 있다고 상상하라.

자세 교정을 위해 훈련하라

고정된 자세를 오래 유지하는 현대인의 경우 자세 근육이 오랫동안 잠들어 있거나 약화되어 있다. 따라서 이 근육을 깨우고 근육의 통제력을 되찾는 것이 중요하다. 자세 운동(236~245쪽 참조)은 달리기를 새로운 차원으로 올려놓을 것이다. 뿐만 아니라 일상생활의 자세도 좋아질 것이다.

자세에 영향을 미치는 제약을 없애라

때로는 신체적·정서적 제약(예를 들면 자폐증)으로 인해 중심을 잡고 키 크는 자세를 취하는 능력이 제한된다. 따라서 척추를 쭉 편 자세를 유지하는 것이 어렵고 힘들어진다. 흔히 나타나는 신체적 제약과 그에 따른 조언은 다음과 같다.

제약	조언
횡격막의 긴장	• 호흡 운동(266~271쪽 참조) • 스트레스 관리
척추의 가동성 부족	• 가동성 운동(226~235쪽 참조) • 치료사(정골의사, 카이로프랙터, 물리 치료사)와 상담
근육의 긴장	• 유연성 운동(212~225쪽 참조) • 마사지 치료사와 상담
상처와 유착 (같이 붙어 있는 조직층으로 정상적인 가동성을 방해)	• 유착을 풀어 자세를 바꾸어줄 수 있는 치료사와 상담
진통 증상(통증이나 상처 부위에 반복)	• 의사와 상담 • 문제가 지속될 경우 훈련을 줄이거나 중단
소화, 호흡, 이뇨, 산부인과의 문제(문제 부위에 자주 반복)	• 도움을 줄 수 있는 치료사와 상담

키 크는 달리기 자세가 어려운 주자 유형

등이 굽은 형

등이 굽은 주자는 공기역학적으로 장점이 있을지는 몰라도 그만큼 빨리 달리지 못한다. 생체역학상 비효율적인 이 자세는 좋은 착지를 할 수 없고, 자연스러운 탄성을 활용하기 어렵다. 이 주자는 보통 발뒤꿈치 끝으로 착지하며 달린다. 흉곽과 복부의 압력이 높아져 호흡도 자유롭지 못하다. 이 유형의 주자가 뒤에서 달린다면 큰 발소리 때문에 쉽게 알아차릴 수 있을 것이다. 이 유형의 경우 달리기 잡지 표지에 나오는 식스팩 복근을 만들기 위해 윗몸일으키기를 하는 것은 최악의 선택이다. 더 구부정한 자세로 만들 수 있기 때문이다.

머리를 내민 형

이 유형의 주자가 달리는 것을 옆에서 보면 먼저 머리가 보이고 몸통이 뒤따라 들어오는 것처럼 보일 것이다. 보통 앞을 바라보지만 때로는 고개를 숙이기도 한다. 등에 강한 압박을 주는 이 자세는 아스팔트에 떨어진 동전을 찾는 데만 유리하다. 흉부의 압박을 높여 호흡도 자유롭지 못하다.

축 처진 형

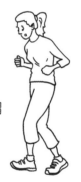

전체적으로 이 자세는 땅으로 처지는 모습이다. 근력이 부족하고 발의 착지 시간이 길어 많은 에너지가 소비된다. 처진 자세를 가진 주자는 충격 완화 시스템이 제대로 발휘되지 않아 부상을 자주 입는다. 대부분 보속도 매우 느리다.

왜 앞으로 나가는 자세여야 할까?

몇몇 특별한 경우를 빼고(56쪽 '뒤로 달리는 마라톤' 참조) 달리기란 몸이 앞으로 나가는 것이다. 그렇다면 힘을 들이지 않고 앞으로 달리려면 어떻게 해야 할까? 몸의 무게중심을 내밀면서 앞으로 나가야 하는 것이다. 100m 단거리 선수들이 일정한 속도를 찾을 때까지 가속하는 초반 30m 구간의 모습을 보아도 알 수 있다. 가속 구간이 중요한 만큼 이들은 몸을 앞으로 내밀면서 달린다. 출발할 때는 거의 45도였다가 조금씩 몸을 세운다. 일단 최적의 속도에 이르면 도착할 때까지 몸을 살짝 앞으로 기울인 자세로 유지하면서 달린다. 보통 일정한 속도로 달리는 장거리 주자들은 5도에서 20도 정도의 각도를 만든다. 일부 주법(포즈러닝, 치러닝)은 몸을 앞으로 기울인 자세에 주로 의지한다. 이 주법을 도입하려는 많은 주자들이 30도에 이를 정도로 지나치게 큰 기울기의 자세를 취한다. 하지만 대다수 사람들에게는 효과가 없고 부상만 찾아올 뿐이다. 나에게 치료를 받으러 오는 주자 중에는 앞으로 기울인 자세로 바꾼 뒤에 아킬레스건 통증을 느껴서 오는 경우가 수없이 많다. 대부분은 몸의 기울기가 너무 큰 탓이다. 일부 엘리트 선수들도 몸을 많이 기울인 자세로 달리기는 하지만 이를 위해서는 특별한 생체역학 조건과 엄청난 훈련이 필요하다.

뒤로 달리는 마라톤

일부 주자들은 뒷걸음질로 달리는 '뒤로 달리기'를 하는데 '거꾸로 달리기'라고도 부른다. '뒤로 달리기'에 열광하는 사람들은 일반 달리기에서 생기는 문제들로부터 균형을 잡게 해줄 수 있다고 주장한다. 근육이 전혀 다른 방식으로 움직이면서 몇 가지 장점이 생기는 것이다. 그런 이유로 나 역시 개인적으로 안전하고 통제된 환경에서 뒤로 달리는 테크닉 훈련을 자주 한다. 뒤로 달리기 애호가들은 점점 더 유명세를 떨치는 경기에서 대결을 펼치고 있다. 세계 챔피언십도 매년 열린다. 독일의 토마스 돌트(계단 달리기 세계 챔피언이기도 함) 선수는 1,000m를 3분 20초 9에 달린 기록을 세웠다. 같은 독일 출신의 아킴 아레츠는 1만 m를 40분 2초에 달렸으며 마라톤은 3시간 42분 41초의 기록을 세웠다. 뒤로 달리기를 다룬 코미디 영화 <리버스 러닝>도 상영되었다. 설령 당신이 새벽 6시에 뒤로 달리기를 하더라도 혼자가 아니라는 사실을 기억하라.

머리에서 발까지 앞으로 내밀기

달리기 위해서는 몸 전체가 앞으로 나가야 한다. 그런데 어떤 주자는 엉덩이를 뒤로 빼면서 몸통과 고개만 앞으로 기울인다. 이 자세는 크레인형 주자(58쪽 참조)를 만드는데, 비효율적이고 힘이 많이 든다. 따라서 몸은 머리에서 발까지 중심을 유지하면서 착지점에서 몸 전체를 앞으로 기울여야 한다.

달리기 자세를 교정하라

다음 두 가지 원칙을 따르면 자세 교정은 비교적 간단하다.

<u>척추를 펴라</u>　우선 평평한 바닥에 맨발로 서서 자신의 발자국을 느껴보자. 바닥에 닿는 면은 어디인가? 몸무게를 두 발에 고루 분산시킨다고 생각해보라. 그리고 머릿속에서 가는 줄이 나와 정수리를 살짝 끌어올린다고 상상해보자. 척추는 천천히 펴지고 키는 더 커질 것이다(보통 1~2cm 커진다). 아마도 땅에 닿는 느낌이 더 좋아졌다는 것을 알 수 있을 것이다.

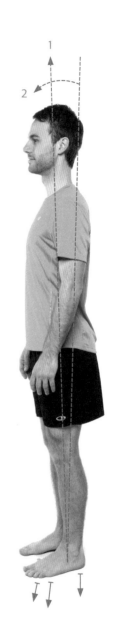

<u>몸을 앞으로 내밀어라</u>　더 균형 잡히고 길어진 이 자세를 유지하면서 자신의 몸이 거꾸로 된 추시계라고 생각해보자. 발은 시계추의 고정점이고 바닥에 닿아 있다. 머리는 추에 해당하며 움직이는 부분이다. 똑바로 선 몸을 앞뒤로 흔들 수 있는데 이 동작을 몇 번 반복한다. 앞으로 갈 때 편안한가? 뒤로 갔을 때는 어떤가? 그리고 발을 딛는 느낌은 어떤가? 몸을 앞으로 보낼 때는 앞발에 몸무게가 더 실리는 것을 느낄 것이다. 뒤로 갈 때는 발뒤꿈치에 더 무게가 실리는 것을 느끼게 될 것이다. 몸을 앞으로 기울인 상태에서 이 실험을 끝내라. 이제 그 감각을 기억해야 한다. 왜냐하면 달리기를 하는 동안 발을 땅에 디딜 때마다 같은 느낌을 가져야 하기 때문이다.

몸을 앞으로 잘못 내미는 주자 유형

불룩한 상체형

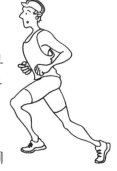

몸을 앞으로 내밀기는 했지만 지나친 경우다. 주로 남성에게 많이 보이는 이 유형은 불룩한 상체에 항상 등을 곧게 펴는 경향으로 보아 대체로 의지가 강하고 단호한 성향과 관련이 있다. 에너지가 많이 소모되는 이 유형은 등(특히 견갑골)과 어깨에 엄청난 긴장을 불러 일으킨다. 불룩한 상체형 주자는 흉골로 깊이 숨을 쉬며 복식호흡에 많은 어려움을 느낀다. 등을 곧게 유지하는 애초의 의도에는 근거가 있지만 이 주자의 경우 올바른 방법으로 하지 않는 것이 문제다. 이 주자는 심부 근육을 활용해 에너지를 아끼는 대신 등의 표층 근육을 사용한다.

크레인형

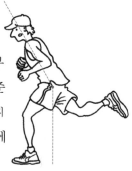

등을 곧게 펴기는 했지만 앞쪽으로 너무 기울어서 키가 줄어든다. 그리고 크레인처럼 자신의 둔부를 축으로 움직인다. 이 자세는 복부와 허벅지 사이를 지나치게 닫아서 비효율적이며, 등에 피로감을 준다. 아킬레스건과 족저근막에 지나친 자극을 주거나 슬굴곡근(허벅지 뒤쪽)에 통증을 가져오며 장기적으로는 경직되게 만든다. 초보 주자에게서 흔히 볼 수 있는 자세다.

앉은 자세형

이 주자는 투명 의자가 받치고 있는 것처럼 달린다. 피곤할수록 이 의자에 더 의지한다. 이 자세는 몸의 앞쪽 근육(특히 목, 가슴, 배, 앞다리 근육)에 과도한 힘이 실리게 한다. 중간발이나 앞발로 착지하는 달리기는 이 주자에게 치명적이다. 제동을 걸거나 뒤로 달리기를 하는 것이 아니라면 이 자세로는 제대로 달릴 수 없다. 이 주자는 주로 발뒤꿈치로 착지함으로써 발소리가 크고 비효율적인 동작을 한다. 많은 부상이 이 유형과 관련이 있다.

좋은 발과 좋은 눈

눈은 바른 자세를 유지하는 데 중요한 역할을 한다. 외부로부터 많은 정보를 전달해주기 때문에 몸은 항상 눈 덕분에 새로운 상황에 적응할 수 있다. 눈은 특히 발, 턱뼈, 척추, 속귀 등과 더불어 몸에서 중요한 고유수용기(공간에서의 위치와 움직임을 알려주는 감각기관)로 기능한다. 발이나 다른 모든 고유수용기의 불균형과 마찬가지로 눈의 불균형도 자세에 영향을 준다. 각각의 눈은 6개의 근육으로 조절된다. 이 조절 기능이 제대로 작동하지 않으면 주자에게 영향을 미치는데 예를 들면 착지에도 변화가 생길 수 있다. 또 주자는 초점이 맞지 않는 눈(사시)이 될 수 있고, 발에 통증이 생길 수도 있는데 사실 이러한 것들은 문제의 원인이 아니라 결과다. 이 경우 신발을 바꿔 신는다고 해서 해결되는 것은 아무것도 없다. 이런 경우라면 먼저 도수가 잘 맞는 안경이나 렌즈를 착용하는 것이 알맞은 신발을 신는 것만큼 중요하다.

달리는 동안 몸은 살짝 앞으로 기울인 상태를 유지하고 눈은 자연스럽게 지평선보다 낮은 쪽, 즉 10~25m 떨어진 주변을 응시한다. 지평선을 보거나 너무 가까운 앞쪽을 바라보는 것은 피해야 한다. 끝으로 눈은 고개의 위치가 바를 때 제대로 기능하며 그 반대도 마찬가지다.

안타깝게도 눈의 가동성에 특화된 전문가는 거의 없다. 따라서 남은 해결책은 정골의사나 자세 전문가를 찾아가는 것이다.

개방 정도

마지막으로 달리는 자세를 앞과 뒤에서 보았을 때 몸이 지나치게 닫히지도 열리지도 않아야 한다. 많은 주자들이 몸을 숙인 채 닫힌 자세로 달린다. 드물기는 하지만 몸의 앞쪽을 세상을 향해 열고 지나치게 개방된 자세로 달리는 주자도 볼 수 있다. 두 가지 모두 달리기의 효율성에 영향을 미칠 수 있다. 가장 이상적인 것은 개방과 폐쇄 사이의 중립적 자세를 취하는 것이다.

이런 자세가 되려면 달리면서 다음과 같은 질문들을 해야 한다. 나는 다음의 부위들을 열고 있는가? 닫고 있는가?

· 어깨?　· 가슴?　· 배?　· 치골?　· 무릎?　· 발?

그리고 몸의 각 부분이 가장 이완된 상태를 떠올리며 중립적인 자세가 되도록 조절하자.

지나친 폐쇄 혹은 개방과 관련된 주자 유형

내향형

특히 여성들에게 자주 보이는 유형으로 몸을 웅크리고 달린다. 마치 외부로부터 차단된 인큐베이터 안에 있는 것 같다. 이처럼 과하게 폐쇄된 자세는 비효율적이고 근육과 근막의 긴장을 불러일으킨다. 흉곽, 복부, 골반에도 압력이 높아지는 것을 알 수 있다. 어깨가 앞쪽으로 닫히면서 호흡도 방해를 받는다. 대체로 발이 안쪽을 향하므로 자연스러운 달리기와 거리가 멀어진다. 둔부, 무릎, 발목, 발은 더 잦은 부상에 시달린다. 시선은 대부분 지나치게 가까운 곳을 향한다. 힘이 들어도 웬만한 통증은 잘 참아내는 이 주자는 더 괴로운 상태가 될 때까지 사소한 불편은 감수한다.

카우보이형

내향형 주자와 반대로 다리와 팔을 세상을 향해 활짝 열어 완전히 개방한 자세다. 공간을 많이 차지해 좁은 오솔길은 지나기 어려울 정도의 카우보이형 주자는 달릴 때 팔의 움직임이 크고 발은 지나치게 열어서 넓게 벌리고 달린다. 이 자세는 둔부와 골반에 통증을 일으키며 무릎, 발목, 발에도 영향을 준다. 장경인대(넓적다리 양쪽에 위치)와 둔근에도 큰 무리를 준다. 시선은 보통 앞쪽으로 너무 멀리 둔다.

사이드형

흔히 볼 수 있는 유형으로 몸이 한쪽 옆으로 기울어지며 폐쇄된 자세가 특징이다. 어떤 주자는 고개만 기울어서 머리가 한쪽으로 쏠리기도 한다. 이 자세는 피로하거나 통증이 있을 때 더 뚜렷하게 나타난다. 어떤 주자들은 몸 전체가 기울어서 좌우 불균형을 초래한다. 무게가 대부분 한쪽 다리에 실리게 되는데 이는 장기적으로 매우 해롭다. 어떤 경우에는 시선(두 눈 사이의 선)이 더 이상 수평이 되지 않아서 몸의 자세 시스템에 잘못된 정보를 전달하기도 한다.

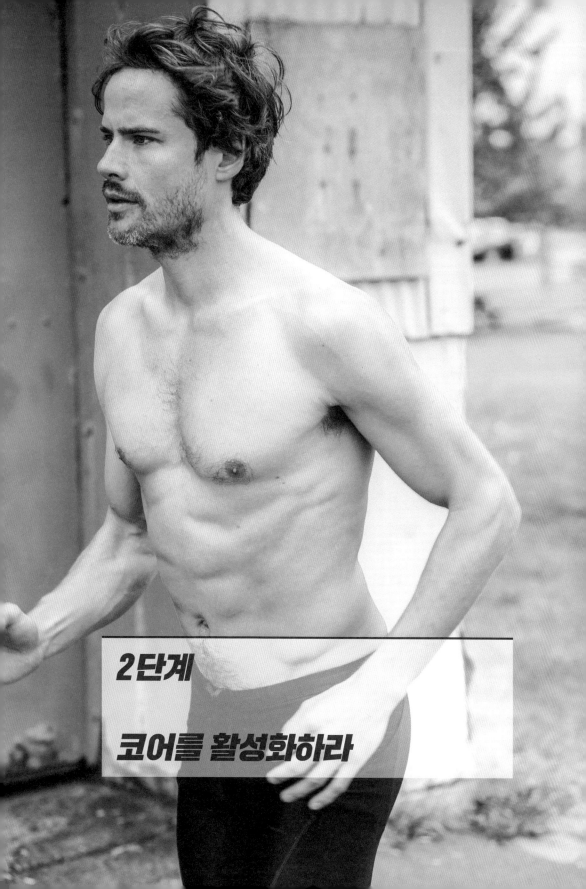

2단계

코어를 활성화하라

코어의 해부학

주요 근육은 복부의 심부 근육, 골반저근, 요방형근(허리네모근)이다. 이 근육은 함께 작용하며 모든 주자에게 중요한 근육이다. 요약하면 다음과 같다.

복부 심부 근육(심복근)

심복부를 이루는 근육으로, 깊이 순으로는 다음과 같다.

복횡근(배가로근) 진정한 허리둘레의 속 근육으로 허리뼈와 연결되도록 복부를 두르고 있는 근육이다. 횡근은 척추를 늘리는 것과 바른 자세에 도움을 준다. 이 근육은 허리뼈도 보호한다.
내복사근(배속빗근) 비틀기 동작을 가능하게 하고 횡근과 함께 작용한다.
외복사근(배바깥빗근) 이 근육에서 비틀기 동작이 시작되고 횡근과 함께 작용한다.

복부의 심부 근육들은 함께 작용해 모든 방향으로 동작이 원활하게 이루어지도록 한다. 이 근육은 복직근(배곧은근)의 도움을 받는다(67쪽 '잘 달리기 위해 식스팩은 필요 없다' 참조).

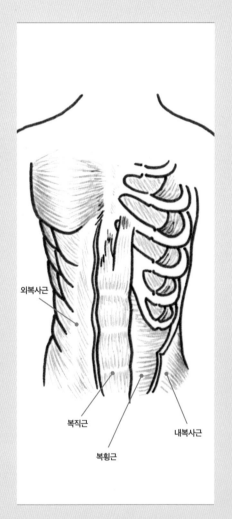

외복사근

복직근

복횡근

내복사근

골반저근

임신을 한 번 이상 경험한 여성이라면 알고 있을 골반저근은 골반의 아래쪽을 닫고 골반 안쪽 압력을 조절하게 해준다. 이 근육은 달리기를 하는 동안 장기들(방광, 직장, 자궁 혹은 전립선)을 받쳐주는 아주 유용한 근육이다. 마찬가지로 심복근과 함께 작용한다. 골반저근이 제대로 작용하지 않으면 복부도 기능할 수 없다. 하지만 여전히 그 중요성을 인정받지 못하는 근육이기도 하다.

요방형근

이 근육은 골반을 허리와 아래쪽 갈비뼈에 연결시킨다. 요방형근은 골반이 양쪽으로 균형 잡게 한다. 이 근육은 걸을 때마다 골반이 내려가는 것을 막기 위해 들린 다리 옆쪽에서 수축된다. 많은 주자들이 달리면서 한쪽 골반을 회전한 다음 반대쪽 골반을 회전한다. 달리기는 패션쇼 무대를 걷는 것이 아니다! 이 근육이 긴장되면 옆이나 다른 쪽의 등허리에 통증이 생길 수 있다.

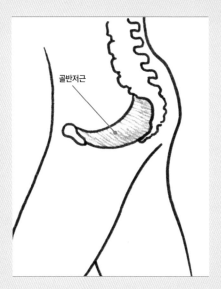

골반저근

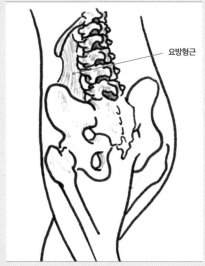

요방형근

왜 튼튼한 코어를 만들어야 할까?

모든 동작의 기초이므로

보통 영어로 '코어(core)'라 불리는 몸의 중심부는 좋은 자세는 물론 좋은 달리기 기술을 유지하는 데 필수적이다. 모든 동작과 활동의 기본이기 때문이다. 어떤 동작도 코어의 작용 없이는 이루어지지 않는다. (코어 근육의 하나인) 심복근이 파열된 적이 있는 사람은 아무것도 제대로 할 수 없다는 사실을 절실히 깨달았을 것이다. 걷기, 물건 들어올리기, 테니스 치기, 웃기, 재채기, 성생활…… 그리고 달리기까지 고역이 된다.

더 나은 안정성을 위해

튼튼한 코어는 모든 동작에서 몸의 움직임을 안정감 있게 만든다. 좌우, 앞뒤, 위아래의 안정감이 좋은 주자는 통제력과 편안함, 효율성이 더 좋다. 이러한 전체적 안정성은 3차원에서 이루어지는 근육의 움직임에 있어 전제조건이다. 2차원적 사고는 이제 그만두어야 한다.

다리와 팔의 힘을 키우기 위해

다리와 팔은 코어에 의지하며 여러 근육들이 코어에 연결되어 있다. 팔로 동작을 하려면 코어가 안정감 있고 탄탄해야 한다. 코어가 약하면 다리나 팔이 제대로 힘을 쓸 수 없게 된다. 효율적인 달리기를 하고 싶은 사람은 코어가 적절하게 기능하도록 해야 한다.

더 안정적인 골반을 위해

코어를 활성화하면 우선 골반의 위치가 좋아진다. 하반신의 유연한 움직임이 쉬워지고 척추와 상반신 전체가 든든한 기초의 지지를 받을 것이다. 몸을 앞으로 살짝 내밀면 자연스럽게 골반도 앞으로 살짝 움직이게 된다. 따라서 골반이 완전히 중립적인 것은 아니다.

그런데 주자들은 대개 골반이 앞으로 지나치게 기울었고(전경) 드물게는 뒤로 지나치게 기울어진 경우(후경)도 있다.

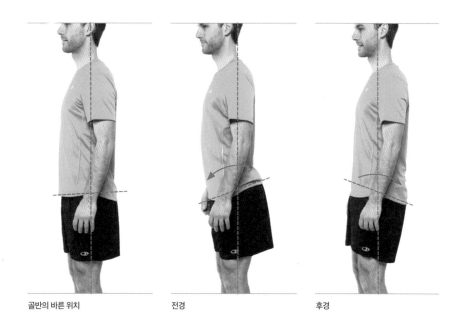

골반의 바른 위치 전경 후경

어떻게 코어를 활성화할까?

달리면서 코어를 활성화하라

흔히 선수들에게 힘을 빼고 달리라고 권한다(69쪽 참조). 그렇다고 모든 근육, 특히 코어 근육에도 완전히 힘을 빼라는 말은 아니다. 기술의 핵심은 근육의 수축 정도를 적절히 조정할 수 있는가이다. 달리기를 하는 동안 복부와 골반저근을 최대 25% 정도 수축시켜야 한다는 사실을 명심하자. 이렇게 되려면 다음과 같은 훈련을 해야 한다.

<u>복부와 골반저근의 수축을 잘하려면</u> 숨을 크게 들이쉰 다음 내뱉으면서 심복근을 최대한 수축하라(배꼽을 척추 쪽으로 당기기). 숨을 들이쉬면서 힘을 풀자. 다시 숨을 내쉬면서 이번에는 절반(50%)의 세기로 수축시켰다가 숨을 들이쉬면서 이완한다. 마지막으로 숨을 내쉬면서 직전 세기의 절반(25%)으로 수축시켜라. 달리기를 하는 동안 복부를 수축시킬 때는 이 마지막 정도의 세기로 하면 된다. 이 수축을 유지하면서 숨을 조금 더 깊이 쉰다. 배가 살짝 부풀 정도여야 한다. 이렇게 하면

달리는 동안 복식호흡만 하는 것이 더 이상 문제가 되지 않는다. 호흡법에 대해서는 뒤에서 자세히 다룰 것이다.

골반저근을 수축시키려면 중심을 위쪽으로 끌어올려야 한다. 여성의 경우 골반의 중심은 항문과 질 사이, 남성의 경우 항문과 음낭 사이에 있다. 소변을 참을 때와 같은 방식으로 수축하지 않도록 주의해야 한다. 그 방식은 장기적으로 괄약근에 부담을 줄 수 있기 때문이다. 연습을 하려면 숨을 내쉬면서 골반저근의 중심을 끌어올리고 숨을 들이쉬면서 완전히 힘을 푼다. 같은 과정을 반복하라. 심복근이 25% 수축되도록 이 과정을 반복하라.

이제 복부와 골반저근을 동시에 최대 25%로 수축시켜라. 이게 바로 코어가 활성화된 상태다! 달리기를 할 때 이 수축은 자동으로 이루어질 것이다. 수축시키려고 애쓰지 않고도 코어의 활성화가 잘 유지되도록 하려면 가끔 이 부분에 주의를 기울여라.

코어 근육을 강화하는 것 외에도 치골과 흉골 사이의 연동성을 잘 유지하는 것도 큰 도움이 된다. 이를 훈련하면 그 부분에 대해 더 생각할 필요가 없어지고 코어 근육은 저절로 강화될 것이다. 걱정할 것 없다. 골반저근에 대해 생각하느라

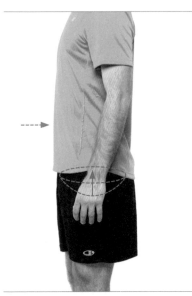

복부와 골반저근의 수축

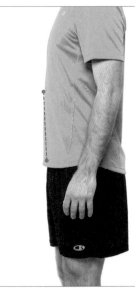

좋은 연동성을 위해 코어를 활성화하고 치골을 흉골에 연결하는 접착 테이프가 있다고 상상해보자.

시간을 보내지 않아도 된다. 달리면서 훨씬 더 재미있는 생각을 하는 방법이 있다.

코어 강화를 위해 연습하라

매일 윗몸일으키기를 수없이 하는 사람이라도 코어 근육이 잠자거나 비활성화된 경우가 있다. 특정 방식의 훈련을 하는 것은 생활 전반과 달리기에 큰 도움이 될 수 있을 것이다. 이를 위해서는 253~257쪽에 실린 운동법을 참조하라.

훈련을 통해 코어는 더욱 강화되고 지구력이 길러질 것이다. 그러면 에너지는 훨씬 아끼면서도 코어 근육을 25%보다 낮게 활성화할 수 있을 것이다.

잘 달리기 위해 식스팩은 필요 없다

지난 20여 년간의 달리기 잡지, 특히 <러너스 월드>의 표지를 훑어보라. 대부분 복부를 드러낸 여성 주자이거나 상반신을 벗은 남성 주자를 보게 될 것이다. 첫 번째로 드는 의문은 이것이다. 주자들은 왜 항상 벗고 달릴까? 두 번째 의문은 잘 달리려면 이들처럼 초콜릿 복근을 가져야 하나? 두 질문 모두 답은 "그렇지 않다"이다. 달리는 동안 균형을 잡고 좋은 힘을 내려면 탁월한 복부의 심층 근육이 필요하다. 하지만 (흔히 식스팩이라고 불리는) 복부의 표층 근육은 별 쓸모가 없다. 주자는 달리기를 할 때 윗몸일으키기를 하며 시간을 보내지 않는다. 튼튼한 사복근과 복횡근이 필요하지만 매일 힘들여 윗몸일으키기를 하는 것은 아무 소용이 없다. 복부의 외양을 아름답게 만들려면 심층부를 단련하고 자세를 교정하는 편이 훨씬 낫다.

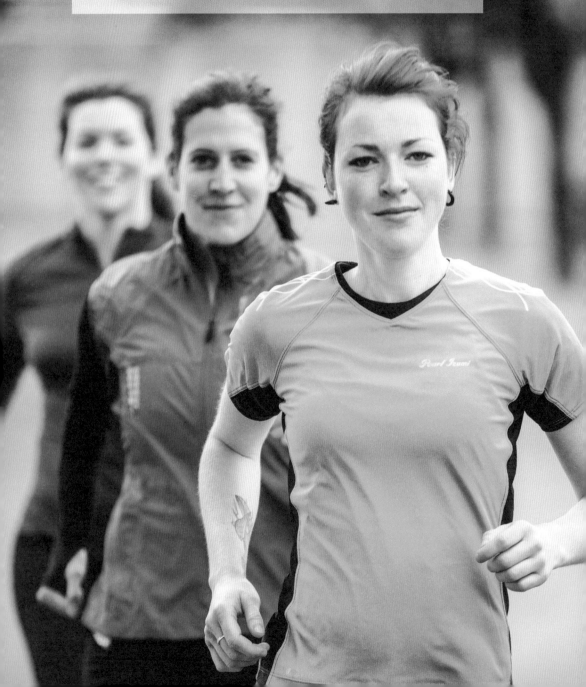

3단계

몸의 힘을 빼라

왜 힘을 빼고 달려야 할까?

달리기 기술상의 많은 문제는 주로 근육이 작용하지 않아야 할 때 작용하거나 지나치게 움직임으로써 필요 이상의 에너지를 쓸 때 생긴다. 이런 달리기는 효율이 떨어지고 기록도 좋지 않다. 그리고 다양한 유형의 자세를 취하는 주자는 몸의 근육이 잔뜩 긴장된다. 게다가 이러한 긴장은 장기적으로 부상의 위험을 높인다. 뛰어난 주자들을 관찰해보면 힘을 들이거나 긴장하지 않고 아스팔트 위를 날아가는 듯한 모습을 볼 수 있을 것이다. 경기가 끝나갈 때쯤에야 근육이 긴장되는 것을 볼 수 있는데 이때도 그는 마지막 남은 힘을 펼쳐 보이며 자신의 한계를 넘어선다.

어떻게 하면 힘을 뺄 수 있을까?

근육 이완을 잘하려면 자신의 몸을 제대로 인식할 수 있어야 한다. 그것을 잘 느끼지 못하면 근육을 이완하지 못한다. 어떤 의미로는 몸이 보내는 신호를 잘 들을 줄 알아야 한다. 여기에서 말하는 것은 통증이 아니다. 정확하게는 통증 신호가 나타나지 않도록 과도한 긴장을 파악해서 이완시켜야 한다는 뜻이다. 근육이 잘 이완된 주자는 몸의 모든 부분을 잘 움직이거나 '스캔'할 수 있게 된다.

근육 이완은 마음 상태에도 달려 있다. 사무실에서 힘든 하루를 보내고 복잡한 문제들을 달리기 코스까지 들고 온 주자는 자기 몸이 보내는 신호를 듣는다 해도 근육을 잘 이완해 달리기는 어려울 것이다. 하지만 어떤 주자는 외부의 모든 스트레스를 견뎌내며 힘을 빼고 달리는 데 전혀 문제가 없다. 많은 사람들에게 달리기는 명상과 요가보다 더 효과적으로 긴장을 풀고 스트레스를 없앨 수 있는 좋은 방법이다.

힘을 뺀 달리기를 하려면 달리는 동안 다음에 제시된 자기 점검을 해보자. 일단 익숙해지고 나면 몇 초밖에 걸리지 않는다. 이렇게 하는 것이 어렵다면 유연성 운동(212~225쪽 참조)과 호흡 운동(266~271쪽 참조)에 더 집중하라.

주자의 자기 점검

위치	조언
이마	이마를 찌푸리지 말고 펴라.
미간	두 눈 사이에 주름이 생기지 않도록 미간을 펴라.
안와 근육	눈에 주름이 생기지 않게 하고 편안하게 초점을 집중시켜라.
볼	볼이 경직되지 않도록 부드럽게 유지하라.
입술	입술을 세게 다물지 말고 부드럽고 편안하게 다물어라.
턱	치아를 세게 다물지 말고 턱은 편안하게 유지하라. 입술을 반쯤 벌리지 않도록 하라.
목덜미	목덜미를 길고 편안하게 유지하라.
어깨	어깨가 너무 올라가거나 앞으로 혹은 뒤로 휘지 않도록 하고 낮고 편안하게 유지하라.
팔	이두근이 지나치게 수축되지 않도록 편안하게 두고 팔꿈치는 안정적인 자세를 유지하라.
손	주먹을 세게 쥐지 말고 모든 손가락이 편안하게 유지하라.
둔부	둔부를 편안하고 자유롭게 유지하라.
장딴지	종아리가 지나치게 수축되지 않도록 하라. 탄력 있는 스프링을 만든다고 상상하라.
발	발이 바닥을 어루만지듯 발 근육을 편안하면서도 민첩하게 유지하라.

권투 선수형

주먹을 쥐고 팔뚝과 이두근이 수축되어 있으며 어깨는 솟아 있고
고개는 양 어깨 사이에 파묻힌 권투 선수는 언제든지 칼을 뽑아
들 것처럼 보인다. 권투 선수의 노력은 달리기 기술의 핵심이지만
비효율적이다. 이 유형의 주자는 열정적인 전력질주를 하거나
전속력으로 계단을 오르면서 레이스를 끝낸다. 여자친구의
이름을 외치면서 말이다.

견장형

흔히 보게 되는 이 유형의 주자는 어깨가 항상 솟은 상태로 마치 끈이 위로 끌어올리는 것 같다. 사실 이 주자는 위쪽 승모근과 견갑골 거근의 과도한 긴장 때문에 위로 당겨지는 것이다. 장기적으로는 목덜미와 두개골 기저부, 어깨에 고통의 신호가 나타난다. 횡격막이 긴장된 상태인 견장형 주자는 보통 호흡이 좋지 않다. 또한 팔도 효과적으로 자연스럽게 움직이지 못한다.

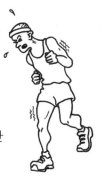

아틀라스형

이 주자는 그리스 신화의 아틀라스처럼 어깨에 지구를 짊어진 듯하다. 아틀라스형 주자는 지구 전체의 무게를 견디듯 얼굴을 찡그린 채 몸은 웅크리고 등은 불룩하게 굽었으며 턱은 굳게 다물고 발걸음은 무겁게 중력을 받으며 달린다. 힘든 울트라 마라톤이 끝나갈 때라면 이해할 수 있는 모습이지만 어떤 주자는 시작하자마자 이런 방식으로 달리기를 한다. 아틀라스형 주자는 많은 사람들이 오해하는 것처럼 달리기가 힘들다는 인식을 더욱 강화시킨다.

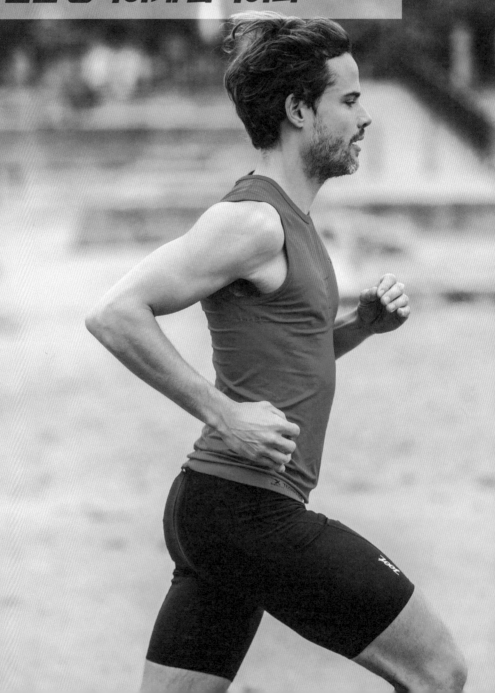

4단계

팔을 정확하게 움직여라

다리보다 팔

다리의 움직임을 교정하기에 앞서 팔 활용법부터 배우는 것이 좋다. 팔의 조절은 대체로 쉽고 만족스러운 결과를 가져오며 더 쉽게 다리의 움직임을 개선할 수 있게 도와준다.

팔을 잘 움직이는 것이 왜 중요할까?

주자들은 달리기에서 팔(더 정확하게는 해부학상 상지로 불리는 부분)의 중요성을 잘 인식하지 못한다. 급수대에서 물병을 잡을 때나 GPS 시계를 찰 때 외에는 별로 쓸모가 없다고 생각하는 것 같다.

　이들은 달리기에서 팔을 잘 움직이는 것이 가능하게 해주는 다음의 사실들을 잘 알아야 한다.

다리의 자연스러운 힘을 잘 활용하게 한다

팔의 동작은 번갈아가며 몸을 가볍고 무겁게 해주면서 탄성 에너지(74쪽 '체중을 줄이고 싶다면 팔을 움직여라' 참조)를 최대한 활용하도록 돕는다. 따라서 팔을 잘 움직이면 탄성이 잘 압축되었다가 잘 늘어나게 된다.

견갑대의 움직임을 최적화한다

어깨, 견갑골, 쇄골로 이루어진 견갑대는 팔을 적절하게 사용할 때 더 잘 움직인다. 이는 몸통과 골반의 움직임에 간접적으로 영향을 준다. 이 부분의 중요성에 대해서는 106쪽에서 살펴볼 것이다.

에너지 효율을 높인다

많은 주자들이 팔에 불필요한 힘을 주느라 에너지를 낭비한다. 팔의 올바른 움직임은 에너지 효율을 높여 달리기가 더 쉬워지는 가속도를 만들 수 있게 해준다. 중장거리 주자들은 팔의 진폭이 작게 움직이지만 단거리 주자들은 팔의 움직임이 크다. 모든 것은 속도와 에너지 관리에 달려 있다.

다리의 움직임을 최적화한다

달리는 동안 상지와 하지는 동시에 움직인다. 따라서 팔 동작은 다리의 움직임에도 영향을 준다. 어깨의 움직임이 커지면 다리 또한 더 큰 폭으로 움직이게 될 것이다. 팔을 잘못 움직이면 다리의 움직임도 영향을 받을 것이다.

또 한 가지, 팔의 움직임은 달리면서 사람들과 소통하기 위해서도 유용하게 쓰인다. 이처럼 팔의 영향력이 크기 때문에 경우에 따라서는 이 부분을 교정해야 다리의 통증이나 불편함을 없앨 수 있다. 앞에서 말했듯이 몸은 전체적으로 기능한다.

체중을 줄이고 싶다면 팔을 움직여라

다음과 같이 따라 해보자. 서서 발이 땅에 닿는 면과 발이 땅을 누르는 방식을 느껴보자. 이제 달리기를 할 때처럼 자연스럽게 팔꿈치를 굽히고 팔을 빠르게 움직여보자. 이 동작들을 하면서 발이 바닥에서 떨어지는 느낌을 받았을 것이다. 가속이 생겨나고 무게중심이 위로 올라갔기 때문이다. 또한 팔을 움직이지 않거나 심지어 팔을 펴서 몸에 붙이고 달리는 시도를 해볼 수도 있다.

일반 달리기와 비교해 발에 느껴지는 무게감의 차이를 확인해보자. 하지만 주의하자! 아무것도 잃지 않으면 아무것도 얻을 수 없다. 즉 이러한 가벼워짐은 일시적이며 다시 무거워질 것이다. 그러므로 매 걸음마다 번갈아 가벼워졌다가 무거워졌다가 해야 한다. 그러면 무거워졌을 때 탄성을 더 잘 압축하고 가벼워졌을 때 효과적으로 늘어날 수 있도록 해줄 것이다.

팔을 잘 움직이려면 어떻게 해야 할까?

적절한 팔 동작을 위해서는 우선 팔의 각 관절에 대한 올바른 위치를 알아야 한다. 일단 이 자세가 익숙해지고 나면 어깨 관절을 스윙하기만 하면 된다. 다음 설명은 앞, 옆, 위에서 보는 모습에 대한 것들이다.

바른 자세를 유지하라

움직이기 전에 먼저 바른 자세를 갖추어야 한다. 정면에서 보았을 때 단련해야 할 주요 부분은 다음과 같다. 어깨는 과하게 긴장되지 않도록 힘을 빼고 낮춘다. 팔꿈치는 몸 가까이 붙인다. 그것이 땅에 떨어지는 것을 상상해보자. 속도가 높아질수록 몸통은 빠르게 움직이고 팔 동작은 커질 것이다. 그러면 팔꿈치는 자연스럽게 올라간다. 팔꿈치를 올린 상태를 유지하기 위해 어떤 힘이 들어가서도 안 된다. 팔뚝은 자연스럽게 두고 손바닥은 중심을 향하게 하자.

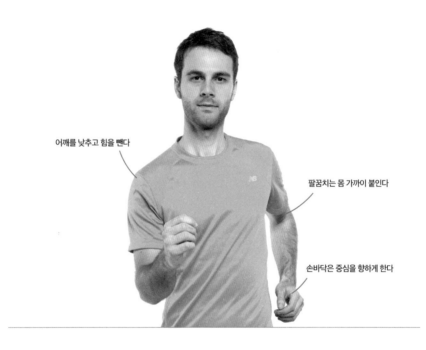

어깨를 낮추고 힘을 뺀다

팔꿈치는 몸 가까이 붙인다

손바닥은 중심을 향하게 한다

이제 옆에서 본 모습으로 넘어가보자. 가장 어려운 것은 팔꿈치를 굽힌 각도가 90도에서 115도로 유지하는 것이다. 90도를 고집하는 일부 코치들은 자연스러운 생체역학이 주자마다 다르다는 것을 고려하지 않기 때문이다. 세계적인 선수라도 팔꿈치가 90도 이상 굽혀진 것을 쉽게 볼 수 있다. 어깨는 지나치게 앞이나 뒤로 쏠리지 않게 중심을 잡아야 한다. 손은 팔뚝의 연장선에 두도록 한다. 손가락은 힘을 빼고 구부린다. 엄지는 검지나 중지, 혹은 둘 다 닿도록 하고 손의 근육들이 적당한 긴장을 유지하도록 가볍게 힘을 준다.

팔의 바른 자세

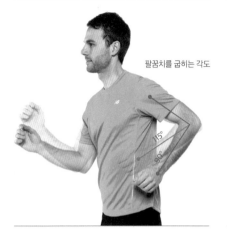

팔꿈치를 굽히는 각도

115°
90°

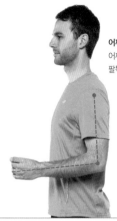

어깨와 손목의 위치 : 어깨는 중심을 잡고 손은 팔뚝의 연장선에 둔다.

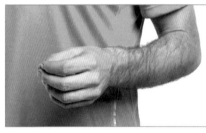

손의 위치 : 손가락은 힘을 빼고 구부린다. 엄지와 검지, 혹은 엄지와 중지 사이, 혹은 두 가지 모두에 부드럽게 힘을 준다.

잘못된 자세

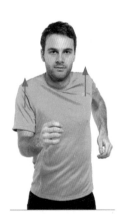

어깨가 올라가고 긴장된 자세
관련 유형 : 견장형(71쪽 참조)

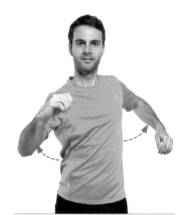

팔꿈치가 몸에서 떨어진 자세
관련 유형 : 비행기형(80쪽 참조)

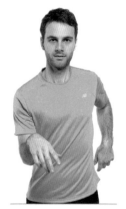

손바닥이 땅을 향한 자세
관련 유형 : 매니큐어형(80쪽 참조)

어깨와 팔꿈치의 잘못된 자세

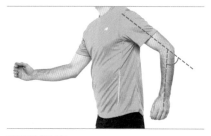

90도보다 작은 각도
관련 유형 : 로봇형(107쪽 참조), 카우보이형(60쪽 참조)

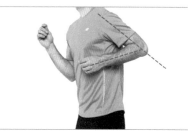

115도보다 큰 각도(매우 흔함)
관련 유형 : 내향형(60쪽 참조), 매니큐어형(80쪽 참조)

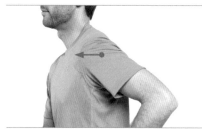

너무 앞으로 간 어깨(흔함)
관련 유형 : 내향형(60쪽 참조), 등이 굽은 형(54쪽 참조)

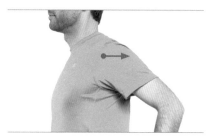

너무 뒤로 간 어깨
관련 유형 : 카우보이형(60쪽 참조), 불룩한 상체형(58쪽 참조)

팔뚝, 손목, 손의 잘못된 자세

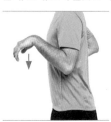

손바닥이 땅을 향한 자세(팔뚝 회내)
관련 유형 : 매니큐어형(80쪽 참조)

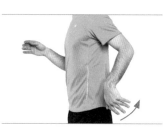

손이 새끼손가락 쪽으로 휘는 자세(손목의 척골 편위)
관련 유형 : 카우보이형(60쪽 참조)

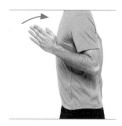

손이 엄지손가락 쪽으로 휘는 자세
(손목의 요골 편위)

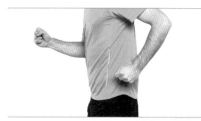

주먹을 쥔 자세
관련 유형 : 권투 선수형(70쪽 참조)

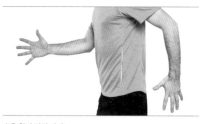

손을 활짝 펼친 자세
관련 유형 : 카우보이형(60쪽 참조)

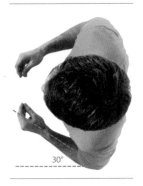

30도 이상의 각도. 이 자세는 닫힌 가슴이나 굽은 등과 관련이 있다.
관련 유형 : 내향형(60쪽 참조), 등이 굽은 형(54쪽 참조)

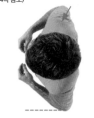

30도 이하의 각도. 이 자세는 열린 가슴이나 상반신이 나온 자세와 관련이 있다.
관련 유형 : 카우보이형(60쪽 참조), 볼록한 상체형(58쪽 참조)

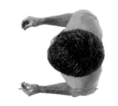

위에서 보면 안쪽으로 30도 회전한 모습을 확인할 수 있다. 이것은 인체해부학으로 설명할 수 있다. 일부 코치들이 가르치는 것과 달리 팔을 앞으로 똑바로 향하게 한 채 달리는 것은 전혀 자연스럽지도, 효율적이지도 않다.

진자운동을 하라

어깨 이제 자세를 바르게 교정했으니 어깨에 연결된 팔을 추시계의 추처럼 힘들이지 않고 움직이기만 하면 된다. 이것은 가장 쉽고 효율적으로 팔을 움직이는 방법이다. 이를 위해서 자신의 어깨 중앙에 추의 고정점이 있다고 상상하라. 거기에 줄(팔)을 매달고 끝(팔꿈치)에 납공을 달자.

추

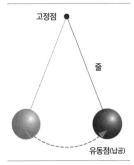

달리기의 진자운동

이 시계추는 앞에서 뒤로 보폭 리듬에 따라 움직인다. 더 정확하게는 뒤쪽 밖에서 앞쪽 안으로 움직이는 것이다.

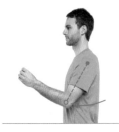
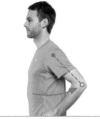

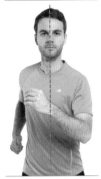
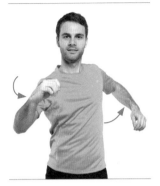
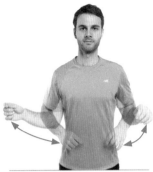

손이 몸의 중심선을 넘는 자세
관련 유형 : 내향형(60쪽 참조)

팔꿈치가 올라간 자세
관련 유형 : 비행기형(80쪽 참조)

어깨가 회전하는 자세
관련 유형 : 믹서형(80쪽 참조)

팔꿈치, 손목, 손 팔꿈치, 손목, 손은 안정감을 유지하며 진자운동에 의해 이동하는 질량을 증가시킨다. 따라서 동작은 거의 어깨에서만 이루어진다. '거의'라고 한 것은 손목과 팔꿈치에서 자연스럽고 가벼운 움직임이 생길 수 있기 때문이다. 진자운동이 잘 된다면 손은 몸의 중심선을 벗어나지 않을 것이다.

팔뚝, 손목, 손의 잘못된 자세

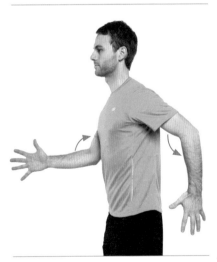
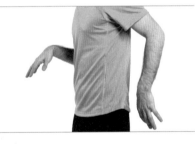
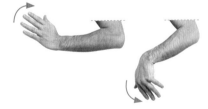

이두근 근육 강화
관련 유형 : 카우보이형(60쪽 참조)

손에 너무 힘이 없거나(위) 과도한 손목 동작(아래)
관련 유형 : 힘 없는 손 유형(80쪽 참조)

힘 없는 손 유형

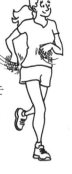

손에 힘이 전혀 없는 이 주자는 팔의 흔들림에 따라 손이 앞뒤로 흔들린다. 처음 의도는 손을 편안하게 유지하며 쉽게 달리기를 하는 것이었지만 특이한 모습과 함께 팔에 또 다른 긴장감을 불러일으킨다.

믹서형

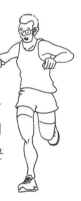

볼에 실온 상태의 달걀 3개, 설탕, 딸기를 섞어보자. 그리고 이 유형의 주자에게 거품기를 쥐어주고 1km를 달릴 정도의 시간을 준다면 맛있는 딸기 무스가 완성될 것이다. 믹서형 주자는 달리기에 적합하지 않은 방식으로 두 팔 혹은 한 팔을 움직인다. 이런 자세는 매우 개성적인 스타일을 보여주지만 효율성이 낮다. 팔에 힘을 빼기 위해 이 동작을 하는 것이지만 의도와 달리 동작 자체가 지나치다.

비행기형

새인가, 비행기인가 갸우뚱하게 만드는 주자다. 비행을 하려는 전투기처럼 자신의 활개를 펼치는 이 유형은 엄청난 에너지를 쓸데없이 낭비한다. 삼각근, 승모근, 이두근에는 과도한 힘이 들어가고 팔은 자유롭지도 효과적으로 움직이지도 못한다. 근육량이 많은 주자에게서 흔히 볼 수 있는 유형이다. 때로는 상체의 많은 근육량 때문에 팔이 아주 조금만 개방될 수 있다. 하지만 대부분 이 유형은 팔을 잘못 쓰는 데서 생긴다.

매니큐어형

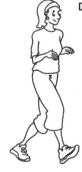

손바닥은 땅을 향하고 손가락은 늘어뜨리고 손톱이 모두 보이는 이 자세의 주자는 방금 매니큐어를 칠한 사람처럼 보인다. 손톱을 잘 말리는 데는 이상적이겠지만 달리기에서는 비효율적이고 부자연스럽다. 게다가 팔뚝, 손목, 손의 모습이 독특한 이 자세는 보통 가슴과 어깨를 앞으로 닫히게 하고 호흡을 방해한다.

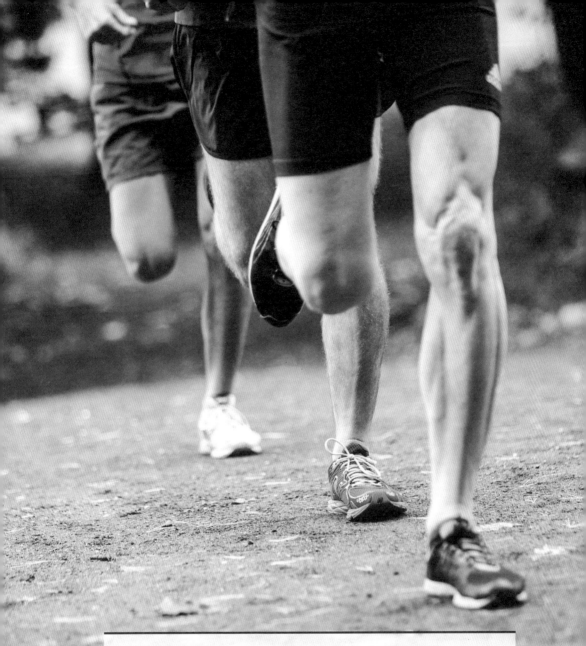

5단계

다리의 움직임을 최적화하라

왜 다리를 잘 움직여야 할까?

자연스러운 탄성 메커니즘의 활용을 위해

답은 분명해 보일 것이다. 주자는 튼튼한 다리를 가져야 할 뿐 아니라 다리를 잘 움직여야 한다. 이를 위해 각 관절(둔부, 무릎, 발목, 발)이 제 역할을 해야 하고 동작을 하는 동안 정렬이 잘 되어야 한다. 이렇게 서로 다른 관절들이 함께 잘 움직일 때 자연스러운 메커니즘을 이용해 탄성 에너지를 잘 활용할 수 있다.

효과적인 이동을 위해

주자가 원하는 것은 몸을 수평으로 이동하는 것이다. 그러기 위해서는 다리가 힘을 잘 전달할 수 있어야 한다. 생체역학상 힘은 벡터로 분해될 수 있다. 이처럼 땅에 가해지는 힘은 수평과 수직의 힘을 가지고 있다. 바닥에 수평으로 전달되는 분력이 가장 유용하다. 주자가 상당한 힘을 쓰고도 그 힘이 이동으로 이어지지 않을 수 있다.

부상 방지를 위해

대부분의 부상은 다리(더 정확하게는 해부학상 하지라고 불리는 부분)에 일어난다. 다리의 적절한 동작은 최상의 컨디션을 위해 필수적이다. 정렬이 흐트러지거나 동작이 잘못되면 가해지는 외력이 증가한다. 동작이 반복될수록 부상의 위험이 높아지는 것이다.

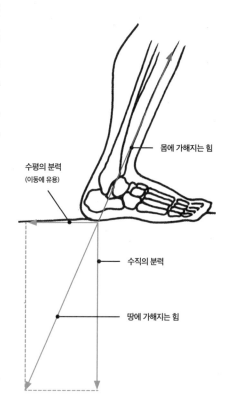

몸에 가해지는 힘

수평의 분력
(이동에 유용)

수직의 분력

땅에 가해지는 힘

다리는 어떻게 움직여야 할까?

옆에서 본 다리 동작

다리 동작을 더 잘 이해하기 위해 우선 옆에서 본 달리기 자세를 4단계로 나누어 살펴보자.

<u>접지</u> 발을 무게중심의 몇 센티미터 앞에 디디며 충격을 흡수하기 시작한다. 이 단계는 아주 짧다.

<u>착지</u> 발이 무게중심 바로 아래 땅을 구르며 몸의 모든 무게를 받는다.

<u>추진</u> 발이 무게중심 뒤에 놓이고 땅에서 발이 떨어질 때까지 발가락 쪽으로 편다.

<u>스윙(진자운동)</u> 발이 다시 땅에 닿기 전까지 둔부와 무릎 동작이 결합되어 공중에서 앞뒤로 움직인다.

스윙 단계

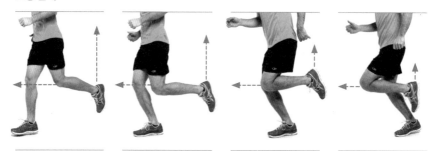

올바른 다리 움직임을 보여주는 두 개의 화살표

구부린 무릎을 유지하라

접지와 착지 단계에서 중요한 점은 항상 무릎을 가볍게 구부려야 한다는 것이다. 가장 흔한 실수는 무릎을 펴는(다리를 뻗은) 자세다. 발뒤꿈치가 먼저 땅에 닿는 주자들에게 주로 이런 문제가 발견된다. 무릎을 가볍게 굽히면 충격 완화 메커니즘을 잘 활용할 수 있고, 한 걸음마다 속도가 떨어지게 하는 제동력을 줄일 수 있다. 이러한 제동력은 무릎을 펴고 착지하는 주자들에게 훨씬 높다. 굽힌 무릎은 좋은 착지를 위한 필수 요소다.

가속도를 활용하라

추진 단계에서 경제적이고 효과적인 달리기를 위해 중요한 것은 앞으로 나가려고 무리한 힘을 쓰지 않는 것이다. 가능한 한 힘을 덜 들이고 전진하는 방식으로 발생한 가속도와 몸의 탄성 메커니즘을 활용하는 것이다. 이렇게 발가락만 지면에 닿을 때까지 다리가 뒤쪽으로 가게 한다. 발뒤꿈치를 치며 착지하는 사람은 이 메커니즘을 활용하지 못하기 때문에 다시 속도를 내고 앞으로 나가기 위해 힘을 들여야 한다.

두 개의 줄을 이용해 무릎을 앞쪽으로 되가져오기

발은 결국 앞으로 돌아오기 때문에 스윙 단계가 부수적으로 보일 수 있지만 사실 다른 단계와 마찬가지로 중요하다. 공중에서 다리를 움직이는 방법에 대해서는 의견이 분분하다. 내 생각에 가장 자연스럽고 효과적인 방법은 끈 하나는 발목에 매어 위로 끌어올리고, 또 하나는 무릎에 맨 다음 앞으로 가볍게 당긴다고 머릿속에 그려보는 것이다. 간단하면서도 복잡하다!

어느 시점이 되면 발이 땅에 닿을 수 있도록 두 끈의 힘이 느슨해진다. 두 개의 끈, 이것이 바로 무릎 굴절(무릎 굽히기)과 엉덩이 굴절(무릎 앞으로 들기)이 잘 결합되게 만드는 모든 것이다.

잘못된 자세

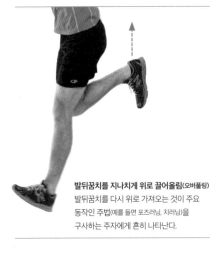

발뒤꿈치를 지나치게 위로 끌어올림(오버풀링)
발뒤꿈치를 다시 위로 가져오는 것이 주요 동작인 주법(예를 들면 포즈러닝, 치러닝)을 구사하는 주자에게 흔히 나타난다.

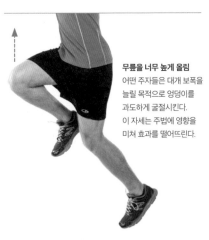

무릎을 너무 높게 올림
어떤 주자들은 대개 보폭을 늘릴 목적으로 엉덩이를 과도하게 굴절시킨다. 이 자세는 주법에 영향을 미쳐 효과를 떨어뜨린다.

충격을 흡수하는 몸

주자들을 위해 충격 완화 시스템을 맨 처음 개발한 것은 나이키가 아니다. 그것은 우리 모두가 타고난 것이다. 게다가 훨씬 더 정교하고 효과적인 완화 시스템을 가지고 있다. 우리의 관절(발, 발목, 무릎, 엉덩이, 천장, 척추, 디스크)은 발달된 충격 완화 메커니즘을 가지고 있다. 이러한 관절의 구조는 매우 복잡해서 인간이 개발한 그 어떤 시스템도 따라가지 못한다. 연조직(발, 근육, 근막 아래 지방층)도 중요한 역할을 한다. 항상 맨발로 달리는 주자의 발아래에 있는 지방층과 피부층은 공기, 젤, 스프링 또는 합성 폼과 겨룰 수 있을 정도다. 평범한 당신의 발도 어느 정도 충격 완화 능력을 타고났다. 튼튼한 경골과 대퇴골은 제대로 된 탄성에서 나온다. 우리의 뼈는 생기와 활력이 있다.

만일 충격 완화 시스템이 진화되었더라도 이를 활성화할 자극이 필요하다. 만일 (우리 사회에서 정상적이라고 여겨지듯) 대부분의 시간에 신발을 신고 걸으며, 게다가 푹신한 쿠션의 신발을 신고 달린다면 당신의 타고난 충격 완화 시스템은 비활성화되었을 가능성이 높다.

발뒤꿈치-엉덩이형

이 주자는 발뒤꿈치로 엉덩이를 치려는 사람처럼 보인다. 이렇게 무릎을 많이 굽히는 자세(오버풀링)는 엉덩이굴근이 제대로 탄력적으로 움직이지 못하게 한다(20쪽 참조). 또 햄스트링(허벅지 뒤쪽) 근육에 지나치게 자극이 가해지고 다리의 효율은 떨어진다. 발뒤꿈치를 지나치게 들어올리거나 보속을 지나치게 높이려는 사람들에게 흔히 볼 수 있다. 이 유형의 주자는 등에 흙이 제일 많이 튀어 있을 것이다.

제자리형

제자리형 주자 뒤에서 달리다 보면 자신이 빠르게 달리고 있는 것 같은 기분이 들 것이다. 하지만 사실은 그렇지 않다. 이 주자를 더 가까이에서 살펴보면 거의 앞으로 나가지 않는다는 것을 알 수 있다. 하지만 그는 분명 한 번에 한 다리씩 번갈아 디디며 온 힘을 다해 달리고 있다. 다만 힘이 앞으로 이동하는 데 모두 전달되지 못하고 위아래로 움직이는 데 쓰일 뿐이다. 상당한 거리를 이동하거나 순위를 다투는 데는 거의 쓸모없더라도 이 주법은 이동 거리당 칼로리 소비량이 가장 높으며, 제한된 장소(예컨대 거실, 뒷마당, 비행기 객실)에서 하기 좋다.

앞에서 본 다리의 움직임

다리 움직임의 기술은 무릎을 엉덩이와 발에 맞추어 잘 정렬되도록 유지하는 것이다. 즉 이 세 지점을 지나는 직선을 그을 수 있어야 한다. 어떤 사람들은 무릎이 바깥쪽으로 닫힌 각도(외반)를 이루거나 안쪽으로 닫힌 각도(내반)를 이룰 수 있다. 이들은 부적절한 정렬을 이루게 될 위험이 높기 때문에 달리기를 하는 동안 이 부분에 더 주의를 기울여야 한다. 착지를 할 때마다 착지점이 엉덩이에 비해 살짝 안쪽에 놓여야 한다. 적합한 균형을 유지하기 위해서 이 주자들에게 이는 필수적이다.

주자들에게 흔히 있는 문제는 착지를 할 때마다 안쪽으로 움직이는 무릎이다(87쪽 '작은 발 휘젓기형' 참조). 크로스바(때로는 페인트를 사용해 표시하는 지점)에 무릎을 스치게 하는 페달링 기법으로 훈련하는 사이클 선수들이 달리기를 할 때 흔히 이런 오류를 범한다. 무릎이 바깥쪽으로 향하는 경우는 흔히 볼 수 없지만 마찬가지로 여러 문제의 원인이 된다.

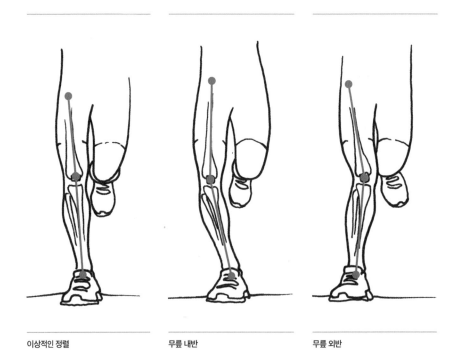

이상적인 정렬   무릎 내반   무릎 외반

무엇을 할 것인가?

- 무릎을 앞쪽으로 똑바로 끌어당기도록 주의하라.

- 코어를 활성화하는 운동을 하라(253~257쪽 참조). 더욱 안정감 있는 골반은 다리의 정렬에 큰 영향을 준다.

- 고유수용기와 안정화 근육을 깨우기 위해 한 발의 균형 감각을 향상시켜라 (239~245쪽 참조).

- 엉덩이를 동원하라(235쪽 참조). 이동성이 제한된 엉덩이는 흔히 나쁜 정렬의 원인이 된다.

- 크게 달려라. 이 방법으로 나쁜 정렬이 완화된다.

작은 발 휘젓기형

이 주자는 충격을 완화하기 위해 무릎을 안쪽으로 가게 하고 앞으로 나가면서 다리는 밖으로 휘젓는다. 보통 이런 동작은 옆에서 더 뚜렷하게 드러난다. 이런 식의 움직임은 무릎을 많이 사용하게 한다. 발은 과회전되고 엉덩이도 영향을 받는다. 그 결과 달리기 효율이 떨어지고 부상의 위험은 높아지는데 특히 무릎 부상의 우려가 커진다.

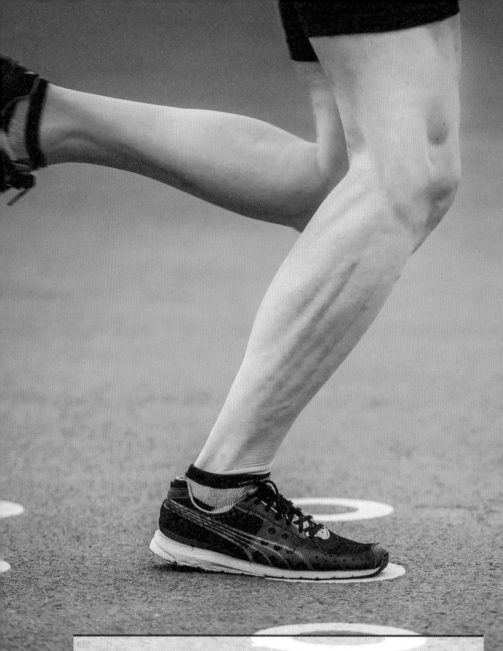

6단계

정확하게 착지하라

왜 착지가 중요할까?

힘을 잘 전달하기 위해

발바닥은 바닥과 접하는 부분이다. 몸과 땅 사이에 힘이 잘 전달되게 하는 곳이 바로 이 부분이다. 좋은 착지는 충격을 더 잘 흡수해 적절한 방식으로 그 힘을 몸에 분산시키도록 해준다. 또한 이동을 가능하게 하는 방식으로 땅에도 힘을 잘 전달하게 한다. 뛰어난 주자들은 땅에 수직보다 수평으로 힘을 잘 전달할 줄 안다는 사실이 입증되었다. 명심할 것은 위로 뛰어오르는 것이 아니라 달리는 것이다. 좋은 착지는 아킬레스건, 족저근막, 종아리를 잘 이용하는 것과 관계된 탄성 에너지도 잘 활용할 수 있게 한다.

발, 놀라운 생체역학

정골의학을 배우는 학생들에게 매년 발에 대해 강의하는 것은 즐거운 일이다. 놀라운 구조를 가진 이 신체 부위에 대해 나는 매년 새로운 사실들을 배운다.

발의 해부학은 뒤늦게 발전했다. 발의 많은 특징들, 예컨대 짧은 발가락, 다른 발가락과 가까운 엄지발가락, 두툼한 후족부, 뚜렷한 발의 아치 같은 것들이 달리기를 하는 데 도움을 준다. 인간이 그 어떤 영장류보다 훨씬 잘 달릴 수 있다는 것은 놀라운 일이 아니다. 발은 자그마치 28개의 뼈로 이루어져 있다. 그러므로 두 발을 모두 합하면 몸 전체 뼈의 4분의 1 이상을 차지한다. 이 복잡한 장치가 제대로 기능하려면 31개의 관절과 29개의 근육이 필요하다. 이 많은 근육들은 수천 개의 센서에서 오는 정보들 덕분에 가능해진 미세한 조정을 할 수 있게 만들어준다.

발에는 조밀한 동맥망과 정맥망이 있다. 걷거나 달릴 때 바로 이 순환펌프가 활성화된다. 아치를 이루는 발의 구조는 아치가 내려갈 때 에너지를 저장하고, 아치가 다시 형태를 찾으면 에너지를 방출하게 해준다. 족저부(발바닥 아래의 섬유조직 부분)는 이 아치가 고무줄 역할을 할 수 있도록 돕는다. 하지만 주의할 것은 이 모든 근육, 센서, 탄성 메커니즘은 꾸준히 사용될 때에만 기능한다는 것이다. 맨발 걷기와 맨발 달리기는 매우 중요하다.

좋은 고유수용 감각을 위해

발에는 걸음마다 땅에 닿는 것과 공간에서의 자세에 대한 정보를 주는 고유수용기가 많이 분포되어 있다. 좋은 착지는 발에서 오는 정확한 정보를 얻을 수 있게 해준다. 그러면 몸은 이 정보에 따라서 조절을 할 수 있다.

발을 어떻게 잘 디딜까?

접지

일반적으로 발의 지상공격이라고 말하는데 나는 이 용어를 좋아하지 않는다. 공격이라는 말은 위협적이고 있는 힘을 다해 땅을 찧는 것과 같은 말이기 때문이다. 그보다 나는 접지라는 용어를 사용하고자 한다. 두 가지 접지법이 있다.

후면 접지 대부분의 주자가 선택하는 이 접지는 발을 뒤에서 앞으로 땅에 가져오는 방식이다. 이는 피해야 할 방식으로 이 접지법으로는 좋은 착지가 불가능하다. 그러므로 중간발로 착지를 시도해보면 종아리의 존재감을 느낄 수 있을 것이다. 먼저 발뒤꿈치로 착지하는데 보폭이 너무 큰 주자들은 거의 항상 이 접지법을 사용한다.

상부 접지 권장하는 방식은 바로 이것이다. 발이 위에서 땅에 닿게 되므로 충격 완화 메커니즘이 적절하게 가동될 수 있다. 이렇게 되려면 다음의 조절이 도움이 될 것이다.

- 보폭이 지나치게 커지지 않도록 속도를 높인다.
- 연착륙을 하듯 가능한 한 소리가 나지 않도록 가볍게 발을 디딘다.
- 위에서 아래로 발이 닿도록 주의를 기울인다.

착지

이제 논쟁이 뜨거운 주제를 다루려 한다. 뒷발 착지, 중간발 착지, 앞발 착지, 어떤 것이 좋은 걸까? 몇 년 전부터 이 주제에 대해 수많은 의견이 제시되었다. 뒷발 착지는 일부 사람들에 의해 악마로 변했고, 또 다른 사람들은 뒷발 착지가 가장 자연스러운 주법이라고 주장하면서 그 증거로 대부분의 우수한 주자들이(연구에 따르면 70~90%) 이 방법을 권장한다는 사실을 들었다. 이 논쟁에서 우리는 벗어나도록 하자.

착지 유형

착지 유형에는 다섯 가지가 있다.

1. 발뒤꿈치 착지는 발이 무릎보다 앞으로 나온다. 대부분의 주자들이 이 유형에 해당한다.
2. 뒷발 착지는 보통 발이 무릎 아래에 놓인다.
3. 중간발 착지(혹은 중족골 착지)
4. 앞발 착지
5. 발바닥 착지

우리는 좋은 착지의 바탕이 좋은 자세와 굽힌 무릎, 무게중심에서 살짝 앞에 위치한 발이라는 사실은 잊고 착지점에 대해서만 강조하고 있다.

착지 유형

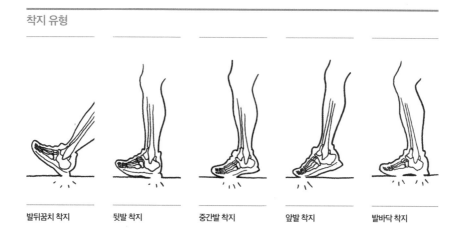

발뒤꿈치 착지   뒷발 착지   중간발 착지   앞발 착지   발바닥 착지

달리기 기술의 중요한 부분이 바로 여기에 있다. 이 요소들이 잘 숙련되면 착지는 더 자연스럽게 중간발 착지가 된다. 어떤 주자들은 자신의 자세로 인해 효과적이고 경제적인 착지를 하지 못한다. 지속되면 부상의 위험마저 있다. 뒷발 착지는 좋은 대안이 된다. 중간발 착지와 뒷발 착지는 가장 자연스럽고 효과적인 두 가지 방식이다.

나머지 세 가지 착지 유형은 피해야 한다. 이유는 다음과 같다.

발뒤꿈치 착지

- 이 착지법은 강한 브레이크 작용을 한다. 발을 디딜 때마다 부분적으로 제동을 걸게 되어 탄성을 활용하지 못하고 다시 속도를 내려면 더 많은 힘을 들여야 한다.
- 발, 발목, 무릎에 있는 타고난 충격 완화 메커니즘을 제대로 활용하지 못한다. 충격이 다리, 무릎, 경골에 그대로 전달되어 특히 과도한 스트레스에 시달리게 된다.
- 발가락을 들어올리기 위해 발과 다리의 앞쪽 근육을 지나치게 사용하게 된다. 다리 앞쪽의 부상(골막염)이나 발의 부상(발가락의 신근 건염) 등이 자주 일어난다.
- 과도한 충격을 줄이기 위해 충격을 더 잘 흡수하는 신발이 필요하다. 뒤축이 많이 올라간 신발은 이 방식의 달리기를 더 부추길 수 있다. 이 부분은 뒤에서 다시 다룰 것이다.

앞발 착지

- 들어올린 지렛대의 효과로 족저굴근(비장근, 가자미근, 발가락굴근)과 아킬레스건을 과도하게 사용하도록 만든다. 따라서 부상의 위험 또한 높아지는데 특히 중장거리 선수들에게 위험하다.
- 비경제적이다.
- 다른 착지법보다 더 큰 추진력을 필요로 한다. 이 유형은 단거리나 1,600m를 넘지 않는 거리에서만 유리하다. 우수한 주자들 가운데 일부는 이보다 긴 거리의 달리기에서 이 착지를 구사하기도 하지만 그 숫자는 매우 적다. 또한 이들은 아주 어린 나이부터 자신의 기술을 발전시켜온 경우에 해당한다.

발바닥 착지

- 발의 충격 완화 시스템을 잘 활용하지 못하고 좋은 추진의 혜택을 받지 못한다.
- 발이 땅에 너무 오래 머물게 되고 자주 넘어지게 만든다. 하지만 어떤 주자들은 좋은 발의 반응성으로 이 착지법을 이용하기도 한다.
- 발로 땅을 구르면서 충격도 커지고 대부분 소리도 크게 난다.

중간발 착지를 잘하려면 어떻게 해야 할까?

우선 바람직한 중간발 착지는 자연스럽게 이루어져야 한다. 자세가 좋지 않은 경우 비생산적인 힘을 쏟게 되고, 종아리의 강한 연축으로 고통스러울 수 있다는 것을 명심하자. 어떤 주자들은 이것을 좋은 신호로 해석해 종아리가 철근 콘크리트만큼 단단해질 때까지 방치했다가 결국은 의사를 찾게 된다. 이 착지 유형은 숙달되면 뿌듯한 느낌이 들고 놀라운 결과를 가져온다. 하지만 숙달되지 못하면 고통스러운 느낌을 준다.

착지는 보통 세 단계로 이루어진다. 첫 번째로 발의 중간 부분이 다가가면서 땅에 가볍게 닿는다. 두 번째로 발가락이 땅에 닿는다. 끝으로 발뒤꿈치가 부드럽게 내려온다. 어떤 주자들은 이 마지막 단계까지 완성하지 않고 발뒤꿈치가 들린 채로 둔다. 이 테크닉은 몸 전체를 잘 제어할 수 있다면 좋을 수도 있다. 하지만 비효율적이고 부상의 위험마저 높아진다. 따라서 발뒤꿈치로 착지할 것을 권한다.

다음 사항들에 대해 생각해보자.

- 발이 무릎 아래에 있다.
- 비행기가 활주로에 내릴 때처럼 발이 부드럽게 땅에 닿는다.
- 발이 생기 있고 반응성이 좋다.
- 발이 유연한 탄성을 가지고 있다.

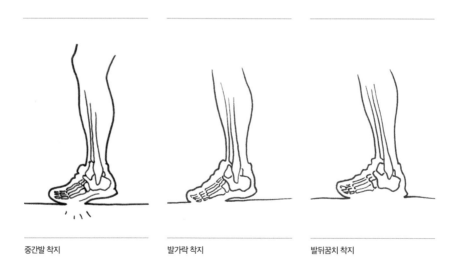

중간발 착지   발가락 착지   발뒤꿈치 착지

뒷발 착지를 잘하려면 어떻게 해야 할까?

발이 무릎 아래 오면 발꿈치는 끝으로 착지할 수 없게 된다. 그보다 아래쪽으로 착지하게 되고 발은 발가락까지 부드럽게 구른 다음 땅에서 떨어지게 된다. 더 정확하게 설명하면 착지는 먼저 발뒤꿈치 아래 바깥쪽에서 시작되어 측면에서 중앙 면을 지나면서 엄지발가락까지 힘을 주게 된다. 다음의 그림을 보라.

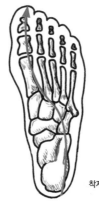

착지의 진행

내전과 외전 : 발의 자연스러운 움직임

또 다른 논란의 주제다. 교정과 균형을 위한 신발들이 생기면서부터 내전과 외전은 무찔러야 할 원수처럼 취급되었다. 사실 이것은 잘 달리기 위한 매우 자연스러운 움직임일 뿐이다.

발의 내전이란 발이 안쪽으로 말리는 움직임이다. 외전은 반대로 밖으로 말리는 것이다. 걷거나 춤을 출 때, 다리를 이용해 땅에서 움직이는 어떤 동작에서든 내전과 외전은 자연스럽게 나타난다.

달리기를 할 때 발은 가벼운 외전으로 착지를 시작해 점차 내전으로 구르며 땅에서 떨어진다. 다시 착지를 하기 전까지 공중에서 스윙하는 단계에도 이 동작이 이루어진다. 이 모든 것은 나선형 동작으로 숫자 8 모양으로 이루어진다(96쪽 '나선형의 몸' 참조).

구체적으로 발의 착지 과정은 다음과 같다.

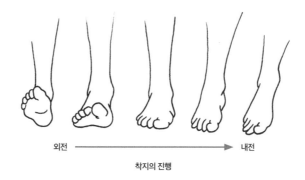

외전 ⟶ 내전

착지의 진행

일부 주자들은 동작을 하면서 과도한 내전을 보인다. 그래서 이들을 과내전을 한다고 말한다. 드물기는 하지만 일부 주자들은 과도한 외전, 즉 과외전을 한다. 그 결과 발이 땅에 잘못 구르면서 장기적으로 부상의 위험을 낳는다. 현대식 기능화 생산자들은 이 문제를 바로잡기 위한 메커니즘을 제품에 도입했다.

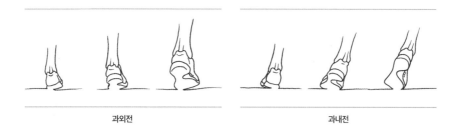

과외전   과내전

좋은 착지를 위해서 다음의 요소들을 기억해두자.

- 발뒤꿈치로 착지한다면 바깥쪽으로 가볍게 땅에 접지해 조금씩 발가락 쪽으로 구르며 엄지발가락에서 끝나도록 한다.
- 중간발로 착지한다면 발은 외반 동작을 해야 하지만 이어서 발뒤꿈치가 착지하면 내반 동작을 해야 한다.
- 앞발로 착지한다면 외반과 내반 사이의 균형을 잘 유지하는 것이 매우 어렵고 위태로울 것이다.
- 신발 바닥의 마모를 볼 때 보통 발뒤꿈치 부분은 바깥쪽이 조금 더 닳고 발가락에서는 안쪽이 조금 더 닳아야 한다.

- 과내전일 경우, 신발 바닥의 안쪽이 더 집중적으로 마모될 것이다.
- 과외전일 경우, 신발 바닥의 바깥쪽이 더 집중적으로 마모될 것이다.

나선형의 몸

우리의 몸은 달릴 때 전체적으로 나선형을 이룬다. 생체역학에서는 쌍엽곡선 혹은 8자형 동작이라고도 한다. 주법을 분석하는 그 어떤 연구소도 달리기 동작의 아름다움과 복합성을 분석해낼 수 있을 만큼 고도의 정밀한 도구를 가지고 있지 않다. 공간 속에서 3차원으로 달리는 주자를 옆에서 관찰하는 것은 그 일면일 뿐이다. 달릴 때 몸통과 골반은 뒤틀리고 팔과 다리는 움직이는 몸의 중심축 주위에 나선형으로 감긴다. 동작은 열렸다가 닫히는 방식으로 나선형을 이루어 달리기의 유동성과 효율성을 높인다. 이러한 움직임과 조화를 이루며 팔다리의 긴 뼈(대퇴골, 경골, 비골, 상완골, 요골, 척골)들도 대부분의 근육과 마찬가지로 나선형을 이루게 된다는 사실을 명심해두자. 사실 우리 몸에서나 그 어떤 자연스러운 동작에서도, 달리기에서도 일직선을 이루는 것은 아무것도 없다. 달리면서 우리 몸의 중심축이 비틀리고 팔다리가 가볍게 나선형을 이루는 것을 느껴보자. 운동에 대한 인식이 또 다른 차원으로 옮겨갈 것이다.

발의 개방성

해부학적 구조상 우리의 발은 바깥으로 자연스럽게 열려 있다. 이러한 발의 자세는 관절의 방향, 뼈의 형태, 회선근 등에 영향을 미칠 수 있다. 등을 대고 누우면 발이 바깥쪽으로 떨궈지는 것이 매우 자연스러운 상태다. 선 자세에서 발을 수평으로 유지하려는 시도는 발레 댄서에게만 필요한 일이다. 달릴 때 발은 보통 중심선에서 15도 각도를 이룬다. 그 정도는 개인에 따라 다양하게 나타난다. 모래 위를 달리는 주자의 발자국을 살펴본다면 거의 이 각도를 확인할 수 있을 것이다.

어떤 주자들은 과도하게 혹은 불충분하게 개방하기도 한다. 때로는 두 발 모두가 그렇게 된다. 아니면 한 발만 너무 개방되고 다른 발은 지나치게 폐쇄되기도 한다. 이는 제자리를 돌거나 근육을 과도하게 긴장시키기에 좋은 방법임을 뜻한다.

발을 너무 개방하는(20도 이상) 주자들은 흔히 몸의 자세도 지나치게 개방된다. 반대로 발을 너무 폐쇄하는(10도 미만) 주자들은 자세도 지나치게 폐쇄되는 경향이 있다. 합리적이지 않은가?

발의 개방 정도가 정상인지 아닌지 알기 위해서는 모래 위에서 달리기, 신발 바닥에 물을 묻히고 마른 아스팔트 위에서 달리기 등을 해볼 수 있고 가장 좋은 방법은 자신의 테크닉을 분석할 수 있는 전문가를 찾아가는 것이다.

신발이 착지점에 미치는 영향
신발의 종류에 따라 발의 착지점이 바뀐다는 사실이 입증되었다. 이 부분은 다음 장에서 자세히 다룰 것이다.

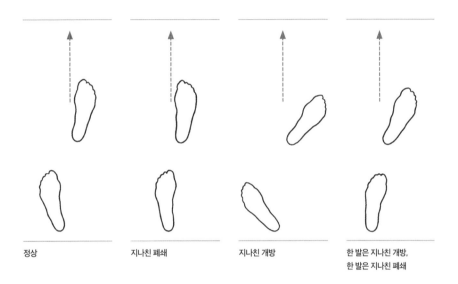

| 정상 | 지나친 폐쇄 | 지나친 개방 | 한 발은 지나친 개방, 한 발은 지나친 폐쇄 |

요약

- 접지는 위에서 아래로 이루어지도록 한다.
- 착지할 때 발은 무릎 아래에 위치해야 한다.
- 중간발로 착지하는 것이 바람직하고 아니라면 뒷발로 착지한다.
- 착지는 연착륙처럼 부드럽게 이루어져야 한다.
- 발은 단계적으로 외전에서 내전으로 지나간다.
- 발은 착지 순간에 15도 각도로 개방된다.

발뒤꿈치형

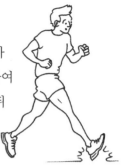

이 주자는 발뒤꿈치로 땅을 두드린다. 매번 힘껏 디디며 속도가
떨어지기 때문에 다시 속도를 높이기 위해 비생산적인 힘을 들여
야 한다. 이러한 충격을 조금이라도 완화하고자 이 주자는 발뒤
꿈치 쿠션이 좋은 신발을 선호한다. 안타깝게도 이들은 타고
난 탄성 에너지를 적절하게 활용할 수 없다.

발가락형

5km 미만의 거리를 달리는 노련한 주자가 아니라면 이 주자는 비효율적이고 장
거리 레이스에 적용할 경우 부상의 위험을 높이는 주법을 구사한다. 어떤 주자들
은 앞발로 착지하고 나머지 부분은 땅에 닿지 않은 채 자연스럽
게 움직이고자 시도하기도 하지만 아주 적은 숫자만이 이 방식
으로도 자연스럽게 달릴 수 있다. 나머지는 미니멀한 신발에 익
숙해지고자 노력한다. 더 이상 발뒤꿈치로 착지하지 않게 되어
도 이 전략을 사용한다. 주의할 것은 아킬레스건염이 모퉁이에서
당신을 기다리고 있다는 점이다.

7단계

역동적인 보속을 가져라

왜 개인마다 보속(케이던스)이 다를까?

달리기의 바람직한 보속에 대한 이론에는 논란이 있다. 요즘에는 일부 코치나 전문가의 경우 분당 180보(ppm)의 속도를 맹목적으로 따른다. 또 다른 이들은 주자마다 각자 자연스러운 속도가 있다고 주장한다. 아프리카에 머무는 동안 나는 속도가 서로 다른 뛰어난 남녀 주자 수백 명의 보속을 측정할 수 있었다. 가벼운 훈련을 할 때 이들의 보속은 어떨까? 이에 대한 답은 많은 사람들을 놀라게 할 것이다. 나는 느린 속도(대부분의 주자들에 비하면 빠른 속도)로 뛰는 뛰어난 선수에게서 180ppm의 보속을 찾아볼 수 없었다. 그보다는 평균 160ppm(155~165ppm)인 경우가 많았다. 그보다 강도가 높은 훈련에서는 보속이 빨라져 평균 180ppm으로 높아졌다.

나는 이상적인 보속이 155~180ppm이라고 생각한다. 이는 비교적 빠른 보속으로, 저단 기어의 자전거 페달을 밟는 것과 비슷하다. 자전거 용어로는 이를 '물레방아 돌리기'라고 한다. 달리기 용어로는 '알맞은 보속으로 달리기'라고 한다. 자전거에서 권장하는 분당 90회전(rpm), 즉 분당 180회 페달 수와 비슷하다는 사실은 흥미롭다.

주자는 많든 적든 타고난 보속이 있는데 이는 시간을 두고 훈련을 통해 단계적으로 바꿀 수 있다. 최적의 달리기를 위해 몇 가지 요소만 예로 들면 몸의 탄성, 도약 능력, 발의 반응성, 충격 완화 시스템의 상태, 테크닉의 특성, 고유수용기의 상태, 다리 길이, 속도, 성별, 호흡 등과 조화를 이루는 보속이어야 한다. 보속은 속도에 따라 증가하고, 여성은 태생적으로 남성보다 좀 더 빠른 보속을 가지고 있다는 사실이 입증되었다. 따라서 어떻게든 180ppm에 도달하고자 애쓰는 것은 비현실적이라고 생각한다. 그렇다고 해서 주법이 개선되는 것이 아니라 보폭을 짧게 만드는 결과를 초래할 수 있다. 또 이렇게 인위적인 보속은 각자의 특성에 맞지 않을 우려가 있다. 모든 사이클 선수들이 똑같이 90rpm으로 페달을 밟는 것이 아닌 것처럼 모든 주자들이 똑같이 180ppm으로 달릴 필요는 없다. 따라서 최적의 보속을 찾을 때까지 단계적으로 속도를 높여가는 것이 좋다. 그래야 우리 몸이 타고난 탄성 메커니즘을 최대한 활용할 수 있게 되고, 힘 또한 적절한 방식으로 땅에 전달될 것이다.

보속은 어떻게 높일까?

- 보폭을 더 작게 하라.
- 속도를 높이되 자신에게 귀를 기울이며 단계적으로 하라.
- 주법을 개선하면 보속은 자연스럽게 빨라진다.
- 수직 이동을 줄여라(뒤에서 더 다룰 것이다).
- 자신의 보속을 알 수 있는 주파수 측정기를 마련하라.
- 애플리케이션을 사용하면 보속에 정확히 맞는 템포의 음악을 찾을 수 있다.
- 규칙적인 리듬의 보속을 따르는 경우, 발을 두드려 박자를 맞추는 대신 땅에서 발을 떼는 것을 생각하자.

때로는 음악 없이 달려라

연구에 따르면 음악을 듣는 것이 기록과 동기부여에 긍정적인 영향을 줄 수 있다. 많은 주자들이 항상 이어폰을 끼고 있다는 사실은 전혀 놀라운 일이 아니다. 음악은 또한 역동적이고 지속적인 보속을 유지하는 데도 도움이 된다. 하지만 자신의 호흡과 보폭의 리듬이 맞지 않으면 때로는 음악 없이 달리는 습관을 다시 가져볼 것을 권한다. 이는 몸에 대한 감각을 좋아지게 하고, 리듬에 대한 내재된 감각을 되찾는 좋은 방법이다. 자신에게 맞는 보속은 스스로 찾아야 하고 그것을 유지하도록 해야 한다. 자신의 호흡에 익숙해지고 이를 통해 신체 내부의 신호도 더 잘 들을 수 있게 된다. 반은 음악과 함께, 반은 음악 없이 달리는 것도 흥미로운 방법이 될 것이다. 자신에게 이상적인 비율을 찾아보고 때로는 자신의 주법에서 벗어나 보자.

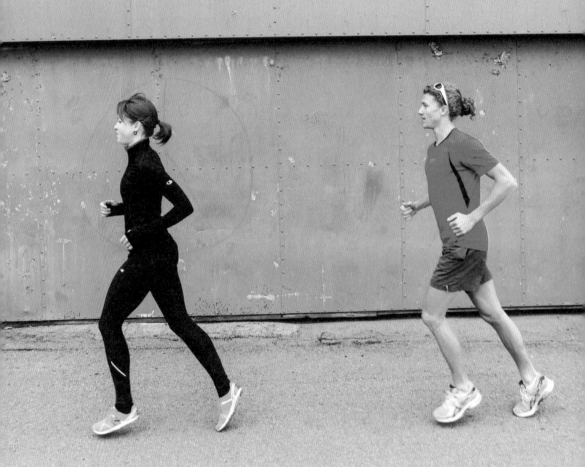

8단계

수직 이동을 제한하라

가능하면 수평 이동을 해야 하는 이유는 무엇일까?

연구에 따르면 수직 이동이 크지 않은 주자들이 더 효율적이고 기록도 좋으며 바닥에 닿을 때 충격도 덜 받는다는 사실이 확인되었다. 달리기는 A지점에서 B지점으로의 이동을 뜻하는 활동으로 어느 정도 평평한 표면 위에서 이루어진다.

어떤 주자들은 공중에서 꽤 긴 거리를 주파한다. (57분 동안 분당 140보의 보속으로) 10km 달리기에 참가한 주자를 예로 들어보자. 이 주자가 약 10cm로 너무 높은 수직 이동을 한다고 하자. 그러면 10km를 마칠 때에는 위로 800m, 아래로 800m를 이동한 것과 마찬가지다. 4시간 57분으로 끝낸 마라톤이라면 올라가면서 5km, 내려오면서 5km를 움직이며 달린 것이다. 따라서 수평으로는 마라톤을 하면서 수직으로 10km를 더 달린 셈이다. 안타깝게도 수직으로 달린 것은 기록에 포함되지 않는다.

충격 흡수와 추진은 항상 어느 정도의 수직 운동을 수반한다. 하지만 지나치면 해가 되고 달리기의 효율성도 떨어진다. 적당한 수직 이동은 5cm 정도다. 보통의 주자라면 주법을 통해 이 부분을 개선시킬 수 있다.

수직 이동은 어떻게 제한할까?

몇 가지 방법은 다음과 같다.

- 자기 키 높이의 벽을 따라 달리고 있고, 벽 너머의 누구에게도 자신의 정수리가 솟아오르는 것을 보이고 싶지 않다고 상상해보라.
- 터널 안에서 달리고 있고, 머리 위로 5cm 공간밖에 없다고 생각해보라.
- 착지를 교정해 발뒤꿈치로 착지하지 않도록 하라.
- 크게 달려라.
- 코어를 부지런히 움직여라.

캥거루형

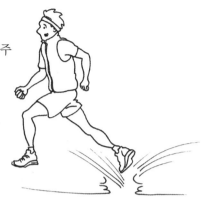

놀라운 효율성의 아킬레스건을 가진 캥거루처럼 이 주자는 오르고 또 뛰어오른다. 엄청난 도약력을 가지고 있지만 앞으로는 효과적으로 이동하지 못한다. 이 과도한 수직 이동은 효율성을 떨어뜨리고 많은 에너지를 소모하게 만든다. 또한 발을 디딜 때마다 더 큰 충격을 받게 함으로써 장기적으로 아킬레스건, 발, 다리 등에 긴장을 유발한다.

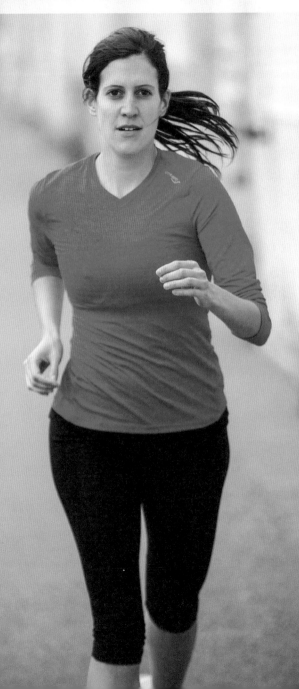

9단계

연결 부위를 분리하라

우리 몸에는 두 개의 주요 연결 부위가 있는데 골반대(하지대)와 견대(상지대)다. 골반대는 골반에 연결된다. 그 뼈가 골반을 완전히 둘러싸고 있어 붙여진 이름이다. 둔부에 있는 두 개의 뼈(장골)는 모두 앞에서는 치골 관절(치골결합)에 이어지고 뒤에서는 선골과 함께 천장 관절을 이룬다. 견대는 두 어깨와 어깨뼈(견갑골)로 이루어지는 고리로 앞은 쇄골, 흉골과 연결되고 뒤는 갈비뼈, 척추와 이어진다.

　이 두 개의 연결 부위는 걷기, 달리기 등 다양한 활동을 할 때 반대로 움직인다. 이동 중에 나타나는 이 움직임은 몇 가지 예외(곰, 기린, 낙타)를 빼고는 대부분의 네발동물에서 나타난다.

왜 적절한 분리가 필요할까?

달리기를 할 때 적절한 분리는 주자가 에너지를 축적하고 반대로 돌아올 때 추진에 유용한 에너지로 방출할 수 있게 해준다. 이를 확인하기 위해 다음의 실험을 제안한다. (가능하면 두꺼운) 고무밴드 양쪽 끝을 잡고 서로 반대 방향으로 비튼다. 이렇게 꼬인 상태에서 고무줄을 놓는다. 꼬인 상태에서 축적된 에너지는 외력의 도움 없이 고무줄을 제자리 혹은 그보다 더 멀리 돌려보내는 에너지로 바뀔 것이다. 우리의 조직도 탄성의 특징을 가지고 있어 우리가 연결 부위를 분리할 때 같은 현상이 일어난다. 따라서 걷거나 달리는 사람과 마찬가지로 공을 칠 준비를 하는 테니스 선수에게 유리하다. 이러한 분리는 더 길고 효과적인 보폭을 가능하게 해주므로 기록에도 큰 영향을 미친다.

　어떤 주법에서는 견대나 골반대를 움직이지 말라고 권한다. 미국에서 특히 유행하는 한 주법은 흉곽을 움직이지 말고 유두가 항상 앞쪽으로 향하도록 권장한다. 내 생각에 이 주법은 달리기의 자연스러운 생체역학과 정반대라고 여겨진다. 지나치게 분리되면 탄성은 그 강도와 효과를 잃어버린다. 튼튼한 코어의 단련과 함께 적절한 분리가 이루어지는 것이 목표다.

연결 부위의 분리는 어떻게 잘할 수 있을까?

주자들은 연결 부위를 정확하게 분리하는 데 어려움을 느낄 때가 많다. 대개는 주로 척추와 골반의 가동성이 부족한 것이 그 원인이다. 너무 과도한 분리의 경우는 거의 드물다. 달리기가 끝나갈 무렵 극심한 피로를 느낄 때 특히 이를 확인할 수 있다. 이러한 오류는 코어를 활성화함으로써 쉽게 교정할 수 있다. 도움을 주자면 다음과 같다.

- 골반과 척추의 가동성을 높이는 운동을 하라. 등 비틀기 운동이 가장 적합하다(232쪽 참조).
- 동작을 크게 하려 애쓰지 말고 흉곽이 자연스럽게 돌아가게 하라. 골반은 저절로 따라갈 것이다.

로봇형

복잡한 인간의 움직임을 특징짓는 유동성 면에서 이 주자가 지나가는 것을 본다면 관절이 덜 발달된 로봇이 위성에서 움직이는 것처럼 느껴질 것이다. 3차원에서 나선형의 움직임으로 조화롭게 이루어지는 일반적인 이동과 달리 로봇은 2차원으로 이동하며, 몸은 힘이 들어가 뻣뻣하기 그지없다. 보통 팔은 거의 쭉 펴고 움직이지 않는 블록 같은 몸통 옆으로 흔들린다. 로봇형의 주자는 부상에 시달릴 때가 많지만 진짜 로봇들과는 달리 자신의 팔다리 어느 하나도 바꿔 달 수가 없다.

사족 보행을 할 줄 아는가?

이론상 모든 사람은 네 발로 걸을 줄 안다. 하지만 실제로는 그렇지 않다. 매년 생체역학을 가르칠 때 학생들에게 한 가지 경험을 해보게 하는데 대다수가 놀라워한다. 그것은 바로 네 발로 자연스럽게 걸어보라고 주문하는 것이다. 걷는 방식(대측, 교차적)은 한쪽 팔과 반대쪽 다리가 동시에 앞으로 나가고 이어 반대쪽 팔과 다리가 교대로 나가야 한다. 덜 진화된 방식(동측, 같은 쪽)은 같은 쪽 팔다리가 나가는 것이다. 그 모습은 마치 북극곰이 걷는 것과 같다. 보통 생후 9~11개월 사이에 나타나는 네 발 걷기 단계를 제대로 익히지 못했음을 보여준다.

그런데 어떤 사람들은 평생 네 발로 걸어본 적이 없다. 매년 내가 가르치는 학생들 가운데 5~10%는 북극곰처럼 혹은 무엇이라 표현할 수 없는 모양새로 걷는다. 달리기에 대입한다면 이러한 특이점은 주요 연결 부위의 분리를 약화시키거나 분리되지 못하게 한다. 따라서 척추는 쉽게 경직되고 주법도 늘 영향을 받게 된다.

자신이 이 경우에 해당한다면 생후 10개월로 돌아가 네 발 걷기를 연습해보길 권한다. 처음에는 어렵겠지만 어느 정도 시간이 지나면 할 수 있게 된다. 자신의 몸과 뇌를 다시 훈련시키기만 하면 되는 것이다. 워밍업 단계에 이 운동을 포함시키는 것도 좋다. 친구들도 참여시켜보자. 물론 그들이 좀 놀랄 수도 있겠지만.

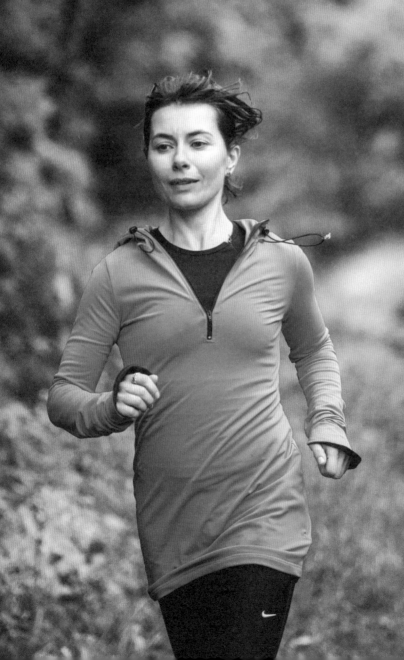

10단계

최적의 방식으로 호흡하라

일반적으로 호흡은 양적 용어를 사용해 정의한다. 주자들은 소위 2:2(두 걸음마다 한 번 호흡), 3:3(세 걸음마다 한 번 호흡), 4:4(네 걸음마다 한 번 호흡) 호흡을 한다. 주자들은 보통 낮은 강도로는 3:3이나 4:4 호흡을 하고, 더 힘을 쏟아야 할 때는 2:2 호흡으로 넘어간다. 그런데 호흡의 질적 측면에 대해서는 별로 이야기하지 않는다. 하지만 이 부분이 훨씬 더 중요하다. 최적의 방식으로 호흡하는 주자들이 드물기 때문이다. 대부분의 주자들이 호흡에 문제가 있다.

호흡의 질	유형
고도 결핍	아틀라스형, 등이 굽은 형, 축 처진 형, 내향형, 불룩한 상체형
결핍	로봇형, 앉은 자세형, 비행기형, 견장형, 카우보이형, 머리를 내민 형

왜 숨을 잘 쉬어야 할까?

중요한 것은 역시 에너지 절약이다. 일부 연구에 의하면 달릴 때 쓰는 에너지의 약 20%가 호흡근의 작용과 관련이 있다는 사실이 드러났다. 20%다! 호흡법을 조금이라도 교정하면 달리기는 훨씬 더 쉬워질 것이다. 게다가 호흡에 어려움이 있으면 신경계에도 영향을 주어 피로감도 더 느낄 수 있다. 따라서 호흡을 잘하면 피로감이 나타나는 것을 늦출 수 있다.

호흡의 메커니즘

좋은 호흡법은 주로 횡격막근과 관련이 있다. 휴식을 할 때 이 근육은 혼자 완전한 호흡이 가능하도록 해준다. 힘이 들어갈수록 몸은 더 많은 산소가 필요하고, 횡격막은 다른 근육들의 도움이 필요해진다. 이러한 근육들은 보조적이라고 할 수 있다. 그런데 대부분의 주자들이 횡격막은 거의 쓰지 않고 너무 많은 보조 근육들을 사용한다. 최대의 힘을 낼 때는 이 근육을 쓰는 것이 정상이지만 저강도에서 중강도 정도의 달리기에서는 횡격막이 모든 역할을 해야 한다.

횡격막이 수축할 때

- 복부의 부피가 커진다. 이는 복부와 흉곽 사이의 압력 변화에 의해 이루어진다. 물론 배로 들어가는 공기는 없다.
- 흉곽의 부피가 커진다.

이와 같이 3차원으로 흉곽의 부피가 증가하면 공간을 만들어서 공기가 폐로 들어갈 수 있게 해준다. 숨을 내쉴 때는 흉곽이 이완되고 공기가 폐에서 빠져나온다. 힘이 많이 들수록 공기 배출을 위해 복부가 더 많이 사용된다.

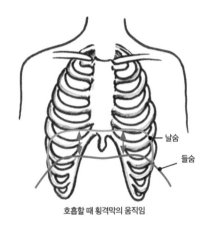

날숨

들숨

호흡할 때 횡격막의 움직임

달릴 때 호흡의 문제

- 잘못된 달리기 자세는 흉곽의 부피가 3차원으로 커지는 것을 방해해 정상적인 횡격막의 움직임을 막는다.
- 흉곽과 척추의 운동성이 부족하면 횡격막의 수축을 방해하고 흉곽의 확장을 제한한다.
- 보조근을 너무 많이 사용하면 호흡이 비경제적이고 비효율적이다.
- 지나친 스트레스는 횡격막의 수축과 자유로운 움직임에 영향을 줄 수 있다.
- 입으로 호흡을 너무 많이 하면 과호흡으로 이어질 수 있다.

숨을 잘 쉬려면 어떻게 해야 할까?

- 기본은 역시 균형 잡힌 자세를 취하는 것이다.
- 가능하면 코로 숨을 들이쉬고 내쉬자. 저강도 혹은 중강도로 달리면 가능한 일이다. 턱의 이완이 좋아지고 호흡도 더 경제적이며 편안해지는 것을 느낄 수 있을 것이다.
- 숨을 들이쉴 때 배를 가볍게 부풀게 하고, 흉곽도 3차원(앞, 등, 옆구리)으로 부풀게 하라.
- 숨을 내쉴 때 편안하게 공기를 배출하라. 입술과 볼은 힘을 뺀 상태를 유지하라.
- 폐가 실제로 위치한 앞쪽 가슴이 아니라 등 쪽에 있다고 상상하라.
- 고강도 달리기를 할 때도 숨을 편안하게 천천히 쉬도록 하자. 지나치게 호흡하지 않도록 하라.
- 호흡을 위한 운동(266~271쪽 참조)과 흉곽 및 척추의 가동성을 향상시키기 위한 운동(226~235쪽 참조)을 하라.

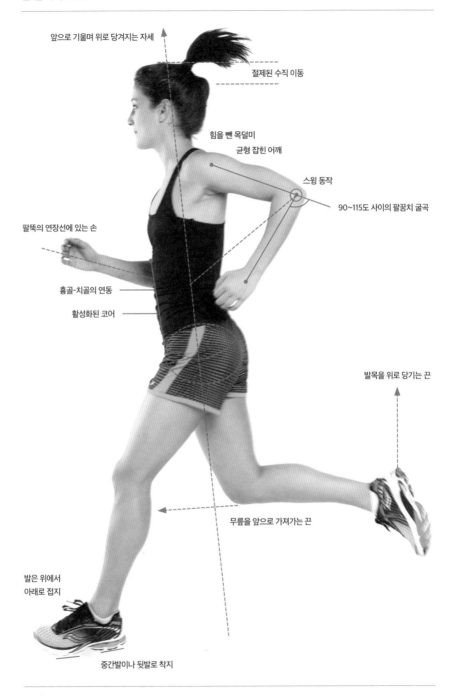

앞으로 기울며 위로 당겨지는 자세

절제된 수직 이동

힘을 뺀 목덜미

균형 잡힌 어깨

스윙 동작

90~115도 사이의 팔꿈치 굴곡

팔뚝의 연장선에 있는 손

흉골-치골의 연동

활성화된 코어

발목을 위로 당기는 끈

무릎을 앞으로 가져가는 끈

발은 위에서
아래로 접지

중간발이나 뒷발로 착지

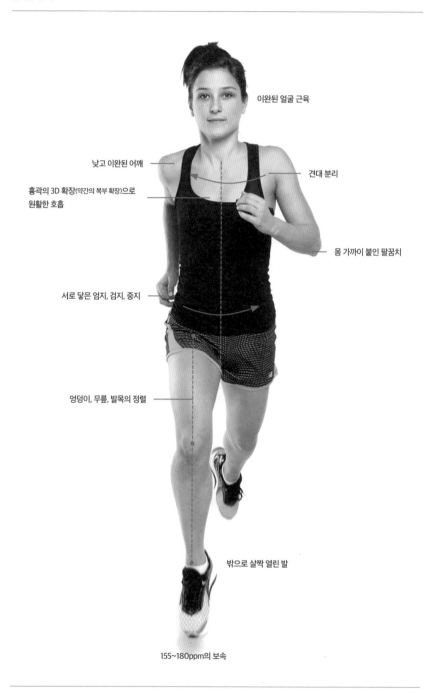

이완된 얼굴 근육

낮고 이완된 어깨

견대 분리

흉곽의 3D 확장(약간의 복부 확장)으로
원활한 호흡

몸 가까이 붙인 팔꿈치

서로 닿은 엄지, 검지, 중지

엉덩이, 무릎, 발목의 정렬

밖으로 살짝 열린 발

155~180ppm의 보속

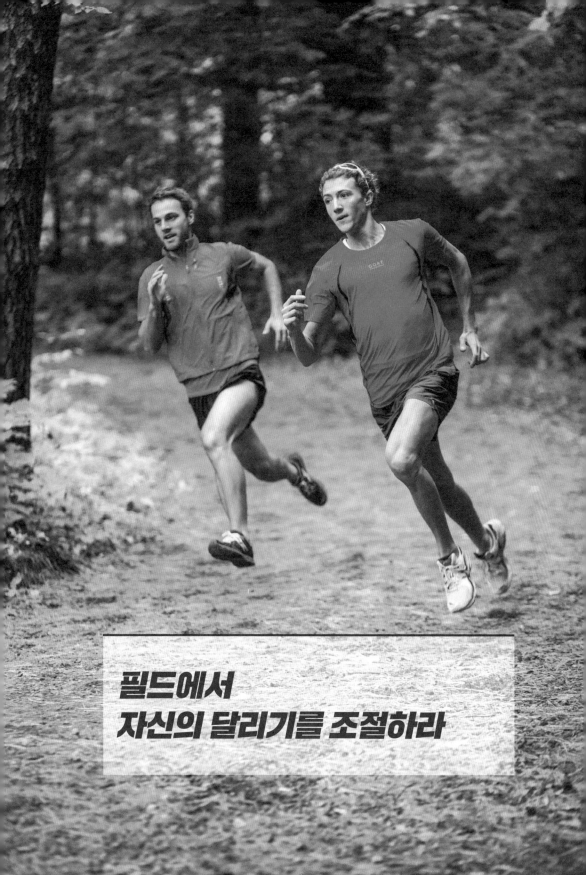

필드에서
자신의 달리기를 조절하라

고급 수준

이제 평평한 곳에서 일정한 속도로 달리는 법은 알게 되었으니 어느 정도의 정확성을 갖추면 고른 평지에서 나와 다음 레벨로 넘어가고 싶을 때 유용한 몇 가지 팁을 알아보자.

산양처럼 올라가라

언덕을 달리는 것을 좋아하는가? 개인적으로 나는 무척 좋아한다. 로스앤젤레스에서 연수를 하던 기간 중에 파고 스트리트의 험난한 비탈길을 달리는 것을 빼먹지 않았다. 32%의 경사는 행복 그 자체였다. 평균 12% 경사의 12km 언덕길이 포함된 마운트 워싱턴로드 레이스에 지금까지 아홉 번 참가했는데 달리면서 다양한 기술을 실험해볼 수 있어 더욱 좋았다. 평지에서의 주법, 종아리와 아킬레스건의 유연성, 달리기 코스의 길이, 언덕의 경사에 따라 다양한 기술이 가능하다. 어떤 주자는 너무 수동적으로 경사면에 시간을 많이 뺏긴다. 최선의 방법은 보수적이면서도 역동적인 태도를 취하는 것이다. 과체중일 경우 언덕의 경사가 커질수록 기록에 큰 영향을 준다는 사실을 명심하자. 또 자전거를 탈 때와는 달리 내려갈 때 속도가 더 빨라지지 않는다.

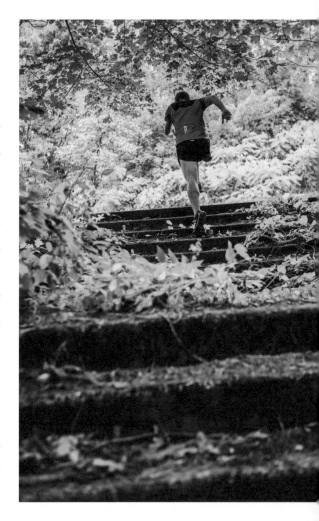

도움이 될 만한 몇 가지 정보는 다음과 같다.

- 경사도에 따라 코어의 활동성을 높여라. 정점으로 갈수록 몸의 중심을 부지런히 움직여야 한다.
- 활기차게 팔을 스윙하라.
- 평평한 곳에서보다 더 앞쪽에 착지하라. 긴 경사면에서는 발뒤꿈치로 착지할 수 있다. 짧은 경사면에서는 발뒤꿈치를 착지하지 않고도 힘차게 오를 수 있다.
- 앞으로 기울인 자세를 유지하라.
- 정수리 꼭대기에서 줄이 더 세게 위로 끌어당긴다고 상상하라.

무념무상의 즐거움

일단 더 잘 달리기 위한 10단계를 익혔다면 달리기 기술에 대해 계속 생각할 필요는 없다. 달리기는 자연스러운 활동이며, 당신의 정신과 신체 모두를 위해 테크닉에 골몰하지 않고 훈련 시간을 보내는 것이 중요하다. 달리는 즐거움이란 늘 철저히 분석하려 애쓰기보다 몸과 마음을 현재의 순간에 맡길 때 찾아온다.

어떤 학습 과정에서든 잠시 휴식을 취하고 무의식이 계속 일하도록 두는 것이 좋다. 처음에는 각 단계를 익히기 위해 집중해야 한다. 몇 주가 지나면 더 이상 테크닉에 대해서는 생각하지 말고 정신이 향하는 대로 두자. 일단 기술에 익숙해지면 달리기를 하면서도 성과를 유지하거나 향상시키기 위해서 몇 분이면 충분하다.

민첩하게 내려가라

리프트를 타고 편안하게 다시 내려가기 위해 산을 뛰어서 올라간 것이 아니라면 당신은 올라간 만큼 내려와야 한다. 내려오는 것은 특히 근육에 많은 힘이 들어가는데 편심이라고 하는 수축을 유발하기 때문이다. 대퇴사두근은 길게 펴짐과 동시에 수축하는데 이는 더 많은 미세손상을 일으키고 지독한 근육통의 원인이 될 수 있다. 내려가는 달리기는 훈련이 필요하다. 매우 점진적으로 진행해야 한다. 훈련 프로그램에 언덕길 달리기가 포함되어 있다면 처음에는 넓적다리가 이러한 근육 움직임에 익숙해지도록 걸어 내려오는 것도 좋은 방법이다. 일부 코치들은 심지어 뒤로 걸어서 내려오도록 권하는데 흥미롭기는 하지만 조금 위험한 방법이다. 몇 가지 도움이 될 만한 방법은 다음과 같다.

- (다시 한 번) 코어의 운동성을 높여라.
- 치골-흉골의 좋은 연동 상태를 유지하고, 골반이 다소 후경이 되더라도 전경은 되지 않도록 하라. 예외적으로 짧은 내리막에서는 속도를 내기 위해 모든 것을 그대로 두어도 좋다. 하지만 관절에는 무리가 가는 일이다.
- 몸이 앞으로 나오지 않고 똑바로 서야 한다.
- 착지는 조금 더 발 뒤쪽에서 이루어진다(중간발 혹은 뒷발).

중력을 이용해 커브에 접근하라

사실 도로 경주에는 커브가 거의 없다. 내가 크로스컨트리를 좋아하는 이유 중 하나도 바로 그것이다. 동물의 반사작용을 발견하고 복잡한 기계와 같은 우리 몸을 운전하는 일은 환상적이다. 커브 길은 직선 코스의 단조로움을 깨뜨릴 뿐 아니라 안정화 근육과 고유수용기를 훈련하는 데 탁월한 방법이다. 하지만 커브 길을 달리기 위해서는 훈련이 필요하다. 몇 가지 조언은 다음과 같다.

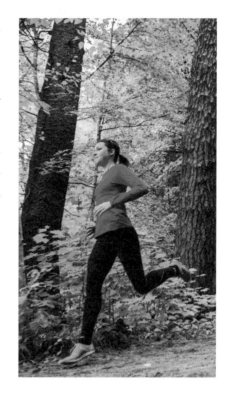

- 회전 경기를 하는 스키 선수처럼 무게중심을 옮기고 속도를 높이며 몸을 커브 방향으로 기울여라.

- 몸이 기울더라도 길게 편 자세는 유지하라.
- 팔을 이용해 균형을 잡아라.
- 발이 활기 있고 민첩하게 반응하는 것처럼 시각화하라.

힘차게 스윙하라

다리가 더 이상 앞으로 나가려 하지 않을 때 코치로부터 팔을 흔들라는 말을 들었던 사람들이 많이 있을 것이다. 물론 효과가 있다. 만일 팔을 더 세게 움직이면 다리는 따라올 것이다. 팔을 분당 180회 흔들고 다리는 130회만 움직이는 주자를 본 적이 있는가? 그것은 팔과 다리를 일치시키지 않으려고 온 신경을 집중해 노력하지 않는 이상 불가능한 일이다. 일반적으로 팔과 다리는 항상 동기화되고 조화를 이룬다.

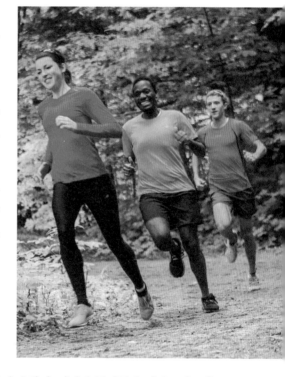

　　일단 스윙의 원리를 익히고 나면 속도를 높이거나 동작을 더 크게 하기 위해 근육을 더 많이 사용할 수도 있다. 이는 특히 언덕에서 스피드 훈련을 할 때, 레이스가 끝나갈 때나 피곤할 때 유용하다. 단거리 주자들은 팔을 쓰는 데 매우 뛰어나다. 그 이유는 빠르게 속도를 올려야 하고 달리는 내내 고강도를 유지해야 하기 때문이다.

　　스윙을 할 때 뒤로 가는 동작에 집중하라. 한쪽 팔꿈치를 뒤로 당긴 후 반대쪽 팔꿈치를 뒤로 당기는 동안에 다시 앞으로 돌아오게 하라. 큰 장점이 있는 이 방식은 엉덩이(특히 대둔근)의 신근을 동시에 작용하게 해 다리를 뒤로 가져옴으로써 더 나은 추진이 가능하게 만든다.

다리를 힘차게 움직여라

마지막 스퍼트를 할 때나 가속을 할 때처럼 더욱 역동적으로 달리기 위해 다음의 추가적인 팁을 활용할 수 있다.

- 불붙은 석탄 위를 달린다고 상상하라.
- 발가락을 세워 고양이처럼 땅을 긁어라. 자동차 용어로 하면 이것은 터보를 가동하는 것이다. 다만 이 방법은 (터보엔진처럼) 경제성이 떨어지므로 아껴서 사용해야 한다.
- 킥보드를 타고 앞으로 나가듯이 발바닥을 뒤로 민다고 상상하라. 그러면 엉덩이의 굴근(특히 장요근)들이 고무줄처럼 늘어날 것이다. 그리고 다리를 다시 앞으로 보내기 위해 (고무줄처럼) 쉽게 줄어들 것이다.

이와 같이 역동적인 모드는 고도의 기술을 갖춘 경험 많은 주자들에게 권한다.

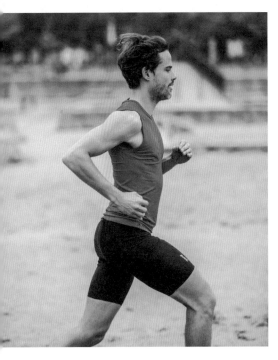
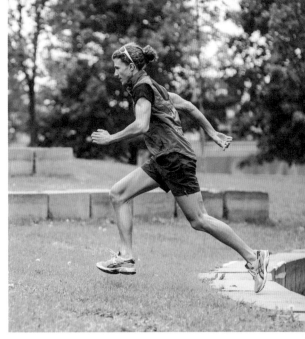

미끄러지듯 움직여라

어떤 주자는 두 발이 모두 떨어지는데 여기에서 말하려는 것은 넘어지는 것이 아니다. 한쪽 다리에 몸을 실었다가 다른 쪽 다리로 디디며 일어나는 것을 이야기하는 것이다. 가끔 이 문제는 미묘해서 그 차이를 가려내려면 매서운 눈이 필요하지만 아주 드문 일은 아니다. 매번 시한폭탄과 같다. 몸은 아픈 부위나 잘 움직이지 않는 부분을 보호하려는 경향이 있다. 그래서 달리기를 할 때 더 큰 힘을 주면서 건강한 다리

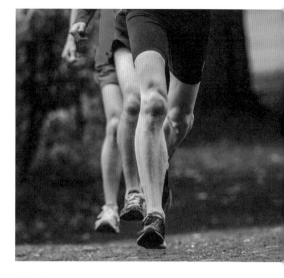

로 떨어지고 아픈 다리로 바꾸면서 몸을 다시 세운다. 주자에게는 일종의 파행이다. 가끔 이 문제는 몸의 좌우 불균형에서 비롯되기도 한다.

글자 그대로 한 발씩 떨어지는 주자들도 볼 수 있다. 하지만 실상 이런 주자들은 찾아보기 힘들다. 왜냐하면 달리기를 그만두고 치료를 받고 있는 경우가 많기 때문이다. 이러한 주자는 아무리 충격을 흡수하는 신발을 신어도 부상에서 벗어날 수 없다. 하지만 어떤 사람들(아틀라스형 주자)은 고통을 참아내며 물리 법칙을 무시하고자 노력한다.

넘어지는 대신 활기차고 여유 있게 미끄러지듯 달려보자. 에너지를 훨씬 더 아낄 수 있다는 것을 곧 알게 될 것이다. 그렇게 되기 위한 몇 가지 방법은 다음과 같다.

- 척추를 펴고 달려라.
- 코어를 활성화하라.
- 발을 땅에 부드럽게 놓으며 조용하게 달려라.
- 타고난 탄성 시스템과 충격 완화 시스템을 활용하라.
- 몸 전체가 가볍다고 상상하라.

4

현대식 기능화,
미니멀 슈즈,
혹은 맨발?

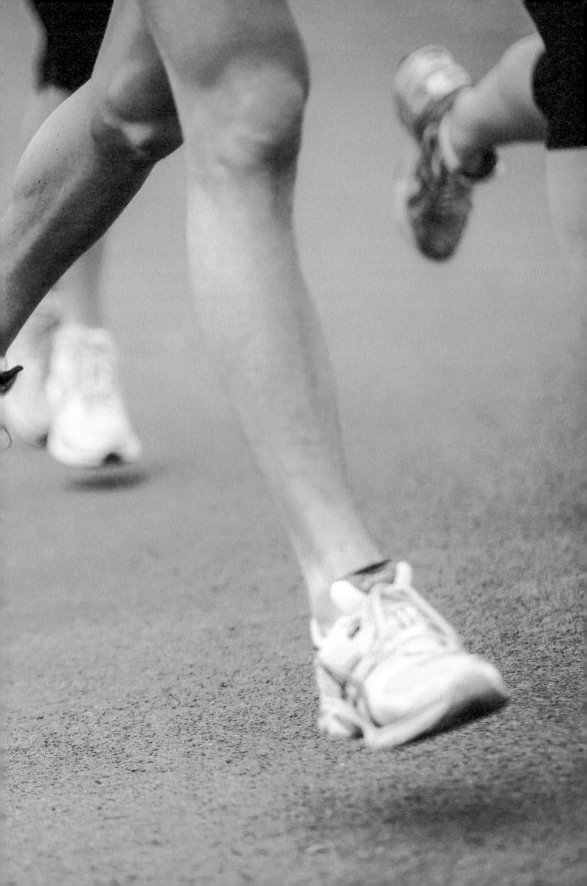

발에 맞는 신발 찾기

2010년 초반부터 미니멀 슈즈의 인기가 높아지면서 우리는 러닝화 세계의 중대한 변화를 목격하고 있다. 달리기 잡지에서 더 이상 구름 위를 달리게 해줄 것 같은 신발의 장점을 자랑하는 광고는 찾아볼 수 없다. 이제 대부분의 제조사들은 맨발 달리기의 즐거움을 되찾아주겠다고 약속한다. 발의 움직임을 통제하고 인위적인 충격 완화를 하는 대신 자유롭고 자연스러운 달리기로 바뀐 것이다. 미니멀 슈즈가 우세한 최근의 시장 변화는 소비자와 신발 판매상, 코치, 전문가들로 하여금 많은 의문을 가지게 한다. 어떤 사람은 선조들처럼 맨발로 달리는 것이 제일 좋은 방법이라고 주장한다. 물론 한계는 있지만 맨발의 주자(베어풋 주자)들이 인터넷에서 활발한 활동을 벌이고 있다. (맨발 달리기의 대표적 주자인 베어풋 테드를 따라) 자신의 이름 앞에 '베어풋'을 붙이는 사람도 있고 맨발 달리기의 장점을 알리는 블로그도 많이 운영되고 있다. 이 장에서는 신발에 대한 의문들을 다양한 각도로 접근해 풀어보고자 한다.

계통발생과 개체발생

계통발생은 종의 진화다. 앞에서 살펴보았듯이 달리기는 진화의 일부이자 그 자체가 진화에 기여한 것으로 보인다. 해부학과 유전학은 주자로서의 인류에 대한 확실한 증거들을 가지고 있다. 맨발이나 미니멀 슈즈를 옹호하는 사람들은 인류의 과거를 돌아볼 때 우리에게는 엄청난 현대식 기능화가 없어도 이미 가장 자연스러운 방식으로 달리는 데 필요한 모든 것이 갖추어져 있다고 주장한다. 어떤 이들은 현대식 기능화가 오히려 만병의 근원이라고도 한다.

  개체발생은 개인이 태어나서 죽을 때까지 평생에 걸쳐 일어나는 변화다. 오늘날 우리 사회에서도 어린 시절만큼은 달리기가 발달의 일부다. 어떤 사람은 청소년기부터 달리기를 별로 하지 않게 되어 평생 이어진다. 어린 시절의 달리기는 보통 즉흥적인 놀이거나 구조화된 놀이다. 그 후에는 성인이 하는 스포츠(축구, 농구, 육상)의 일부거나 독립된 하나의 스포츠로 행해진다. 문제가 복잡해지는 것은 이 모든 형태의 달리기를 (어린 시절을 제외하고는) 항상 현대식 기능화를 신고 한다는 데 있다. 달리기를 많이 한 사람도 (일부 민족을 제외하면) 대부분의 시간에 현대식 기능화를 신고 달렸고 몸도 그에 따라 적응되었다. 달리기를 별로 하지 않은 사람도 마찬가지로 몸이 적응했다. 결과적으로 달리기를 했든 하지 않았든 서구인의 몸은 미니멀 슈즈로 달리는 데 적합하지 않게 되었고, 맨발로 달리는 것은 더더욱 맞지 않게 된 것이다.

그렇다면 계통발생학을 따라 맨발로 달리기 시작해야 할까? 아니면 개체발생학을 따라 계속 해왔던 대로 달려야 할까?

그 답은 개체발생학 역시 계통발생학만큼 중요하다는 것이다. 따라서 두 가지 모두 고려해야 한다. 나이가 많을수록 '주자로서의 과거'로 회귀하는 일은 천천히 접근해야 한다. 반면 젊을수록 미니멀 슈즈로 달리거나 바닥이 안전하다면 맨발로 달려볼 것을 권한다. 따라서 모든 사람이 현대식 기능화 없이 달리도록 만들어졌다는 주장은 과장이라고 본다. 몸은 적응할 시간이 필요하다.

모든 것이 발에서 시작되는 것은 아니다(특히 신발 때문만은 아니다)

기존의 시각으로는 모든 것이 발에서 시작되고 신체 구조도 발에 기초를 두고 있다고 생각했다. 많은 코치, 주자, 교정 전문가들이 여전히 이 견해를 받아들이고 있다. 이들은 오로지 발이나 신발을 조절해 온몸의 균형을 찾으려 한다. 새로운 시각은 특히 자세학의 발달에 기초해 몸을 하나의 그룹으로 생각한다. 몸의 각 부분이 서로 연결되어 한 팀으로 작용하는 것이다. 따라서 자세와 동작을 조정할 때도 선수들로 이루어진 한 팀이 연관되어 있으며 팀의 주장은 발이 아니다. 오히려 고유수용기라고 하는 몇몇 스타플레이어가 있는데 이것이 자세와 동작의 변화를 몸에 알려주는 역할을 한다. 가장 중요한 고유수용기는 눈, 발, 척추, 턱,

속귀다. 나머지는 관절, 근육, 힘줄, 그리고 장기에도 있다. 발이 중요한 선수이기는 하지만 팀의 다른 멤버들 없이는 아무 소용이 없다. 발과 신발에 대한 관심은 계속되어야겠지만 따로 떼어놓을 것이 아니라 전체적인 맥락에서 몸 전체와 함께 고려해야 한다고 생각한다.

유익한 또는 덜 유익한 논쟁

현대식 기능화를 신봉하는 사람들과 미니멀 슈즈 지지자들 사이의 논쟁은 여러 유익한 점이 있다. 우선 신발 제조사들이 새로운 요구를 반영해 훨씬 다양한 제품들을 선보였다. 이렇게 확대된 다양성은 주자에게 유리하게 작용한다. 또 이 논쟁을 통해 인간은 신발이 생기기 전부터 달렸고 모든 기능(흡수, 균형, 추진)을 갖춘 신발에 의존하지 않아도 된다는 사실을 증명하면서 달리기에 있어 몸의 중요성을 상기시켰다. 그러자 많은 주자들이 달리기 기술에 관심을 가지게 되었다.

그런데 몸의 자연스러운 메커니즘을 중요하게 여기게 되면서 사람들은 또 한 번 신발에 주목하게 되었다. 새로운 주인공은 미니멀 슈즈다. 러닝 잡지들 가운데 미니멀 슈즈에 대해 다루지 않은 곳이 없다. 거기에서 더 잘 달리는 데 도움을 줄 만한 기사를 찾아보자. 만일 찾더라도 '등을 곧게 펴고 팔꿈치는 90도를 유지하며 달려라' 혹은 '하고 싶은 대로 달려라, 우리는 모두 달리는 법을 알고 있다!'처럼 똑같은 이야기를 보게 될 것이다.

아프리카에는 없는 논쟁

나는 칼렌진족의 마을을 여행하는 동안 그들이 신은 신발을 보며 이 주제에 관한 질문을 하게 되었다. 수백 명의 주자 가운데 단 한 명만이 미니멀 슈즈를 신고 있었다. 하지만 그는 이 신발이 그렇게 평가받고 있다는 사실조차 모르고 있었다. 그저 편하고 멋있다고 생각해서 신은 것이다. 주자와 코치들에게 물어보면 그들은 왜 서구인들이 자기들처럼 맨발로 달리고 싶어 하는지 이해할 수 없다고 했다. 그들에게 신발은 유리한 조건이기 때문이다. 수년간 맨발로 걷고 달렸던 사람들이지만 그들 중 누구도 계속 그렇게 하고 싶어 하지는 않았다.

이것은 우리를 생각하게 만든다. 한편에서는 수년간 맨발로 걷거나 달렸고 특수한 발과 종아리를 지닌 아프리카인들이 이제는 신발을 신고 달린다. 또 한편에서는 일평생 신발을 신고 걷거나 달렸고 달리기에 잘 맞지 않는 뻣뻣한 발과 종아리를 가진 서구인들이 지금은 맨발의 상태에 가깝게 모방한 신발을 신고 달리려 한다. 아프리카인들은 이런 서구인들을 이상하게 생각한다.

어린 시절의 중요성

어느 정도 나이가 된 주자는 아프리카의 주자와 같은 발을 더 이상 가질 수 없다는 사실을 인정해야 한다. 성인이 되면서부터 몸은 일정한 방식으로 형성되어 훈련으로 교정하더라도 어려서부터 시작한 것과 같은 놀라운 결과는 기대할 수 없다. 음악과 비교하기 위해 45세에 피아노를 배우기로 한 성인을 예로 들어보자. 그가 이전에 음악을 연주한 경험이 없다면 어려서 피아노를 시작한 사람보다 배우는 데 시간이 훨씬 오래 걸릴 것이다. 만일 어릴 때 몇 년이라도 연주해보았다면 성인이 되어서도 배우는 시간이 훨씬 단축될 것이다. 달리기에서도 같은 현상을 확인할 수 있다. 45세의 성인이 미니멀 슈즈를 신고 달리는 것에 도전해보기로 했더라도 이전에 맨발로 달려본 적이 없다면 달리기를 배우는 시간이 오래 걸릴 것이다. 반면 어려서 맨발로 많은 활동(맨발로 달리기, 춤추기, 체조)을 했다면 배우는 시간이 단축될 것이다. 나이가 들수록 이전으로 돌아가기는 어렵다. 수축된 아킬레스건이 4주 만에 펴지지는 않는 것이다. 어렸을 때 맨발로 활동한 경험은 주자가 미니멀 슈즈, 나아가 맨발에 적응하는 능력에 많은 영향을 미친다.

신발이 주법에 미치는 영향

신발은 달리기 기술에 영향을 미친다. 더 구체적으로는 착지를 바꾸어놓는다. 맨발로 달리는 주자들을 보면 대부분 중간발이나 앞발로 착지하고 발뒤꿈치로 하는 경우는 거의 찾아볼 수 없다. 반면 현대식 기능화를 신는 대부분의 주자들은 발뒤꿈치로 착지한다. 중요한 차이라 할 수 있다. 역사를 통한 진화설에 따르면 신발은 주로 기계적 보호와 열 보호를 위해 등장했다는 것을 알 수 있다. 그런데 우리 몸은 중간발이나 앞발로 착지하는 맨발 달리기를 하면서 발달했다. 따라서 이 착지 유형이 더 자연스러운 것으로 여겨진다.

하지만 걷기도 전에 신발을 신게 되면서 이 자연스러운 발달은 변화되었다. 스파이크 슈즈는 특별한 방식으로 주법을 바꾸어놓는다. 말 그대로 경기장 트랙을 물어뜯는 바닥의 징은 다른 방식으로 추진 기술을 사용하게 한다. 따라서 주자는 앞으로 더 잘 나가기 위해 발을 세게 뒤로 밀면서 징을 이용해 착지할 수 있다. 이때는 발가락 근육이 훨씬 더 많이 사용된다.

충격이 있는 신발

사람들은 달리기 기술에 관심을 쏟는 대신 최근 몇 년 동안 신발이 충격력에 미치는 영향에 대해 더 많이 이야기했다. 주법이 신발 종류에 따라 달라지듯 충격력(130~132쪽 참조) 또한 마찬가지다. 진화생물학 교수인 대니얼 리버만에 따르면 현대식 기능화를 신고 달리는 것보다 맨발 달리기가 충격이 덜하다는 사실을 알 수 있다. 이는 신발로 인한 단점이라고 생각할 수도 있지만 사실 그렇지 않다. 실제로 충격력에 영향을 주는 것은 신발이라기보다 달리는 방법이기 때문이다. 프랑스의 한 연구에 따르면 같은 주법으로 달릴 경우 맨발보다 신발을 신었을 때 충격력이 30% 더 감소되었다. 이 이야기의 교훈은 이렇다. 충격력을 줄이고 싶다면 먼저 좋은 주법을 익히고 자신에게 맞는 신발을 신는 것이 이상적이다.

신발이 자세를 교정한다

자세도 신발에 의해 변한다. 현대식 기능화는 보통 앞보다 뒤쪽이 더 높게 디자인되었다. 그 결과 주자의 몸이 앞으로 기울어지게 되는 것이다. 미니멀 슈즈는 따로 높은 부분이 거의 없어서 중립 자세가 되게 한다. 따라서 미니멀 슈즈로 바꾸는 주자들은 자세도 바뀌게 된다.

중량 논쟁

신발의 무게가 기록에 영향을 준다는 사실이 확인되었다. 무게가 100g 늘어나면 산소소비량이 약 1% 증가한다. 따라서 가능하면 가벼운 신발을 신는 것이 중요하다. 뛰어난 안정감과 충격 완화 시스템을 갖춘 현대식 기능화의 단점 가운데 하나는 중량이다.

어느 정도의 안정성

한편으로 현대식 기능화는 발의 내전이나 외전을 제한해 안정감을 높여준다. 발의 조절력이 약한 주자의 경우 불균형에 맞게 조절된 신발을 신는 것이 좋다. 외전보다는 지나친 내전의 경우가 더 흔하며, 이 문제를 교정하기 위해 고안된 신발이 많다.

　또 한편으로는 안정성을 높이려 애쓰는 현대식 기능화 제조사들이 오히려 안정성을 다소 낮추기도 했다. 그것은 왜일까? 발밑에 놓이는 소재가 두꺼워질수록 발은 바닥에서 멀어지고 발이 바닥에서 멀어질수록 균형은 더 불안해지기 때문이다. 발과 바닥의 거리 차는 지렛대 효과마저 일으킨다. 지렛대의 길이가 길수록 발에 작용하는 힘이 더 커지는 것이다. 일부 주자들이 바닥에 더 가까운 미니멀 슈즈를 신고 달릴 때보다 현대식 기능화를 신고 달릴 때 안정감이 더 떨어지는 것은 이 때문이다.

치료사이자 생체역학 교수로서의 관찰

나는 미니멀 슈즈가 등장한 이후로 모든 종류에 대한 정보를 수집했다. 이 신발을 신고 달리는 다양한 사람들도 관찰했다. 주자들을 치료하면서 신발을 바꾸는 것이 어떤 영향을 미치는지도 살펴보았다. 2007년에는 직접 비브람 파이브 핑거스의 미니멀 슈즈를 처음 신어본 사람들 중 하나가 되었다. 일부 신발 판매상들은 모든 주자에게 미니멀 슈즈를 권하기도 한다. 또 (달리기에 대해 잘 모르는) 점점 더 많은 의료 전문가들이 자연스럽게 달리고 관절에도 더 유익하다며 환자들에게 미니멀 슈즈를 권하고 있다.

내가 관찰한 바로는 안타깝게도 이러한 권고가 많은 주자들의 건강을 해치기도 한다. 주된 이유는 이러한 변화를 너무 급격하게 진행하는 데 있다. 게다가 미니멀 슈즈로 바꾸는 것은 곧 주법과 생체역학의 변화와 같은 뜻이기 때문이다. 그런데 이 부분을 인식하는 주자와 전문가들은 거의 없다. 우리는 현대식 기능화를 신고 달릴 때와 똑같이 미니멀 슈즈를 신고 달리지는 않는다. 적합한 방식의 주법에 적응하려면 많은 시간과 최소한의 지식이 필요하다.

그 결과 동일한 부상은 아니지만 미니멀 슈즈를 신더라도 부상은 존재한다. 아킬레스건이나 족저근막의 부상 대신 무릎 부상으로 이어지는 것이다. 사람들은 가장 중요한 주자 자체보다 신발에 더 많은 관심을 쏟는다. 주자가 잘못된 주법으로 달리고 몸의 컨디션이 나쁘거나 적절하지 않은 방식으로 훈련한다면 그 어떤 신발도 주자를 구원해줄 수 없다.

충격력

달리는 동안 착지를 할 때마다 우리의 질량(무게라고 잘못 부르는)은 아래로 가속이 붙고 다리의 동작으로 가속을 받은 발은 땅을 구른다. 생체역학상 이는 충격력이라 불리고 '뉴턴'을 단위로 측정한다. 단위명은 아이작 뉴턴의 이름을 따른 것으로 만유인력의 법칙을 발견했을 뿐 아니라 지금도 생체역학의 바탕이 되는 전통 역학의 아버지다. 뉴턴의 운동 제3법칙에 따르면 한 가지 작용에는 동일한 강도로 반대 방향의 반작용이 존재한다. 따라서 땅에 가해진 힘에는 동일한 강도(체중의 약 250%)로 반대 방향(다리의 연장선)의 힘이 일어난다. 따라서 상당한 힘이 몸 전체에 전해진다. 이 힘은 다리에 전달된 뒤에 점차 흩어진다. 그런데 이 힘이 신체 조직의 저항력을 넘어선다면 문제가 생기게 된다. 볼프의 법칙에 따르면 뼈는 가해지는 외력에 따라 커지거나 바뀐다고 한다. 대체로 뼈에 가해진 힘은 뼈를 적응하게 만들어 충격에 더 강하고 단단해지도록 한다. 하지만 뼈의 적응력을 벗어난 힘일 경우에는 뼈를 손상시키기도 한다. 그 대표적인 예가 바로 피로골절이다.

많은 연구자들이 충격력에 대해 연구한다. 하지만 충격력이 일으키는 외력에 대해 더 쉽게 이해하려면 지렛대 개념을 추가하는 것이 도움이 될 것이다. 아르키메데스는 이렇게 말했다. "나에게 지렛대와 받침점 하나만 준다면 지구를 들어 올릴 수 있다." 우리의 몸은 움직일 때 이 기발한 지렛대 시스템을 수없이 활용한다. 어려운 순수 물리학에 빠지지 않고 발의 착지에 의해 생기는 지렛대의 예를 들어보자. 착지를 할 때 착지점과 아킬레스건 부위(발뒤꿈치 위)의 거리는 지렛대가 된다. 이 거리가 멀수록 지렛대가 길어지는 것이다. 지렛대가 길수록 발휘되는 힘(생체역학 용어로는 힘의 모멘트)이 더 커진다. 따라서 장점이라 할 수 있다. 하지만 때로는 단점이 될 수도 있다. 외력이 너무 클 수 있기 때문이다. 테니스와 비교해보자. 라켓이 클수록 서브를 더 빨리 할 수 있지만 동시에 더 많은 근력이 필요하다. 마찬가지로 여러 유형의 착지법 중에서 앞발 착지가 가장 큰 지렛대를 만든다. 따라서 더 큰 힘이 작용할 수 있다. 단거리 주자들이 이 착지를 이용하는 것은 놀라운 일이 아니다. 하지만 이 힘은 오래 유지될 수 없다. 거리가 길어질수록 착지는 발뒤꿈치에 더 가까워지는 경향이 있으며, 그 결과 지렛대의 길이와 근육의 부하가 줄어드는 것이다.

끝으로, 충격력을 줄이는 가장 좋은 방법은 과도한 무게를 줄이는 것이다.

생체역학 차원에서 초과 중량은 정지해 있을 때보다 달릴 때 몸에 더 큰 충격을 준다. 발을 디딜 때마다 우리의 중량은 (중력에 의해) 바닥으로 가속이 붙고 한쪽 발에만 무게가 실리게 된다. 이는 모든 주자에게 상당한 충격력을 일으킨다. 초과 중량인 경우 이 충격력이 훨씬 더 커지는 것이다. 그렇게 되면 몸 전체, 특히 다리(뼈, 관절, 근육)는 과도한 스트레스를 받게 되고 장기적으로 부상의 위험이 높아진다. 5kg의 초과 중량은 달리기를 할 때 지렛대 효과와 가속을 감안하면 거의 열 배에 이르는 50kg의 초과 중량과 맞먹는다. 1kg의 감량은 우리 몸에 중요한 영향을 미치며 부상의 위험에서 그만큼 멀어지게 한다. 여기에서 말하려는 것은 여분의 1kg이라는 점이다. 오히려 어떻게든 체중을 빼려는 집착에 빠지지 않도록 주의해야 한다. 그것은 신체적·정신적 건강을 해칠 수 있기 때문이다. 자신의 체성분에 대해 정확한 정보를 가지기 위한 가장 좋은 방법은 비만도를 측정할 수 있는 코치를 찾아가 상담을 받는 것이다.

요점

- 크로스 트레이닝(교차 훈련)을 선택하라. 충격이 덜한 다른 활동과 달리기의 결합은 몸은 잘 관리하면서도 더 강도 높은 훈련을 가능하게 할 것이다. 이러한 훈련은 체중 감량에 효과적이면서도 부상의 위험은 적다.
- 달리기 훈련은 단계적으로 조심스럽게 늘려라.
- 땅에 미치는 충격력을 줄이는 방식으로 주법을 개선하라.
- 신발을 바꿀 때는 주의하라. 아주 제한적으로

사용하는 것이 아니라면 과체중인 경우 미니 멀 슈즈는 바람직하지 않다.

• 물론 체중 감량(과체중일 경우에만)을 위해 가장 좋은 방법은 음식 섭취를 조절하는 것이다.

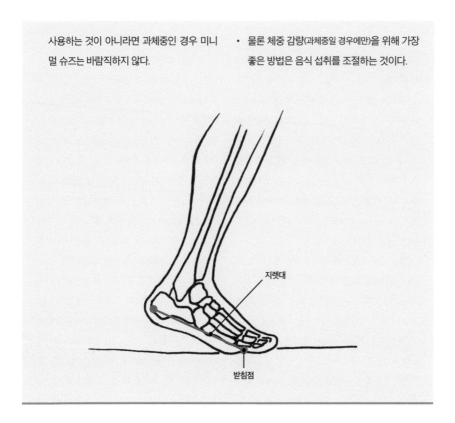

지렛대

받침점

결론

미니멀 슈즈가 좋은 아이디어라고 볼 만한 요소는 많이 있다. 미니멀 슈즈의 구상은 발이 더 자연스럽게 움직이게 하고, 가벼운 신발 무게는 에너지 소모를 줄여주며, 발이 바닥과 가까우므로 생체역학상 유리하고, 발의 심부 근육과 고유수용기를 활성화한다. 하지만 실제로는 많은 주자들이 이 신발을 신고 달릴 수 있는 능력이 없거나 적응하기 위해 긴 시간이 필요하다. 부상의 걱정 없이 단계적으로 바꾸기 위해서는 여러 조건이 충족되어야 한다. 하지만 아쉽게도 바람직한 주법에 유연하고 안정적인 몸, 어느 정도의 맨발 달리기 경험, 좋은 적응력 등을 가진 주자는 극히 드물다. 따라서 신발을 바꾸기 전에 한 번 더 생각해보고 천천히 단계적으로 진행해야 한다. 따라서 미니멀 슈즈가 모든 문제의 해결책은 될 수 없을 것이다. 그러므로 자신이 이미 신고 있는 신발에 아무 문제가 없다면 그러한 유형의 신발을 계속 신을 것을 권한다.

미니멀리스트가 될 준비가 되었는가?

다음의 여섯 가지 간단한 테스트는 5분 이내로 진행되며, 자신이 미니멀리스트가 될 준비가 되었는지 판단하는 데 도움을 줄 것이다.

한 발로 뛰어 균형 잡기

맨발을 한 채 한 발로 균형을 잡고 30초 동안 제자리 뛰기를 하자. 필요하다면 반대쪽 발은 바닥에 놓고 한 발로 빠르게 균형을 되찾도록 노력해보자. 두 다리 모두 테스트해서 잘 안 되는 쪽 다리의 결과를 다음에 기록한다.

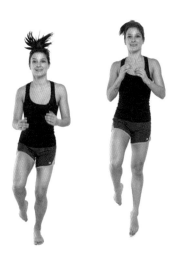

결과	체크/점검
30초 동안 제자리 뛰기를 할 수 없다.	1
반대 발을 5회 이상 내리며 힘겹게 제자리 뛰기를 한다.	3
반대 발을 1회에서 4회까지 내리며 제자리 뛰기를 한다.	5
반대 발을 땅에 놓지 않고 제자리 뛰기를 할 수 있다.	8

종아리의 유연성

이 테스트를 위해서는 옆에서 종아리 상태를 봐줄 사람이 필요하다. 비장근을 길게 뻗은 자세로(218쪽 참조) 골반은 앞으로 내밀고 발뒤꿈치는 바닥에 붙여 비장근이 충분히 늘어나는 느낌이 들 때까지 유지한다. 더 낮은 기록의 다리를 측정해 다리와 수직선 사이의 각을 기록한다.

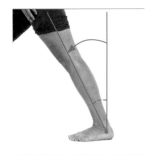

결과	체크/점검
30도 미만	1
30~45도	4
46도 이상	8

엄지발가락굴근의 유연성

엄지발가락을 최대한 들어올린다. 양 엄지발가락이 늘어난 각도를 측정하자. 둘 중에 결과가 더 낮은 쪽을 기록한다.

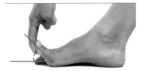

결과	체크/점검
30도 미만	0
30~45도	2
46~60도	6
61도 이상	8

근육의 통제력

맨발로 엄지발가락과 새끼발가락을 벌리며 서로 멀어지게 해보자. 두 발 모두 테스트해 결과가 더 낮은 쪽을 기록한다.

결과	체크/점검
두 발가락 중 어떤 것도 벌릴 수 없다.	0
두 발가락 중 하나를 조금 벌릴 수 있다.	1
두 발가락을 조금 벌릴 수 있다.	3
두 발가락을 잘 벌릴 수 있다.	6

맨발의 경험 정도

신발을 신지 않고 맨발로 신체적 활동(걷기, 달리기, 춤, 체조 등)을 한 적이 많이 있는가?

결과	체크/점검
집에서 맨발로 조금 걷는 것을 빼고 전혀 없다.	0
생애의 약 25% 정도 그렇다.	4
생애의 약 26~50% 정도 그렇다.	8
생애의 대부분이 그렇다.	10

이 부분에 대해 대부분의 서구인은 0~4점을 기록한다.

나이

당신의 나이는 몇 살인가?

결과	체크/점검
41세 이상	0
21~40세	4
12~20세	6
12세 미만	10

결과와 추천

합산한 점수에 따라 다음의 조언을 참고해 미니멀 슈즈로 바꾸는 것을 고려하자.

합산 점수	조언
41점 이상	단계적으로 바꾸라.
26~40점	천천히 시간을 두고 단계적으로 바꾸라.
10~25점	위험하다. 먼저 걸을 때 미니멀 슈즈를 신어보고 편안해지면 달릴 때 몇 분 정도 신도록 한다.
10점 미만	매우 위험하다.

미니멀 슈즈로 바꾸는 방법

미니멀 슈즈로 바꾸는 것은 대부분의 사람들에게 큰 변화를 가져온다. 보통 주자는 이전에 신었던 신발을 모두 버리고 그 후로는 새 신발만 신고 달린다. 다음은 몸의 적응력을 고려해 점진적으로 바꾸는 데 도움이 될 만한 팁이다.

- 미니멀 슈즈를 사기 전에 먼저 자신의 몸을 준비하는 것이 좋다. 균형감과 고유수용 감각 훈련, 다리와 발·코어 근육 강화, 자세 훈련 등에 집중하라.
- 지금 신는 신발이 너무 닳기 전에 새로운 신발을 사라. 이렇게 하면 새로운 신발에 점진적으로 완전히 적응하면서 이전 신발을 계속 사용할 수 있다.
- 걸을 때만 새 신발을 신기 시작하라. 이렇게 하면 발이 달리기 전부터 신발에 조금씩 익숙해질 것이다.
- 달리기 훈련을 할 때 새 신발을 단계적으로 사용하라. 갑자기 모든 훈련에 새 신발을 사용할 필요는 없다. 짧은 훈련이나 저강도 훈련부터 시작하라.
- 불편한 느낌이나 부상의 신호는 없는지 주의를 기울여라(300쪽 참조).
- 달리기 전후로 새 신발이 편안하게 느껴지기 시작한다면 이제 대부분의 훈련에 이 신발을 사용해도 좋다.

맨발의 제왕

1960년 로마 올림픽에서 무명인 에티오피아 출신 주자가 맨발로 2시간 15분 16초의 기록으로 마라톤을 제패하면서 눈길을 끌었다. 그의 이름은 바로 아베베 비킬라였다. 역사에 따르면 당시 아디다스가 그의 팀을 지휘했는데 경기 당일 그의 발에 맞는 신발을 찾지 못했다고 한다. 그래서 마지막 순간에 평소 훈련할 때처럼 신발을 신지 않고 달리기로 결심했다.

오늘날 그는 맨발 달리기 추종자들 사이에서 일종의 아이콘이 되었다. 그는 다음 도쿄 올림픽에서 다시 자신의 위업을 달성했는데 이번에는 신발을 신고 달렸다. 그는 다시 한 번 세계 신기록을 2시간 12분 11초로 단축하는 데 성공했다. 기록에 따르면 그는 주자들에게 유명한 아식스의 옛날 이름인 오니츠카타이거 제품을 신었다고 한다. 당시에 촬영된 영상을 보면 그가 아디다스의 영원한 경쟁사인 푸마의 신발을 신었던 것도 확인할 수 있다. 흥미롭게도 무자비한 전쟁을 하는 이들 경쟁사의 소유주들은 서로 밀접한 연관이 있다. 이들은 모두 동족이기 때문이다! 아베베 비킬라는 하일레 게브르셀라시에와 케네니사 베켈레를 포함한 에티오피아 출신의 긴 우승자 대열의 첫 번째가 되었다. 이들은 모두 탁월한 주법을 갖추고 있으며 달리기의 한계를 무너뜨렸다. 또한 동아프리카의 동포들과 같이 어려서부터 울퉁불퉁한 길을 맨발로 수천 킬로미터씩 달렸던 경험을 공유하고 있다. 이는 주자의 잠재력을 최대한 개발하는 중요한 조건인 것으로 보인다. 비킬라는 그 사실을 훌륭하게 증명한 최초의 증거였다.

신발을 잘 고르려면

신발을 사야 할 순간이 되었다면 맨 먼저 해야 할 일은 유익한 조언을 해줄 판매원이 있는 슈즈숍을 찾는 것이다. 판매원의 정보는 큰 차이를 만들기 때문에 대개 일반 상점보다 전문 숍이 바람직하다. 현명한 판매원이라면 당신에게 여러 모델을 신어보게 하고 각각 신고 달릴 때의 모습도 살펴봐줄 것이다. 신발을 신어볼 때는 평소 달리기를 할 때 착용하는 양말을 신고 저녁 무렵에 신어봐야 한다 (발의 혈액 순환이 가장 활발할 때다). 만일 보조기를 사용한다면 꼭 가져가서 신발의 깔창을 넣어서 신어보자. 만일 편안하게 느껴지는 모델이 하나 있더라도 여러 가지 모델을 신어보는 것이 좋다. 최선의 선택을 위해서는 당신과 판매원 모두 다음 사항들을 고려해야 한다.

치수와 폭

발가락이 편안하고 앞에 1cm 정도의 공간이 남아야 한다. 어떤 주자들은 여유 공간이 더 좁은 것을 선호한다. 이는 개인적으로 느끼는 편안함의 문제다. 가능하면 언덕이나 내리막처럼 경사진 곳에서 신발을 신어보는 것이 좋다. 내려오는 동안 발가락이 신발 앞부분에 불편하게 닿아서는 안 된다. 만일 발볼이 평균보다 더 넓거나 좁다면 특정 브랜드가 다른 브랜드보다 더 맞을 수 있다. 한쪽 발에 무지외반증이 있는 경우에는 신발이 그 부분을 압박하지 않을 만큼 충분히 넓은지 확인해야 한다.

안정감

신발의 안정화 장치는 제조사들이 부상을 줄일 목적으로 넣은 것이다. 예를 들면 신발의 특정 부위 재질의 밀도를 달리하여 어떤 동작을 제한하도록 했던 것이다. 당시에는 문제로 여겨졌던 동작인 과외전이나 과내전을 막는 것이 주된 목표였다. 오늘날에는 정상적인 범위의 내전과 외전은 달리기에서 자연스럽고 필요한 동작으로 여겨진다. 안타깝게도 현대식 기능화에 있는 이 시스템은 너무나도 자주 자연스러운 움직임을 방해한다. 이렇게 제한된 발과 다리 전체의 움직임은 덜 자유롭고 덜 효과적이 되었다. 가장 안정적인(종종 가장 비싼) 신발을 신어야 하는 사람은 소수다. 균형감이 부족한 이들은 이런 종류의 신발로 안정감을 찾는다. 하지만 문제는 자신의 몸이나 달리는 방법에 있으므로 이러한 지지물은 원인을 해결할 수 없다. 따라서 지나치지 않다면 자연스럽게 내전과 외전의 움직임이 가능한 신발을 고르도록 하자.

충격 완화

1978년 나이키의 에어 시스템이 출현하면서 모든 브랜드가 이를 각자의 시스템으로 도입했다. 이 장치들을 비교한 연구에 따르면 서로 큰 차이가 없다. 어떤 주자들은 이런저런 시스템이 더 좋다고 할 것이다. 하지만 충격 완화 시스템은 여러 특징 중 하나일 뿐 아니라 개인적인 취향의 문제인 듯하다. 충격 완화의 문제를 생각할 때 고려해야 할 주된 요소는 주자의 몸무게. 주법이 아주 좋거나 충격 흡수력이 거의 없는 신발로도 잘 달릴 수 있는 경우가 아니라면 몸무게가 많이

나갈수록 충격 완화 장치가 더 필요하다. 일부 연구자들은 신발의 충격 흡수 장치가 잘못된 편안함을 주어 본래 가지고 있는 충격 흡수 메커니즘이 활성화되는 것을 막는다고 생각한다. 이후로 새로운 목표는 본래의 충격 흡수 메커니즘을 활성화하고 신발의 충격 완화 장치에만 의지하지 않도록 하는 것이 되었다. 평균 이상의 몸무게를 가진 경우가 아니라면 완충 처리가 많이 된 신발을 신고 달리는 것은 그리 바람직하지 않다.

높이

굽 높이는 신발 앞뒤의 높이 차로, 그다지 주목하지 않는 요소다. 현대식 기능화는 보통 12mm의 굽이 있다. 뒤쪽이 앞쪽보다 12mm 더 높은 것이다. 수치가 높을수록 자세는 앞으로 더 기울어지고 아킬레스건은 더 짧아진다. 지금 시장에는 보다 다양한 높이의 신발이 나와 있는 것을 볼 수 있다. 판매원에게 각 신발의 굽 높이를 물어보면 친절하게 답해줄 것이다. 신발 굽을 낮춰볼 생각이라면 6개월에 2mm씩 낮춰가는 것이 좋다. 급하게 바꾸면 부상의 위험이 높아진다.

모양

이제 일부 제조사들은 더욱 인체공학적인 형태의 신발을 제시한다. 이들은 발 모양에 더 정확하게 맞도록 만들고자 한다. 자신의 발 모양이 디자이너가 그린 모양과 맞기만 하다면 훌륭한 아이디어다. 많은 신발들이 발가락의 위치에는 부정적인 영향을 주기 때문이다. 충분한 여유 공간이 없으면 발가락들이 꼭 죄거나 정상적인 정렬에서 벗어나 휠 수 있다.

발 모양

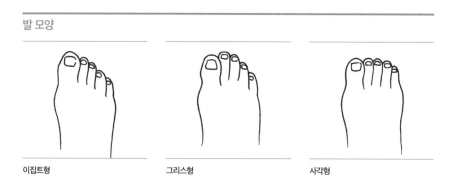

이집트형   그리스형   사각형

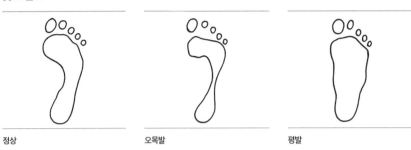

풋 프린트

정상   오목발   평발

자연스러운 움직임도 제한을 받는다. 발 모양은 매우 다양해서 신발을 고를 때 이 요소를 감안해야 한다. 발이 오목한 사람도 있고 평평한 사람도 있다. 특히 심한 경우에는 보조기 착용이 처방된다. 하지만 대부분의 오목한 발이나 평평한 발들은 움직이고 기능하는 데 문제가 없고 보조기도 필요치 않다. 가장 좋은 것은 전문가의 진단을 받는 것이다.

성별

여성용 신발은 특별히 고안되어야 한다. 여성의 발은 남성의 발을 작게 줄여놓은 것이 아니다. 여성은 앞발에 비해 발뒤꿈치가 남성보다 더 좁다. 앞과 뒤의 폭 비율이 달라야 한다. 게다가 발 크기는 같아도 여성의 경우 남성보다 근육이 적기 때문에 더 가벼울 것이다. 따라서 충격 흡수도 덜해야 하고, 소재의 밀도도 남성용 신발과는 달라야 한다. 따라서 자신의 성별에 맞는 신발을 선택해야 한다. 일부 브랜드는 여성에게 더욱 특화된 제품들을 선보이고 있다.

표면

맨발에 비해 러닝화가 지닌 주된 장점 가운데 하나는 더 나은 견인력을 발휘한다는 점이다. 트레일 슈즈는 산길을 내려갈 때도 미끄러지지 않도록 뾰족한 징이 박혀 있다. 경기장 트랙에서 신는 스파이크 슈즈는 말 그대로 트랙을 물어뜯으며 최적의 견인력을 발휘하게 한다. 그러므로 자신이 뛸 장소에 맞는 신발을 선택해야 한다. 가장 좋은 것은 트레일 슈즈와 도로용 슈즈를 모두 마련하는 것이다. 스파이크 슈즈는 전문가이거나 경기를 하는 선수여서 전문 코치의 도움을 받을 수 있는 경우에만 권장한다.

뛰어난 선수들은 어떤 신발을 신고 달릴까?

처음 달리기 붐이 일어난 뒤로 신발의 세계에도 많은 발전이 있었다. 역설적이게도 뛰어난 선수들은 시합을 할 때 원래 같은 신발을 신는데 보통 '레이서'라고 부르는 소위 기능성 신발이다. 이 신발은 가볍고 유연하며 약간의 깔창에 굽 높이도 적당하다. 이 모든 장치는 보다 빠르게 달릴 수 있도록 하는 것이다. 시합에서 뛰어난 선수들이 미니멀 슈즈를 신고 있는 모습을 보기란 매우 어렵다. 변화는 훈련 중에 더욱 두드러진다. 불과 몇 년 전만 해도 훈련에서는 완충 기능이나 균형감이 좋은 신발을 신고 시합을 위해서는 '레이서' 슈즈를 따로 준비해두어야 한다고 생각했다. 오늘날에는 점점 더 많은 주자들이 훈련에서도 미니멀 슈즈나 레이서 슈즈처럼 깔창이나 완충 기능이 덜한 신발 쪽으로 기울고 있다. 이렇게 해서 발을 다시 활성화하고 생체역학상 더 자연스럽게 달리는 것을 목표로 삼는다.

신발은 많을수록 좋다?

다양한 디자인의 신발을 신고 달리려면 끈기 있는 적응이 필요하다. 매일 다른 안경을 쓴다고 상상해보라! 이런 적응은 어떤 면에서 불안정하다. 하지만 점점 더 많은 정상급 선수들이 두세 켤레의 서로 다른 디자인의 신발을 가지고 다니면서 바꾸어 신는다. 달리기의 측면에서 이것은 어느 정도 장점이 있다. 서로 다른 디자인의 신발을 신고 달리는 것은 다양한 충격을 받게 됨을 의미한다. 이러한 다양성은 부상 예방의 측면에서도 바람직하다. 또한 신발들이 더 천천히 마모되고 다양한 모델로 바꾸어 신는 것도 점점 더 수월해진다. 일부 주자들은 같은 디자인의 신발을 두세 켤레 사기도 한다. 정확히 똑같은 두 켤레는 없기 때문이다. 이를 통해 좋아하는 모델의 신발을 더 오래 신으면서도 자극을 약간 달리할 수 있다. 끝으로 오직 실용적인 측면에서 집, 사무실, 학교 등에 서로 다른 신발을 두고 신으면서 각각의 신발에 쉽게 적응하는 것도 도움이 될 수 있다.

아이를 위해 어떤 신발을 고를까?

아이들의 몸은 심각한 과체중은 드문 반면 유연하고 적응성이 높다는 장점이 있다. 유년 시절은 발의 심층 근육과 균형감, 다양한 고유수용기를 발달시킬 수 있는 시기다. 따라서 자연스럽게 움직일 수 있고 충격 흡수와 안정화 메커니즘을 활성화할 수 있는 신발을 선택하는 것이 바람직하다. 미니멀 슈즈 제작자들은 이제 아이들을 위해 개발된 모델들을 선보이고 있다. 훌륭한 생각이다. 현대식 기능화보다 이런 종류의 신발을 신는 아이들은 신경과 근육의 발달에 있어 앞서 가게 될 확률이 높다. 어른을 위한 미니멀 슈즈는 많은 주의가 필요하다. 하지만 아이들을 위해서는 더없이 흥미로운 아이디어가 아닐 수 없다.

보조기에 관한 요점

한 켤레의 발 보조기가 어떻게 주자에게 도움이 되기도 하고 해가 되기도 할까? 이 질문에 대한 답은 복잡하다. 먼저 발은 문제의 원인이 될 수도 있고 (신체의 다른 부분에서 생긴 문제에) 적응을 할 수도 있다는 사실을 이해해야 한다. 대개의 경우 발은 적응성이 있다. 발은 수많은 요소들을 보완하기 위해 착지를 바꾼다. 한쪽이 더 긴 다리, (골반이나 어깨의) 근육 불균형, 유착성 상처 등은 그 가능성의 일부일 뿐이다. 이런 발에 보조기를 대면 발이 적응하는 것을 방해하게 될 것이다.

　따라서 보조기는 발이 문제의 원인일 때만 착용하고 중단기적으로 한시적 사용을 고려해야 한다. 보조기의 첫 번째 목적은 언제나 발에 영향을 주는 문제를 바로잡는 데 있다. 예를 들면 운동이나 치료에 도움을 주기 위해 사용해야 하는 것이다. 발에 심각한 문제가 있거나 이상이 있는 경우(예를 들어 안쪽으로 휜 무릎)를 제외하고는 보조기를 평생 착용하지 않는 것이 좋다.

한 발 혹은 두 발에 깔창이 필요한 주자의 경우, 그의 보조기는 반드시 달리기에 맞추어 조정되어야 한다. 시중에 있는 대부분의 보조기는 열성형 방식으로 발에 맞게 주조되었다. 하지만 여기에 문제가 있다. 왜냐하면 이러한 주조물은 달리면서 중력에 의해 증가하는 하중보다 더 낮은 정지 상태의 하중(보조기에 전달되는 몸무게)으로 만들어지기 때문이다. 달리는 동안 발바닥의 아치는 높아진 하중으로 찌그러졌다가 본래 상태로 돌아온다. 너무 움푹한 아치를 교정하기 위한 열성형 보조기는 발의 정상적인 움직임을 방해한다.

하지만 교정 전문가들의 실무 경험이 발전함에 따라 일부 교정법의 경우 주자에게 큰 도움을 주기도 한다. 때로는 발가락 밑의 작은 고유수용 감각 보조기가 큰 차이를 만들어낼 수도 있다. 반드시 달리기에 대해 잘 알고 있으면서 자신에게 맞는 도움을 줄 수 있는 교정 전문가와 상의하도록 하자.

맨발 달리기에 대한 생각

자연스러운 달리기이며, 발의 심층 근육을 깨우고, 발바닥의 고유수용기를 활성화하고, 자세 근육을 자극하고, 우리의 근원으로 돌아가는 느낌을 주는 등 맨발 달리기는 여러 면에서 매력적이다. 하지만 이 모든 것을 간단한 표현 속에 밀어넣음으로써 꼭 필요한 적응의 정도는 더 높아졌다. 대부분의 주자들은 준비운동 대신 맨발 달리기를 짧게 할 수 있다. 제일 좋은 것은 도로보다 더 푹신한 표면(흙, 풀, 모래 등) 위에서 발의 감각을 일깨우는 것이다. 1분에서 5분 정도면 이 운동의 주요 이점을 활용하기에 충분하다. 하지만 맨발로 전체 코스를 달리기 전에 자신의 진짜 동기가 무엇인지 자문해볼 필요가 있다. 몸이 적응하는 데 시간이 필요하다는 사실도 명심하자.

다양한 종류의 신발

앞의 요소들을 고려하면 당신의 선택은 다음 몇 종류 가운데 하나일 것이다.

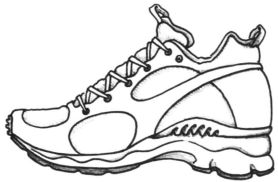

쿠션화

몸무게가 무거운 주자들에게 주로 권장되는 수동적 충격 흡수 기능

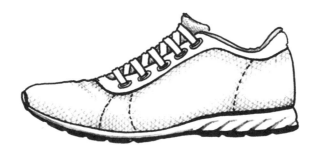

기능화(레이서)

가볍고 역동적이며 유연하다. 주법이 좋고 균형감이 있는 주자에게 권장되며 경기용으로 알맞다.

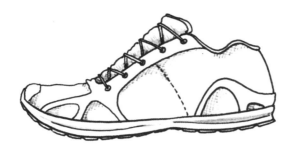

미니멀 러닝화

발을 보호하면서도 맨발 달리기와 가장 비슷하게 고안된 러닝화. 점진적으로 사용하는 조건으로 생체역학이 좋은 주자에게 권장한다.

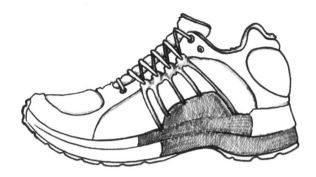

안정화

과내전과 드물게 과외전을 교정하기 위한 신발. 그만큼 자유로운 움직임은 제한된다. 안정감이 적은 주자에게 권장한다.

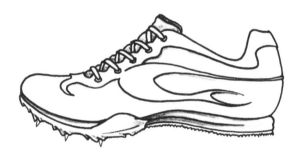

스파이크

경기장 트랙에 맞게 고안된 신발. 탁월한 주법으로 기록 향상을 원하는 주자에게 권장한다.

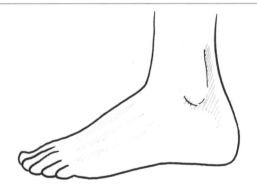

맨발

발과 자세를 단련하고 활성화하기 위해 표면이 부드럽고 안전한 길에서만 맨발로 달릴 것을 권장한다. 대부분의 사람에게는 맨발로 오래 달리는 것을 권하지 않는다.

5

훈련보다
회복이 먼저

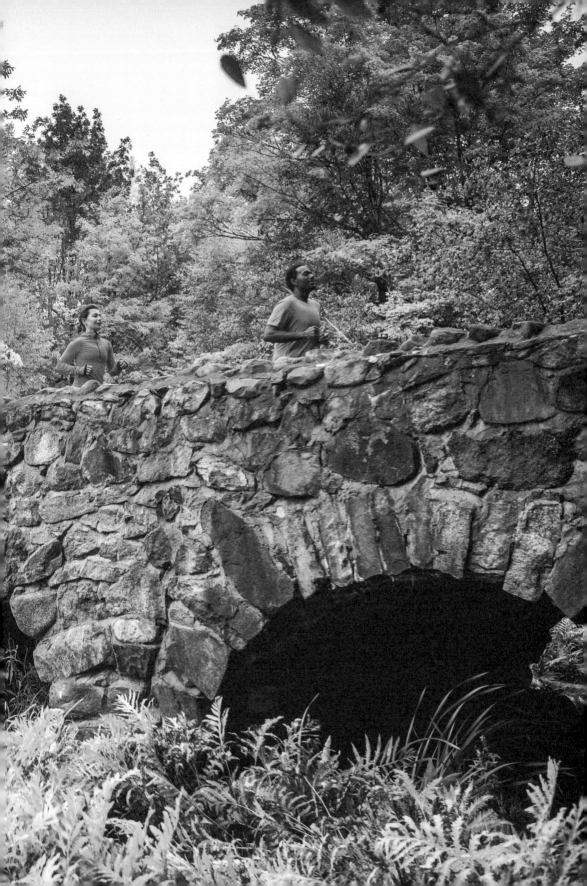

효과적인 회복

훈련의 성공 여부는 새로운 자극에 적절히 반응할 수 있는 신체의 자극 대응 능력에 달려 있다. 어떤 훈련을 하고 나면 몸은 적응을 하며, 일정 기간 동안 더 강해진다. 적정 수준의 운동을 하면 이른바 과잉보상이라는 작용을 활용할 수 있게 된다. 그 결과 기록이 향상되는 것이다. 그런데 이러한 적응은 보통 회복 단계라고 불리는 시간에 일어난다. 회복이 제대로 되지 않으면 그 어떤 세계 최고의 프로그램도 소용이 없다. 회복을 더 잘할수록 적정한 강도의 훈련을 더 자주 할 수 있는 것이다. 자신만의 훈련법을 찾기 전에 잘 회복하는 법부터 알아야 한다.

회복에 도움을 주는 방법에는 두 가지가 있다. 첫째는 기간을 늘리는 것이다. 회복하는 데 시간을 더 할애한다면 몸은 더 완벽하게 회복될 것이다. 하지만 오랫동안 회복한다는 것은 훈련 시간이 그만큼 줄어든다는 뜻이므로 최상의 컨디션을 유지하고 싶을 때는 바람직하지 않다. 따라서 목표는 회복과 훈련 모두 적정 수준에 도달하도록 하는 것이다. 두 번째 방법은 복합적인 의미로 더 잘 회복하는 것이다. 하지만 더 잘 회복하기 위해 어떻게 해야 한다는 말일까? 일부 헬스클럽이나 운동용품 매장에서 팔리는 그 회복에 좋다는 마법의 가루는 정말 기적 같은 효과가 있을까?

회복은 신경, 호르몬, 면역 체계 등 우리 몸의 자기조절 시스템과 연관되었다는 사실을 아는 게 중요하다. 이는 우리가 느끼지 못하는 사이에 자율적으로 이루어진다.

신경계

우리의 신경계를 구성하는 것은 뇌, 척수, 말초신경 등이다. 달리기를 하는 동안 이러한 시스템이 근육의 수축을 조절하고 우리 몸에서 일어나는 일에 대한 다양한 정보를 처리하며 필요한 적응을 하도록 명령한다. 예를 들어 영양분을 에너지로 전환하면서 우리의 체온은 올라간다. 우리의 신경계는 체온조절 중추를 통해 변화를 감지하고 균형을 되찾기 위해 땀샘을 열도록 명령을 내린다. 또한 피로도를 결정하므로 기록에 가장 중요한 역할을 한다. 학자들은 피로해지는 것은 근육 내에 신경자극이 충분치 않기 때문이지 근육 자체의 제한된 수축 능력 때문이 아니라는 사실을 밝혀냈다.

신경계를 거치지 않고는 통증이 느껴지지 않는다. 신경계는 신호를 전달하는데, 예를 들어 아픈 발뒤꿈치에서 오는 신호를 척수(잘 알려진 좌골 신경에 의해)를 거쳐 뇌까지 전달한다. 뇌는 이 신호를 해석해 통증을 가라앉히기 위해 무언가 해야 할 때라는 것을 알려준다.

신경계가 잘 작동하게 하는 바탕은 등의 건강이다. 척추가 척수를 보호하고 있기 때문이다. 특히 요추(등허리)와 골반에서 신경작용이 잘 이루어져야 한다. 잘 알려지지 않은 사실은 등이 신호를 받아들이는 것 외에도 연관통(실제 자극이 있었던 곳에서 멀리 떨어진 곳에 느끼는 통증-옮긴이)이라는 통증의 원인이 될 수 있다는 사실이다. 등허리 쪽에 문제가 생기면 발바닥, 다리 앞쪽, 무릎, 넓적다리 옆쪽, 엉덩이까지 다리에 있는 모든 부위 통증의 원인이 될 수 있다. 우리는 흔히 국지적인 시각으로 통증의 원인을 찾는다. 발뒤꿈치가 아프면 발뒤꿈치나 신발에 문제가 있다고 생각하는 것이다. 등허리에 원인이 있을지 모른다는 생각을 하지 않는다면 이러한 착오는 수년간 계속될 것이다.

통증은 신경계의 불균형을 초래한다. 처음에는 교감신경의 작용-반응 모드로 반응한다. 몇 달 동안 통증에 시달리면 몸은 과도한 부교감신경의 회복 모드로 바뀔 수 있다. 갑자기 생긴 불균형은 몸의 회복 능력에 영향을 주게 된다.

요점

- 등을 잘 관리하자. 이 주제에 대한 더 많은 정보는 나의 저서 『척추 운동법』을 참고하라.
- 척추의 가동성을 높이는 운동을 하라.
- 등을 보호하기 위해 코어를 단련하라.

- 자세를 바르게 교정하라.
- 숙면을 취해 신경계가 잘 회복되도록 하라.
- 척추와 신경계가 잘 유지될 수 있게 도와줄 자격을 갖춘 치료사와 상담하라.
- 마비, 무감각, 욱신거림 등의 증상이 있다면 의사와 상담하라.

호르몬 체계

이미 아드레날린이 솟아나는 것을 경험해보았을 것이다. 첫 번째 달리기의 출발선에서 아드레날린은 최고조에 이른다. 첫 1km를 지나면서 출발이 너무 빨랐다는 사실을 알게 된다. 하지만 그보다 더 느린 리듬으로 달린 것 같은 느낌이 든다. 그것이 바로 아드레날린이다. 엔도르핀, 세로토닌, 도파민이 잘 농축된 칵테일이다. 이름이 'ine'으로 끝나는 이 물질은 호르몬 외에는 없다. 호르몬(혹은 내분비) 체계는 달리는 중이나 달린 후에 쾌감에 관련된 호르몬이 잘 분비되도록 한다.

그런데 호르몬 체계는 고장이 날 수도 있다. (보통 지나친 운동으로) 과로한 사람들에게 나타나는 전형적인 예로, 코르티솔(스트레스 호르몬) 수치가 급증하거나 때로 급감하기도 한다. 아드레날린의 도취감은 잊어버려라. 몸은 항의를 하며 더 이상 노력하려고 하지 않는다. 훈련은 더 어려워지고 몸의 적응력은 떨어지며 부상의 위험이 코앞까지 닥친다. 한계 이상으로 달린 주자들에게서는 갑상선 기능 항진증(갑상샘이 과도하게 작용)이 종종 나타난다. 이 문제를 소홀히 다룬다면 반대로 갑상선 기능 저하증을 겪게 될 수도 있다.

주자에게 닥칠 수 있는 모든 호르몬 이상을 자세히 설명할 수는 없고, 다만 예전처럼 훈련에 집중할 수 없거나 원인을 알 수 없는 체중 증가 혹은 감소가 있거나 비정상적인 피로를 느낀다면 호르몬 체계가 원인 가운데 하나일 수 있다는 사실을 기억하라.

호르몬 불균형으로 진단받은 경우
- 계속 달려라. 호르몬 체계가 균형을 되찾게 하는 좋은 방법이다. 또한 장거리나 고강도 훈련은 줄이거나 중단하는 게 좋다.

- 회복에 도움이 되는 모든 것을 하라.
- 경기 횟수를 줄이거나 목표 기록을 낮게 재조정하라.
- 반드시 의사의 지시에 따르고, 가능하면 식품 전문가의 의견도 명심하라.

면역 체계

달리기는 면역 체계의 효율성을 높이는 좋은 방법이다. 면역 체계는 외부의 위협 요소(바이러스, 박테리아, 세균 등)에 대항하게 한다. 또한 달리기의 물리적 요구로 인해 주자들에게 흔히 나타나는 염증 반응과도 관계가 있다.

최근 연구에 따르면 면역 체계는 부상과도 관련이 있다고 한다. 치료나 회복이 어려운 부상 중 일부는 자가면역 질환(크론병, 루푸스병, 제1형 당뇨병)과 관련된 것일 수 있기 때문이다. 다른 전문가들은 어떤 치료로도 낫지 않던 건염을 몸의 다른 염증 부위를 치료함으로써 낫게 할 수 있음을 확인했다. 예를 들면 충치 하나가 무릎 건염을 계속 낫지 않고 예민한 상태로 만들 수 있는 것이다. 잇몸 또는 부비강의 염증이나 장내 염증이 반복되는 부상의 근원지일 수 있는 것이다. 정상급 선수들은 몸에 가해지는 상당한 스트레스 정도를 감안할 때 높은 염증 상태를 가지고 살아간다. 동시에 적당한 달리기는 면역 체계의 효율성을 높인다. 몸은 자연적인 항염증 메커니즘을 사용해 염증 현상을 가라앉히고자 노력한다. 균형이 깨지면 몸은 적응력이 떨어지고 성과도 낮아진다. 따라서 부상이 잦아지고 회복에도 시간이 더 걸리게 되는 것이다.

요점
- 항염증 식품을 자주 섭취하도록 노력하라.
- 치아 건강에 유의하고 정기적인 치아 검진을 받아라.
- 충분한 수면을 취하라.
- 스트레스를 잘 관리하는 방법을 찾아라.
- 달리기 관련 통증 외에 다른 문제가 없는지 의사와 상담하라.
- 자가면역 질환 진단을 받고 통증이 지속된다면 의사의 진료를 받아라.

손상된 조직의 재건에는 당연히 염증의 과정이 수반된다. 따라서 지속되지만 않는다면 염증은 쳐부수어야 할 적이 아니다. 염증은 빠른 속도 혹은 장시간의 고강도 훈련처럼 근육조직에 미세 손상을 일으키는 운동을 한 뒤에 나타난다. 그러면 몸은 손상된 조직을 깨끗하게 하고 더 튼튼하게 회복시키는 일을 한다. 더 나은 회복을 위한 파괴, 그것이 바로 훈련과 회복의 관계.

염증 메커니즘은 신경의 민감도를 높이고 '근육통'이라 부르는 통증을 불러일으킨다. 근육통이 유산(흔히 젖산)을 만든다고 잘못 알려져 있는데 연구에 따르면 실제는 그렇지 않다고 한다. 젖산은 근육통의 원인이 아니라 오히려 연료로 사용된다. 수년 동안 널리 퍼진 까닭에 젖산에 관한 오해는 뿌리 깊게 자리 잡았다.

주자들에게 깊이 뿌리박힌 또 하나의 오해는 회복을 위해 어떻게든 염증을 잡아야 한다는 것이다. 앞에서 말했듯이 이 메커니즘은 자연스럽고 중요한 과정이다. 기억할 것은 염증은 일시적이어야 하고, 다시 정상으로 돌아가야 한다는 것이다. 그것이 바로 우리 몸에 항염증 메커니즘이 있는 이유다. 운동선수들의 항염증 메커니즘이 주로 앉아서 지내는 사람들보다 더 효과적이라는 연구 결과도 있다.

어떻게 회복할까?

수면

수면은 가장 자연스럽고 간단한 회복 방법이다. 수면의 주요 기능은 신경계의 균형을 회복하게 하는 것으로 매우 중요한 부분이다. 연구에 따르면 밤에 길게 (9~10시간) 숙면을 취하는 육상 선수들은 매일 8시간만 자는 선수들보다 더 좋은 기록을 보였다. 반면 수면 부족의 영향에 대한 연구는 늦어지고 있다. 수면 부족의 영향은 매우 크고도 많으며, 대부분의 시스템(근육, 인지, 행동, 면역, 호르몬 등)에 영향을 준다. 신경계는 불균형을 이루고 에너지 자원을 다시 만들어내는 능력이 떨어지며 코르티솔(스트레스 호르몬) 수치가 높아진다.

육상 선수를 위한 권장 수면 시간은 9시간(중강도 훈련 시)에서 10시간(고강도 훈련 시)이다. 만일 당신이 훈련을 한다면 몸에 추가적인 스트레스를 주게 되므로 회복이 더 많이 필요하다는 사실을 염두에 두어야 한다. 예를 들어 마라톤 경기를 준비하기 위해 훈련량을 늘린다면 수면 시간도 마찬가지로 늘리는 것을 고려해야 한다. 많은 정상급 선수들(예를 들면 크로스컨트리 스키 선수 알렉스 하비)이 매일 12시간씩 잠을 잔다. 다행히도 대다수 일반인과 달리 이들의 할 일이 바로 훈련하고 휴식하는 것이다. 수면 시간을 늘릴 수 없다면 오후에 짧은 낮잠을 자는 것도 좋다. 많은 선수들이 이 방법을 사용한다. 칼렌진족은 낮잠 신봉자들이다. 효과적인 낮잠의 권장 시간은 보통 20분이다. 5분에서 10분 정도의 짧은 낮잠도 흥미로운 결과를 가져다준다. 30분 이상은 몸이 더 깊은 잠에 빠지게 되어 밤에 숙면을 방해할 우려가 있다.

그런데 시간만이 아니라 수면의 질도 회복에 매우 중요한 역할을 한다. 다음은 수면의 질을 변화시키는 것으로 알려진 요소들이다.

숙면에 도움이 되는 것	숙면에 방해되는 것
• 안정적인 일상(가능하면 매일 같은 시간에 잠자고 일어나기) • 저녁 식사 후 적어도 2시간 지난 뒤에 취침 • 매일 최소 30분 햇빛에 노출 • 낮에 운동하기 • 유연성·호흡 운동과 함께 긴장이 풀리도록 이완 운동하기 • 어둡고 조용하며 편안한 수면 환경	• 밤에 하는 운동은 각성을 유발하는 효과가 있다. • 자극적인 음식(카페인, 정제된 설탕, 탄산음료) • 침대 맡에 전자기기 두기(노트북, 휴대폰, 밤에 필요하지 않은 기타 전자기기) • 지나친 난방 • 스트레스 • 자기 전 경기 일정에 대해 생각하기

냉수욕의 놀라운 효과

몇 년 전부터 정상급 선수들 사이에서 달리기를 한 뒤 냉수욕이 큰 인기를 얻고 있다. 목적은 염증을 줄이고 회복력을 높이기 위한 것이다. 일본의 연구진들이 냉수욕의 효과를 측정하고자 했다. 이들은 얼음물 욕조에 대상자의 한쪽 다리를 넣게 하고 반대쪽 다리는 실온에 그대로 두었다. 그 결과 한쪽 다리에 더 큰 힘이 발휘되는 것은 물론 더 좋은 순환과 지구력을 확인할 수 있었다. 어느 쪽이었을까? 놀랍게도 회복이 더 잘된 쪽은 실온에 그대로 두었던 다리였다. 냉수욕의 열렬한 신봉자들에게는 날벼락이었다.

또 다른 연구들은 다양한 결과를 내놓았다. 가장 좋은 선택은 수온 10도에서 15분간 목욕하는 것으로 드러났다. 냉수욕을 하고 나면 다리에 놀라운 감각을 느낄 수 있는 것이 사실이다. 깨끗이 씻어내고 새롭게 태어난 것 같다. 하지만 안타깝게도 선수들이 기대했던 기적적인 효과는 아닐 것이다. 한달음에 욕조로 뛰어들기 전에 아직 더 많은 연구가 필요하다. 얼음 사용에 관해서는 회복 차원이 아니라 치료의 차원으로 옮겨가고 있다. 공통으로 저지르는 실수는 훈련을 줄여야 할 때인 줄 모르고 회복이 잘 되도록 얼음을 사용한다는 것이다. 아울러 대부분의 연구에서 열 사용은 회복이나 기록에 도움이 되지 않는다고 밝혀졌다.

항염제의 부작용

그렇다면 불편을 느끼거나 부상을 입은 많은 선수들이 사용하는 항염제는 어떨까? 이 약은 염증을 효과적으로 줄이고 통증을 완화시킨다. 하지만 한 가지 문제는 항염제 복용이 자연스러운 회복의 과정을 막을 수 있다는 사실이다. 그 결과 회복과 훈련에 따른 적응력이 제한된다. 항염제 처방은 심각한 부상에는 도움이 되지만 시큰거리는 통증이 일어나는 대부분의 부상이나 불편함에는 맞지 않고, 특히 의사 처방이나 심각한 부상이 아닌 이상 매일 복용해서는 안 된다.

영양 섭취

좋은 영양 섭취는 빠른 회복의 바탕이 된다. 훈련의 경우와 마찬가지로 영양에 대한 기존의 시각은 양에 중점을 두었다. 예를 들면 운동 후 단백질과 탄수화물을 적당히 섭취하는 것이 좋다고 권장하는데 이러한 식품의 흡수 가능성이나 품질에 대해서는 고려하지 않는다. 예를 들면 상당수 선수들(전 세계 성인 선수 가운데 70%)이 락토스(젖당)에 알레르기 반응을 보이는데도 회복에 탁월한 음료로 초콜릿 우유를 추천하는 광고가 버젓이 나오는 것도 이 때문이다.

하지만 이제 점점 더 많은 영양학자와 스포츠맨을 치료하는 의료 전문가들이 권하는 방향은 보다 질적이다. 어떤 식품의 칼로리가 얼마인지도 중요하지만 어떤 비율로 들어 있는지도 중요하다. 이제 사람들은 식품의 영양 밀도(영양소 섭취), 흡수 가능성(영양소가 쓰이려면 신체기관에 잘 흡수되어야 한다), 항염증 혹은 항산

회복에 도움이 되는 식품	회복에 방해되는 식품
· 항염제 · 알칼리 식품(체내 pH 상승) · 오메가3 공급원 · 복합탄수화물(에너지 저장소를 다시 채우기 위해) · 단백질(조직을 재건하기 위해) · 많은 양의 과일과 야채 · 미네랄과 무기질 · 코엔자임 Q10이 풍부한 식품	· 정제된 설탕 · 트랜스 지방 · 과도한 음주 · 산성 식품(체내 pH 감소) · 자극적인 음식의 과다 섭취(커피, 차, 탄산음료, 가공 식품 등)

화 속성에 특히 관심을 보인다.

영양 문제는 폭이 더 넓고 복잡하다. 자격을 갖춘 전문가와 상담하거나 이 주제를 더 깊이 다룬 책을 읽어보기를 권한다. 그 출발점으로 위의 표를 참고하라. 자연스러운 회복 과정에 도움이 된다고 알려진 식품과 역효과를 가져온다고 알려진 식품의 목록이다.

고려해야 할 또 다른 요소는 훈련이 끝나고 음식을 섭취하기까지의 시간 간격이다. 힘을 쓰고 나면 근육은 글리코겐의 흡수를 촉진하는 생화학적 변화를 겪는다. 회복의 잠재력이 큰 이 시간을 '글리코겐 창(glycogen window)'이라 부른다. 이 시간은 2시간(일부 연구자에 따르면 6시간) 정도 지속된다. 탄수화물과 단백질을 3:1 비율로 섭취하는 것이 가장 좋다고 한다. 혈당지수가 낮은 탄수화물이 바람직하다.

끝으로 훈련뿐 아니라 영양 섭취도 다양한 것이 좋다. 다양한 영양 섭취를 할수록 영양분의 종류가 많아지고, 그 속에서 회복에 필요한 성분들을 섭취할 확률도 더 높아지기 때문이다. 매일 아침 똑같은 스무디를 마시는 것도 좋지만 매일 성분을 다양하게 구성해보는 것은 어떨까?

수분 공급

회복을 위해서는 수분 공급이 중요하다. 몸은 생화학 반응을 잘하기 위해 일정 비율의 수분을 유지해야 한다. 수분을 공급하는 방법에 대해서는 의견이 분분하다. 어떤 사람들은 목이 마르기 전에 물을 마셔야 한다고 하고, 다른 사람들은 우리 몸이 잘 만들어졌기 때문에 목마르기 전에는 물을 마실 필요가 없다고 한다. 갈증이 물 마실 때를 알려주는 확실한 신호라는 것이다.

잘 다루지 않는 사실은 우리 몸이 모든 것에 적응을 잘한다는 것이다. 거기에는 물을 아주 조금 마시는 것도 포함된다. 많은 사람들이 물 마시는 습관을 잃어버렸고(혹은 그런 습관을 가져본 적도 없고) 마시고 싶다는 욕구도 느끼지 못한다. 그렇다고 물을 더 많이 마시는 것이 도움이 안 된다는 뜻은 아니다. 내가 제안하는 방법은 자신의 갈증에만 의존할 것이 아니라 정해진 기간 동안 몸무게 40kg당 하루 1리터의 물을 섭취하는 연습을 해보라는 것이다. 예를 들면 몸무게가 60kg인 사람은 하루 1.5리터, 80kg이라면 2리터의 물을 마시는 것이다. 중강도의 신체활동을 하는 사람이라면 시간당 0.5리터를 더 마시고, 고강도 활동을 하거나 온도가 높은 환경이라면 1리터까지 더 마시도록 한다. 물의 흡수력은 시간당 약 0.5리터이므로 한꺼번에 너무 많이 마시지는 말아야 한다. 이렇게 한 달 정도 물을 마시고 나면 갈증을 느끼게 하는 각자의 메커니즘을 더 신뢰할 수 있게 된다.

끝으로 장기간 탄수화물 음료를 마시는 노력을 하면 세포 내 포도당의 가용성을 유지하게 해준다는 사실이 밝혀졌다. 이는 생리적 기능에 꼭 필요한 것으로 회복이 더 잘 되도록 돕는다.

예방 조치

정골의사로서 고백하자면, 나의 의견은 편향적일 수 있다. 나는 각 사람에게 잘 맞도록 조절한 치료법이 회복에 도움을 줄 수 있다고 확신한다. 그 이유는 앞에서 살펴본 것처럼 회복은 자연스러운 과정이기 때문이다. 우리는 치료를 하면서 회복 속도를 높이는 대신, 회복을 방해하는 제약(관절 잠김, 근육이나 근막의 긴장, 혈액 순환에 영향을 미치는 기계적 스트레스 등)을 없앰으로써 회복 과정을 최적화한다. 한편 각 관절의 가동성을 회복시키고, 신경계와 근골격계의 균형이 좋아지도록 하며, 자세의 균형을 되찾게 함으로써 주자가 자신의 몸을 최대한 활용할 수 있도록 돕는다. 더 나은 기록에 더 적은 부상이 우리의 목표다.

미국 오리건 주에 있는 나이키 훈련센터에서 알베르토 살라자르의 지도를 받는 주자들 중에는 모 파라와 갤런 럽도 포함되어 있었는데 이들은 매일 자신이 원하는 치료사의 도움을 받을 수 있었다. 재정적 자원이 부족한 아프리카에 치료사들이 매우 드문 것과 비교되는 점이다. 오늘날에는 사고방식이 달라졌다. 예전에는 주자들이 부상을 당했을 때만 상담을 받았다. 지금은 예방 상담이 큰 차이를 만들어낼 수 있다는 것을 알게 되었다. 따라서 시즌에 한 번 정도는 자격을 갖춘 치료사와 상담할 것을 강력히 권한다. 치료사는 달리기에 필요한 것이 무엇인지 잘 알고 있을 것이다. 근골격계의 경우라면 정골의사, 물리 치료사, 카이로프랙터 혹은 마사지 치료사 등이 도움이 될 것이다. 침술사 역시 또 다른 접근법으로 도움을 줄 수 있다. 자신에게 가장 잘 맞는 치료사를 찾아야 한다. 서로 다른 치료법의 시너지 효과도 기대할 만하다. 예를 들어 나에게 진료를 받는 주자들이 마사지사나 침술사도 찾아가는 것이다. 각자 최적의 조합이 있을 것이다. 부상을 입을 때까지 기다려 오랫동안 정기적으로 치료를 받는 것보다는 예방적 진료를 받는 것이 비용도 훨씬 적게 든다.

압박스타킹

2008년 무렵부터 압박스타킹이 인기를 끌었다. 경기력을 향상시킬 뿐 아니라 특히 회복에 도움이 된다고 알려지면서부터다. 그러나 이에 대한 지금까지의 연구 결과는 그 반대다. 처음에 이 스타킹은 혈액 순환에 문제가 있는 사람들이 사용했다. 아직까지 운동 중에 압박스타킹이 복귀정맥혈에 어떤 영향을 주는지 정확히 밝혀지지 않았고 다리의 동맥 순환에 미치는 영향도 알 수 없다.

발바닥 정맥의 펌핑 외에 다리의 복귀정맥혈을 가장 활발하게 움직이도록 하는 것은 종아리 근육의 수축이다. 그런데 달리기는 특히 이 메커니즘을 촉진하는 활동이다. 그렇다면 왜 주자에게 압박스타킹이 필요한지 의문을 가질 수 있다. 그리고 사이클 선수나 크로스컨트리 스키 선수들은 왜 이 스타킹을 신지 않는 걸까? 나는 이텐에서 압박스타킹을 신은 케냐인을 딱 한 명 보았다. 그는 비용을 충당하기 위해 제조사로부터 후원을 받았으나 사실은 스타킹이 몹시 불편하다고 털어놓았다.

한편 스타킹을 효과적으로 사용하려면 맞춤형으로 조절이 되어야 한다. 시중의 스타킹은 보통 치료 목적이어서 주자에게 맞도록 제작된 것이 아니다. 그런데 잘 언급되지 않고 측정도 하지 않았던 부분은 다리에 약한 압박을 가하면 이 부위에 있는 고유수용기를 자극할 수 있다는 점이다. 이에 대한 연구 결과가 나올 때까지 압박스타킹을 신을지 말지의 여부는 각자의 선택에 달려 있다.

능동적인 회복

대부분의 코치와 스포츠맨들은 힘든 경기나 훈련을 마친 뒤에 신진대사 노폐물을 배출하기 쉽도록 저강도의 짧은 달리기가 좋다고 생각한다. 이와 같은 15분 조깅을 흔히 '쿨다운'이라고 부른다. 최근 몇 년간 많은 연구자들이 달리기에 적용된 이 정리운동에 의문을 제기했다. 주로 짧은 간격으로 큰 힘을 쏟아야 하는 운동선수(예를 들면 점점 더 힘들어지는 상대와 하루 일곱 번까지 경기를 해야 하는 유도 선수)들에게 도움이 되는 쿨다운은 그다음의 격렬한 활동을 위해 최적의 상태가 되도록 몸의 균형을 되찾아주고 젖산의 비율을 낮추는 역할을 한다. 하지만 주자의 경우 하루에 짧은 간격으로 수차례 고강도의 힘을 쏟아야 하는(예를 들면 2km를 뛰고 다시 10km를 뛰는) 일은 거의 없다.

회복을 위해 하루를 쓸 수 있는 주자라면 쿨다운보다 차라리 푹 쉬는 것이 더 나을 수 있다. 쿨다운은 근육의 글리코겐이 다시 채워지는 것을 방해해 오히려 회복이 늦어지게 할 수도 있기 때문이다. 사실 그것은 추가적인 훈련이 될 것이다. 마라톤을 한 뒤 며칠 동안 달리기 훈련을 하면 회복이 더뎌진다는 사실도 밝혀졌다. 실제로 훈련(혹은 경기)이 힘들수록 완전한 휴식을 더 길게 취해야 한다. 아니면 다음 날에는 중강도의 훈련 정도로 그쳐야 한다. 시합 후 동료들과 교류할 목적으로 가볍게 정리운동을 하는 것 외에 운동 직후에는 몸이 에너지를 다시 회복하도록 그대로 두어야 한다. 달리기와 관련된 추가적인 자극을 피할 수 있도록 자전거로 짧은 거리를 달리는 것도 좋다. 끝으로 수동적 휴식은 흔히 아무것도 하지 않는 것과 같은 의미로 인식되기도 하지만 가능한 모든 수단을 동원해 회복이 잘 되도록 한다는 측면에서 적극적 휴식이라고 불려야 한다.

균형을 회복하는 기술

휴식, 명상, 호흡 등의 다양한 방법들은 공통적으로 근육을 이완시키고 신경계의 균형을 회복하는 데 도움을 준다. 이러한 기술들이 주자를 회복, 소화, 재생과 관련된 부교감 상태로 만들어준다. 또한 회복에 직접 작용해 경기력에도 영향을 미친다.

　이러한 기술들은 여러 면에서 회복에 도움을 주기는 하지만 오늘날 대부분의 주자들은 이를 과도하게 이용하고 있다. 기분 조절, 불안 감소, 통증 감소, 스트레스 감소, 에너지 증가, 코르티솔 수치 조절 등은 모두 회복에 영향을 줄 수 있다고 확인된 것이다. 효과는 개인에 따라 다르게 나타난다. 따라서 자신에게 맞는 방법을 찾아야 한다.

　일부 연구자들은 정신적으로 좋은 활동들에도 동일한 긍정적 효과가 있다고 생각한다. 이러한 활동도 개인에 따라 다양하다. 세계 정상의 크로스컨트리 스키 선수인 데본 커쇼처럼 어떤 이들은 기타를 연주하면서 휴식을 취한다. 어떤 이들은 독서나 그림, 음악 감상 혹은 맛있는 음식을 요리하는 것을 더 좋아한다. 이 모든 활동은 정신적 회복에 도움을 줄 수 있고, 이는 육체의 회복에도 중요한 역할을 한다.

개인의 회복력

회복 능력은 사람마다 다르다. 따라서 동일한 훈련을 받는 두 명의 주자가 설령 비슷한 경기력을 보이더라도 회복력은 다를 수 있다. 회복력이 더 약한 주자는 다른 주자보다 훈련 횟수를 적게 해야 한다. 결국 최고의 선수들이란 가장 빠르고 효과적으로 회복할 줄 아는 선수들인 셈이다.

더 나은 회복을 위한
몇 가지 팁

- 몸의 자연스러운 회복 과정을 따르라.

- 항염제는 장기간 복용하지 마라.

- 항염 식품, 알칼리성, 복합탄수화물, 단백질, 가공하지 않은 진짜
  음식들을 즐겨 먹어라.

- 정제된 설탕, 트랜스 지방, 산성 식품, 술, 과다한 자극성 식품을
  삼가라.

- 훈련 강도에 따라 수면 시간을 조절하면서 충분한 숙면을 취하라.

- 예방을 위해 한 명 이상의 치료사를 두라.

- 일상 속에서 명상, 휴식, 호흡법 등을 실천하라.

- 좋은 정신적 활동을 병행하라.

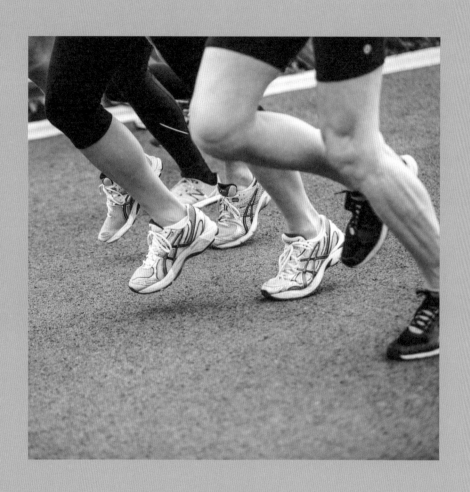

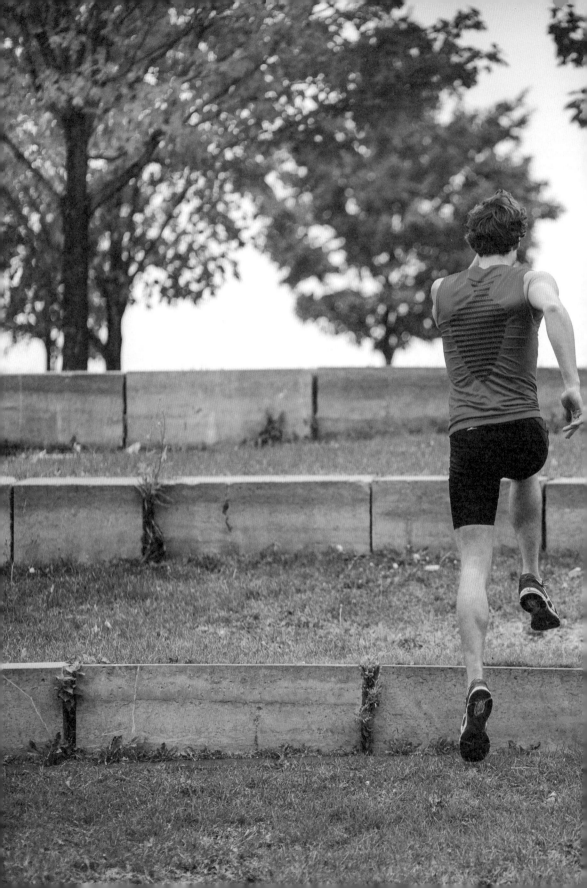

6

주자의 훈련

대원칙

훈련은 복합적인 기술이다. 좋은 훈련 프로그램은 신체조건부터 회복 능력까지 다양한 변수를 고려해야 하고 구체적인 일정과 목표를 담아야 한다. 인터넷, 잡지, 책 등에 여러 프로그램들이 소개되어 있다. 보통은 자격을 갖춘 코치가 맞춤형으로 설계해주는 프로그램이 이상적이다. 하지만 어떤 것이든 훈련 프로그램을 선택하는 이유를 알고 그것을 어떻게 수정할 수 있는지 아는 것은 좋은 결과와 덜 좋은 결과 사이의 차이를 만든다. 중요한 원칙은 다음과 같다.

적절한 빈도로 훈련하라

빈도는 일정 기간, 보통 일주일 동안 실시하는 훈련 횟수를 말한다. 이는 신체조건을 향상시키는 데 가장 큰 역할을 한다. 만일 달리기를 주 2회, 1시간씩 할 것인지 아니면 주 4회, 30분씩 할 것인지 결정해야 한다면 후자를 택하는 것이 좋다. 향상을 원한다면 최소 주 3회는 해야 한다. 주 2회는 기존의 상태를 유지하는 정도다. 주 1회는 달리기가 취미일 경우(혹은 기타 개인적인 사유)에만 해당되며 큰 성과는 얻을 수 없다.

빈도를 늘리면 훈련으로 얻을 수 있는 장점의 상승곡선은 내려간다는 사실을 아는 것이 중요하다. 따라서 주 6회 훈련한다고 해서 주 3회 훈련과 비교해 두 배의 성과를 얻을 수 있는 것이 아니다. 또한 훈련 빈도가 높아지면 부상 위험도 천문학적으로 커진다. 장기적으로 보았을 때 좋은 방법이 아닌 것이다. 자신에게 최적의 빈도를 찾아야 한다. 어떤 사람은 주 3회 훈련이 이상적이다. 또 다른 사람은 주 6회가 가장 잘 맞아서 더 나은 기록을 얻을 수도 있다. 앞에서 살펴보았듯이 일부 육상 선수들은 매일 3회씩 주 6회, 즉 주 18회 훈련을 하기도 한다.

일반적으로 1주에 3~5회 빈도가 부상 위험을 최소화하면서 최대의 결과를 얻을 수 있다. 여기에서는 달리기 훈련에 한정해 말하는 것이다. 만일 다른 종류의 훈련과 결합된다면 빈도를 조정할 수 있다. 이 부분에 대해서는 뒤에서 다룰 것이다. 조금 지나친 것보다는 조금 덜 하는 것이 낫다는 사실을 기억하자. 훈련을 너무 많이 하면 오히려 기록이 떨어지고 힘은 더 많이 들 것이다. 결과가 미미한 일에 괜한 힘을 쏟고 싶지는 않을 것이다. 목표가 높아졌다 해도 과훈련은 피해야 한다. 많은 선수들이 이러한 현상을 경험하고 그 값을 치른다. 전문 주자들과 비교하지 말자. 그들은 대부분의 사람들과 전혀 다르다. 매일 2회 훈련을 하려고 들기 전에 그럴 만한 가치가 있는지 자문해보자.

과훈련의 징후

과훈련을 하면 몸이 회복되기보다 오히려 무너진다. 무리가 계속되고 몸이 제대로 회복되지 못하고 있음을 알려주기 위해 몸의 모든 시스템이 우리에게 신호를 보낸다. 주요 징후는 다음과 같다.

- 만성적인 피로
- 인후통
- 식욕 감소
- 성욕 감퇴
- 수면 부족
- 더 자고 싶거나 잠들기가 어려움
- 훈련이 더 힘들어짐
- 경기력 저하
- 다리의 무거운 느낌
- 활기와 역동성 부족
- 나쁜 기분이나 우울한 기분
- 불안감
- 집중력 감소

- 근육통이나 불편함
- 부비강의 문제
- 자주 아픈 경향
- 무월경(월경 중단) 혹은 생리불순
- 안정 시 심박 수가 더 높거나 낮아짐(10% 이상)

이 가운데 여러 가지 증상을 느끼고 현재 훈련을 많이 하고 있다면 과훈련일 수 있다. 가장 확실한 두 가지 징후는 경기력 저하와 기분 변화다. 이때 해야 할 것은 충분한 휴식을 취하는 것이다. 보통 5일 이하의 휴식은 기존 성과에 영향을 주지 않는다. 어떤 경우에는 2주 이상, 한 달까지 충분히 쉬어야 할 수도 있다. 훈련의 강도와 양은 50% 줄이고 6개월에 걸친 기간 동안 조금씩 늘려나가야 한다. 만일 피로감이 크다면 의사와 상담하고 혈액검사를 해보자. 끝으로 과훈련은 회복 저하로 이어진다는 사실을 명심해야 한다.

장거리 선수 세 명 중 두 명은 선수생활 도중 과훈련으로 인해 영향을 받은 경험이 있다. 인터벌 훈련(고강도)이나 장기간의 훈련은 몸에 과중한 부담을 줄 가능성이 매우 높다. 여기에는 내리막길 훈련이 추가되어야 하는데 이는 편심수축(수축 상태의 근육 이완)으로 이어지고, 많은 근육의 미세손상과 관련이 있다. 불편함이 느껴진다면 첫 번째로 수정하거나 빼야 할 훈련이다.

끝으로 일주일에 하루는 온전히 휴식을 취하자. 정상급 선수들을 포함해 모든 주자들은 자신을 충전할 수 있는 시간이 필요하다. 하루도 달리지 않고 지낼 수 없는 사람이라면 자신을 돌아보아야 한다. 끈기는 장점이지만 생각보다 널리 퍼진 스포츠 중독 증상의 하나인 비고렉시아(근육 추형. 자신의 신체에 대해 부정적인 이미지를 가지고 이를 고치려고 애쓰는 장애의 일종-옮긴이)에 빠지지 않도록 하자. 스포츠 애호가들도 이 증상에 빠질 수 있기 때문이다. 연구에 따르면 정상급 스포츠인의 약 50%가 정신병리학적 문제를 경험한 적이 있다고 한다. 일부 주자들은 한 사코 매일 달리는 것을 자랑한다. 이들은 심리 전문가와의 상담을 통해 자신의 심리적 건강 상태를 확인해보는 것이 좋다.

구체적으로 생각하라

주자들은 보통 자신이 목표로 하는 고강도 운동에 대해 길게 생각하지 않는다. 예를 들어 어떤 주자가 마라톤을 3시간 45분에 달리고자 한다면 그것은 1km당 평균 5분 20초의 속도로 달려야 한다는 뜻이다. 이를 훈련하기 위해 1km당 6분의 속도로 길게 달리고 1km당 4분 30초의 속도로 인터벌 훈련을 한다고 치자. 마라톤을 할 때 그의 몸은 1km당 5분 20초의 속도를 유지하는 데 전혀 적응이 되어 있지 않았을 것이다. 이것이 부적절한 훈련의 예다. 또 다른 예를 들어보자. 어떤 주자는 5km를 20분 이내에 달리고 싶어 한다. 이는 20분 동안 1km당 4분의 속도를 유지해야 한다는 뜻이다. 그가 만일 주당 4회, 30분에서 60분씩 1km를 5분의 속도로 훈련한다면 이것 역시 잘못된 훈련이다. 이 주자는 실력이 향상되고 60분이 아닌 57분 코스는 달릴 수 있더라도 그의 몸은 절대 5km 코스를 뛰는 동안 목표 속도를 유지하는 데 적응하지 못한다. 최고의 수많은 코치들(예를 들면 레나토 카노바)은 이러한 사실을 알고 자신이 지도하는 선수들에게 경기를 목표로 한 고강도 훈련을 많이 시켰다. 특히 인터벌 훈련은 경기를 위한 특정 속도로 달리는 데 최대한 시간을 많이 할애할 수 있다는 장점이 있다.

만일 봄에 5km 경기를 몇 번 하고, 9월에 하프 마라톤에 출전할 계획이 있다면 훈련을 할 때 두 가지 달리기에 특화된 강도로 훈련 기간을 할당해야 한다. 이는 겨울과 봄에는 5km 경기의 속도 훈련을 더 많이 하고, 여름에는 하프 마라톤의 속도 훈련을 더 많이 하는 것이다. 자신이 어떤 강도로 훈련을 하고 있는지 알려면 해당 거리의 최고 기록을 잰 다음 속도 및 시간표(178~179쪽 참조)와 비교하기만 하면 된다. 이 장에 소개된 훈련 프로그램은 이러한 특수성을 토대로 작성된 것이다.

훈련을 다양화하라

매일 같은 코스를 같은 속도로 주당 4회 40분씩 달리는 것은 분명 어느 정도 결과는 가져오지만 최상의 훈련법은 결코 아니다. 몸이 매일 같은 자극을 받는다면 처음에는 적응을 하겠지만 시간이 흐르면 한계에 이른다. 이러한 현상은 다른 모든 자극, 예를 들면 학습에서도 동일하게 일어난다. 그것이 바로 다양한 방법과 강도로 지속 시간을 달리해 훈련하는 것이 중요한 이유다. 다양한 자극을 받으면 몸은 계속 적응을 해나가면서 더 나은 결과로 이어진다. 세상에 단 하나뿐인 최고의 훈련법은 없다. 영양 섭취와 마찬가지로 다양한 요소의 조화가 좋은 결과로 이어진다. 다양한 주요 변수는 다음과 같다.

• 강도 : 가장 중요한 변수로 다양하게 적용해야 한다.
• 시간 : 주요 변수로 장거리 경기나 유산소 능력의 향상을 원한다면 특히 중요하다.
• 종류 : 연속 훈련과 인터벌 훈련은 몸을 다양한 방식으로 자극한다.
• 시기 : 시간대에 따라 차이가 생길 수 있다. 매일 오후 5시에 운동하는 사람은 몸이 오전 7시 경기에 많은 힘을 쏟을 수 있도록 적응되지 않을 것이다.

- 노면 : 훈련 코스의 노면도 다양하게 사용하는 것이 중요하다(클레이 코트, 흙, 잔디, 육상 경기장, 아스팔트, 콘크리트, 나뭇잎이 덮인 숲길 등).
- 경사 : 평평한 길뿐 아니라 오르막, 내리막, 커브, 계단 오르기 등을 하면 더 다재다능해질 것이다.
- 고도 : 가능하다면 다양한 고도에서 훈련하는 것이 더 나은 적응력을 길러줄 수 있다.
- 동반 : 혼자 달리기, 두 명 혹은 그룹 달리기 등은 활력을 현저히 바꾸어놓는다. 이 부분도 다양하게 시도해보자.

연속 훈련과 인터벌 훈련을 조화시켜라

어떤 이들은 높은 속도와 낮은 속도를 교대로 하는 인터벌 훈련만을 주장한다. 물론 이러한 방식의 훈련이 매우 흥미로운 결과를 가져다주는 것이 사실이다. 따라서 모든 프로그램에 이 훈련법을 포함시키는 것이 중요하다. 이름에서 알 수 있듯 연속 훈련이란 일정 시간 동안 비교적 안정적인 속도를 유지하는 것이다. 모든 프로그램에 이 훈련도 포함되어야 한다. 가장 좋은 것은 두 가지 훈련법이 적정한 비율을 이루는 것이다. 의견은 나뉘지만 많은 코치들이 인터벌과 연속 훈련의 비율을 1:2 정도로 하는 편이다.

훈련량은 단계적으로 늘리고 가끔 줄여라

전체적인 훈련량은 단계적으로 늘려야 한다. 많은 코치들과 전문가들은 의문을 제기하지만 보통 10% 법칙을 이야기한다. 연구에 따르면 이 법칙을 지키더라도 부상 위험에는 아무 영향을 주지 못한다는 결론이 나왔다. 따라서 이 법칙을 훈련의 신화라고까지는 할 수 없지만 참고 정도는 해야 한다고 생각한다. 때로는 10% 늘리는 것이 좋고, 때로는 더 적게 잡는 것이 나을 수 있다. 제일 좋은 것은 자신의 몸에 귀를 기울이는 것이다. 최고의 챔피언 하일레 게브르셀라시에는 항상 자신의 몸 상태에 따라 훈련을 결정한다. 그 순간 자신의 몸 상태 외에는 어떤 법칙도 따르지 않는 것이다. 그도 물론 훈련 프로그램이 있지만 엄격하게 따르지는 않는다.

어떤 주자도 자신의 훈련 수준과 성과를 한없이 올릴 수는 없다. 만일 그렇게 되고자 한다면 부상을 입거나 과훈련을 할 우려가 있을 뿐 아니라 조만간 훈련량을 줄여야 할 것이다. 단계적으로 진행하는 가장 쉽고 효과적인 방법은 매달 1주에 약 10%씩 훈련을 줄이는 것으로, 자신이 더 할 수 있다고 느낄 때에도 마찬가지다. 이렇게 보수적인 방식은 보통 장기적으로 좋은 결과를 낳는다. 육체적·정신적 피로감이 높은 경우 1주에 50% 훈련을 줄이고, 더 많이 할 수 있다는 느낌이 들더라도 이 규칙을 유지하는 것이 좋은 전략이다.

끝으로, 1년에 한 차례씩은 일정 기간 달리기를 하지 않고 완전히 쉴 필요가 있다. 휴식 기간은 주자에 따라 다른데 통상적으로 최소 2주의 휴식을 권장한다. 케냐의 주자들은 매년 거의 2개월에 걸친 휴식기를 갖는다. 이 휴식은 몸과 마음 모두에 유익하다.

핵심 훈련에 집중하라

일주일에 몇 번 훈련을 하든 어떤 훈련은 다른 훈련에 비해 더 중요하고 결과에도 더 큰 영향을 미친다. 이를 핵심 훈련이라고 한다. 주당 3회 훈련하는 사람이라면 자신의 프로그램에 2회의 핵심 훈련이 포함되어야 한다. 주 4, 5, 6회 훈련할 경우에는 3회의 핵심 훈련이 필요하다. 따라서 의미 있는 결과를 얻으려면 2~3회 정도 핵심 훈련을 하면 된다.

핵심 훈련은 인터벌 훈련과 더 긴 연속 훈련이다. 그 밖의 훈련은 거리(킬로미터)를 추가하거나 더 힘든 훈련 사이에 회복이 필요하거나 심혈관 건강을 개선하기 위한 목적이 있다. 이상적으로는 어떤 주자든 이 모든 프로그램을 따라갈 수 있는 것이다. 하지만 실제로는 대부분의 주자들이 이런저런 이유에서 자신만의 프로그램으로 조정해야 한다. 만일 훈련을 빼야 한다면 핵심 훈련이 아닌 것을 빼고 핵심 훈련에 집중하라. 뒤에 나오는 훈련 프로그램에서 <u>파란 글씨</u>가 핵심 훈련에 해당한다.

예를 들어 주 6회 훈련하는 주자가 있다고 하자. 어떤 이유에서 2주 동안은 주 3회로 줄여야 한다. 만일 그가 이 기간 동안 주 3회 핵심 훈련을 한다면 그는 평상시 훈련과 마찬가지로 좋은 결과를 얻을 것이다. 하지만 그가 '비핵심' 훈련에 해당하는 방식으로 훈련한다면 그보다 좋지 않은 결과를 얻을 것이다.

핵심 훈련에 몰두하려면 충분한 에너지 상태를 유지해야 한다. 여기에 훈련의 성패가 달려 있다. 만일 자신이 1주 동안 특정 요일에 에너지가 더 많다면 가능하면 그런 날에 핵심 훈련을 하는 것이 좋다. 나에게 상담을 받으러 왔던 한 주자는 목요일에 인터벌 훈련을 해왔다. 그는 목요일 낮에는 꼬박 공부에 집중하고 저녁에는 일을 했다. 그래서 정작 훈련을 할 때는 생기가 넘치고 거뜬한 몸 상태와는 거리가 멀었다. 그리고 일주일 중 가장 피로감을 느끼는 토요일에 지구력 연속 훈련을 했다. 그는 자신의 프로그램에 짜인 그대로 따랐다. 우리는 이 시간표에 약간의 변화를 주었다. 그 뒤로 수업이 더 적은 날인 금요일 정오에 인터벌 훈련을 하고, 에너지를 집중할 수 있어서 일주일 중 컨디션이 가장 좋은 일요일에 지구력 연속 훈련을 했다. 훈련 프로그램의 작은 변화로 이 선수는 이전처럼 한계에 부딪히는 대신 놀라운 성과를 얻을 수 있었다.

누구든 항상 최상일 수는 없다. 다만 최상의 상태로 핵심 훈련에 임한다면 의미 있는 결과가 나타날 것이다.

크로스 트레이닝(교차 훈련)을 도입하라

나는 달리기와 다른 운동을 번갈아 하는 크로스 트레이닝이 제대로 활용되지 못하고 있다고 생각한다. 일부 주자들은 달리기를 하는 것만 좋아해서 다른 스포츠에는 관심이 없고 달릴 때만 기분이 좋아진다. 이들은 다른 종목에 조금이라도 관심을 가져야 한다. 그 이유는 수없이 많다.

첫째, 달리기는 자신에게 완벽한 한 가지 활동이 아니다. 달리기는 몸의 윗부분은 거의 자극하지 않고 측면 움직임도 거의 없다. 달리기에 관련된 동작은 항상 똑같다. 근육의 균형을 위해서는 불균형을 해결해줄 활동과 달리기를 결합하는 것이 좋다. 예를 들면 (측면 동작이 필요한) 인라인스케이트, (스케이트처럼 상체와 측면 동작을 하는) 크로스컨트리 스키, (상체와 복부 동작을 하는) 패들이나 로잉머신, (상체 동작이 있는) 수영이나 일립티컬 운동을 결합하는 것이다. 엘립티고는 달리기와 자전거 타기를 절충한 타원형 운동이 가능한 일종의 자전거로 최근 시중에 소개되어 흥미로운 대체 운동으로 떠오르고 있다.

둘째, 달리기는 반복되는 충격이 있는 활동이다. 따라서 심혈관 훈련의 일환으로 자극이 없는 활동을 병행하는 것이 몸을 아끼는 데 도움이 될 수 있다. 앞에 언급한 활동에 자전거 타기도 포함된다. 달리기로 인한 충격을 최소화한 달리기 동작을 재현하고자 하는 일부 주자들은 물에서 팔튜브를 끼고 달리는 아쿠아 조깅을 하기도 한다.

이 모든 활동을 통해 달리기를 할 때와 비슷한 심박 수에 도달할 수 있다. 심혈관계를 거의 비슷한 수준으로 자극할 수 있는 것이다.

셋째, 크로스 트레이닝은 부상이나 불편함을 느낄 때 매우 유용하다. 몸의 한계를 존중해 컨디션은 유지하면서도 다시 달리기를 천천히 시작할 수 있게 해준다. 크로스 트레이닝을 한 지 몇 주 뒤에 개인 기록을 깨는 주자들을 보았다. 그들은 반복되는 충격으로부터 몸을 지키면서도 심장 훈련은 지속한 것이다.

끝으로 크로스 트레이닝은 지구력 향상에 도움을 줄 수 있다. 나는 몸의 기계적 한계를 존중하면서도 지구력을 극대화하기 위해 몇몇 선수들에게 달리기와 자전거 타기가 결합된 크로스 트레이닝을 권한다. 30km를 달리는 기존의 긴 훈련 대신 25km 달리기와 35km 자전거 타기를 결합해 마라톤과 비슷한 시간 동안 훈련할 수 있다. 이러한 결합은 기본 지구력을 향상시키고, 달리기로 인한 충격을 줄여 에너지를 잘 모을 수 있게 한다는 장점이 있다. 크로스 트레이닝을 하려면 먼저 비핵심 훈련에 적용하는 게 좋다. 달리기를 할 수 없을 만큼 부상을 입었거나 불편함이 있을 때만 핵심 훈련으로 대체해야 한다. 대체로 몸에 부담이 덜하므로 예상 훈련 시간보다 늘릴 수 있다.

스트레스 요소를 고려하라

우리의 생활은 스트레스 요소로 가득하고 훈련도 그중 하나다. 훈련은 몸을 피로하게 하는 스트레스 요소인 것이다. 우리 몸이 잘 적응하고 기능하게 하려면 스트레스에 대한 적절한 대응이 필요하다. 한편으로는 운동이 몸의 균형을 되찾게 함으로써 스트레스를 몰아낼 수도 있다. 하지만 모든 훈련이 이런 효과를 가진 것은 아니다. 저강도의 달리기는 일로 인한 스트레스를 날려줄 좋은 방법이 되기도 한다. 하지만 고강도이거나 장기간의 훈련은 대부분 스트레스를 보태는 일이다.

많은 사람들이 스트레스에 따라 자신의 프로그램을 조정해야 한다는 사실은 모른 채 훈련을 계속한다. 명심할 것은 어떤 종류의 스트레스든 장기적으로는 그 사람의 잠재력을 고갈시킬 수 있다는 것이다. 소니아 루피앙 박사에 따르면 자아를 해치거나 통제력을 잃게 만드는 모든 예기치 못한 새로운 요소는 쉽게 스트레스 반응을 일으킨다고 한다. 만일 이런 상황에 처해 있다면 자신의 몸이 그 스트레스에 대응해야 한다는 것을 기억하자. 단기적으로는 몸이 저항할 수 있지만 장기적으로는 탈진할 위험이 있다.

너무 많은 주자들이 훈련을 조정하지 않은 채로 개인적인 상황(이사, 이별, 새로운 일, 동료와의 관계 문제, 가까운 이의 죽음, 실직, 은퇴 등)을 겪으며 살아간다. 이들은 어떻게든 자신의 훈련 프로그램을 따른다. 어떤 이들은 훈련을 구명대처럼 여기기도 한다. 스트레스가 심한 기간이라면 훈련을 낮추어 조절해야 한다. 이 경우 훈련 빈도는 유지하면서 강도와 시간을 줄이는 것을 생각해보자.

스트레스를 없애는 데 도움을 얻기 위해 운동을 활용해보자. 며칠 전 새로운 일을 시작했거나 최근에 부모가 되었다면 고강도 훈련에 집중하지 못하더라도 죄책감을 느끼지는 말자. 자신에게 기회를 주고 어깨에 너무 많은 짐을 지려 하지 말자. 스트레스를 주는 요소가 무엇이든 그 상황에 대응하는 방식이 스트레스에 대한 반응을 결정지을 것이다. 그래서 두 사람이 같은 상황에 놓여 있어도 반응은 서로 다를 수 있다. 주자에게는 잠재적 스트레스 요인을 인식하는 것 자체가 이미 어느 정도 통제력을 되찾게 함으로써 스트레스에 대한 반응을 줄이는 방법이 된다.

대회 시즌을 앞두고 계획을 세울 때 잠재적인 스트레스 요인을 고려하도록 하자. 예를 들어 9월 초에 새로운 일을 시작하거나 이사를 할 예정이라면 이 기간 동안에는 훈련을 줄이는 계획을 세운다. 따라서 10월에 열리는 시카고 마라톤 대회 참가는 좋은 생각이 아니다. 왜냐하면 적절한 준비를 하려면 한창 스트레스를 많이 받을 시기에 장거리 여행을 해야 하기 때문이다. 대회 전 두 달 동안 하는 훈련은 결정적이다. 어떤 스트레스 요인은 미리 예측할 수 없지만 다른 요소들은 가능하다. 이 점을 감안하자.

양보다 질을 생각하라

오랫동안 강도 높은 훈련을 한다고 해서 반드시 최상의 결과를 얻는 것은 아니다. 훈련을 잘하고 자기 관리에 신경 쓰는 것은 즐겁게 달리면서 좋은 결과를 얻는 열쇠다. 훈련의 양을 주로 생각하기보다 '어떤 기분이 드는지? 어떻게 달릴 것인지?' 등등 방식에 집중해야 한다. 이는 자신의 감각에 집중하기 위해 필요하다. 자신에게 귀를 기울이지 않고 훈련 프로그램을 기계적으로 따르며 피로하거나 부상을 당한 채로 계속 달린다면 달리기를 충분히 즐길 수 없을 것이다. 적당한 강도의 운동은 제대로 했을 때 큰 만족감을 느끼는 원천이 될 수 있다. 하지만 억지로 하는 기분이 든다면 방법을 바꾸어야 한다. 운동의 질을 생각하다 보면 양은 자연스럽게 채워질 것이다. 하지만 그 반대는 불가능하다.

더 나은 훈련을 위한 팁을 요약하면 다음과 같다.
- 주 3~6회 달려라.
- 일주일에 적어도 하루는 쉬어라.
- 목표한 속도로 특정한 훈련을 하라.
- 다양한 훈련을 하라.
- 인터벌 훈련과 연속 훈련을 결합하라.
- 훈련은 단계적으로 늘리고 가끔 줄여라.
- 주로 핵심 훈련에 에너지를 집중하라.
- 크로스 트레이닝을 적어도 조금씩 하라.
- 스트레스 정도에 따라 훈련을 조절하라.
- 과도한 훈련이나 부족한 회복을 알리는 신호에 주의를 기울여라.
- 늘 양보다 질을 먼저 생각하라.

훈련
프로그램

훈련 프로그램 짜기

여기에서는 자신의 경험, 목표, 달리기 속도에 맞추어 훈련 프로그램을 짜는 데 필요한 모든 것을 다룰 것이다. 자신의 기록 변화와 새로운 목표에 따라 언제든 프로그램을 수정할 수 있다. 자신에게 맞는 훈련 프로그램을 짜기 위해 다음 단계를 순서대로 따라 해보자.

1. 자신의 달리기 경험을 평가하라

달리기를 시작하려고 한다면 달리기 입문 프로그램(184~185쪽)을 참조하라. 이미 달리기를 시작한 경우라면 2단계로 넘어가자.

정해진 거리의 프로그램을 시작하기 전에 횟수와 평균 시간으로 구성된 다음의 1개월 훈련을 완성할 수 있어야 한다.

목표 거리	훈련 횟수	평균 훈련 시간
5km	3회/주	30분
10km	3회/주	40분
21.1km	4회/주	40분
42.2km	4회/주	50분

목표 거리를 늘리는 데 필요한 훈련 기간

5km에서 10km	10km에서 하프 마라톤	하프 마라톤에서 마라톤
4~6개월	6~9개월	12개월

2. 목표 거리를 설정하라

제시된 프로그램은 가장 일반적인 거리(5km, 10km, 하프 마라톤, 마라톤)를 포함하고 있다. 자신의 현실적인 목표를 설정하자. 짧은 거리에 적응하면서 지구력을 기른 다음 더 긴 거리로 옮겨가는 것이 좋다.

3. 목표 시간을 설정하라

옵션 A 익숙한 거리지만 시간을 단축하고 싶을 때

원하는 거리의 목표 시간을 정하라. 목표는 현실적이어야 한다. 최상의 기록에서 2~5% 정도 향상시키는 것이 좋다.

178~179쪽 표를 보고 자신의 목표 거리에 해당하는 세로 줄에서 원하는 시간에 해당하는 가로 줄을 찾아 번호를 기록하자. 예를 들어 10km를 42분에 달리고 싶다면 번호 11을 적는 것이다.

거리		회복	기본 지구력	42.2km (마라톤)	21.1km (하프 마라톤)	10km	5km	3km
특정 속도(V)		VR	VE	V42	V21	V10	V5	V3
11	시간			3:20:00	1:34:00	0:42:06	0:20:13	0:11:31
	속도	5분40초/km	5분12초/km	4분45초/km	4분27초/km	4분13초/km	4분03초/km	3분50초/km

옵션 B 새로운 거리의 목표 시간을 알고 싶을 때

178~179쪽 표에서 평소 자신이 달리는 거리와 현재 속도에 가장 가까운 시간을 찾아 해당 가로 줄의 번호를 기록하자. 예를 들면 10km 최고 기록이 42분이라면 11번을 적는 것이다.

같은 줄에는 가장 일반적인 코스들의 목표 속도와 시간이 자신의 수준에 맞게 제시되어 있다. 예를 들면 자신의 10km 최고 기록이 11번 줄에 있다면 적절한 훈련을 통해 마라톤은 3시간 20분에 완주하는 목표를 세울 수 있다.

4. 훈련의 목표 속도를 정하라

3단계에 표시해둔 같은 줄에는 당신의 훈련 프로그램을 구성할 다양한 목표 속도가 나온다. 자신이 목표로 하는 프로그램의 페이지(186~205쪽)에 나오는 모든 속도를 참조하라. 예를 들어 전 단계에서 11번을 표시했다면 다음의 예시에 따라 자신의 속도를 다시 적어보자.

VR 회복	VE 기본 지구력	V42 마라톤	V21 하프 마라톤	V10 10km	V5 5km	V3 3km
5분 40초/km	5분 12초/km	4분 45초/km	4분 27초/km	4분 13초/km	4분 03초/km	3분 50초/km

내 기록을 모를 때는 어떻게 할까?

대회에 참가한 적이 없어서 기준으로 삼을 시간을 모른다면 목표보다 짧은 거리를 일정한 최대 속도로 달려서 시간을 측정해보자. 목표 거리에 더 가깝게 시간을 측정할수록 훈련의 목표 속도를 결정할 때 신뢰할 수 있다. 예를 들어 처음으로 5km 대회를 준비하고 있다면 3km를 테스트해보는 것이다. 하프 마라톤을 목표로 하고 있다면 최소한 5km, 이상적으로는 10km의 시간을 이용하는 것이 좋다.

페이스

페이스는 '분/km'로 측정하지만 속도는 km/시(혹은 km/분)로 측정한다. 일반적인 용법에 맞추기 위해 이 장에서는 페이스 대신 일관성 있게 속도라는 용어를 사용했다. 달리기의 페이스를 가리키는 VR, VE, V42, V21, V10, V5, V3도 마찬가지다.

거리에 따른 달리기 속도와 시간

거리		회복	기본 지구력	42.2km (마라톤)	21.1km (하프 마라톤)	10km	5km	3km
특정 속도(V)		VR	VE	V42	V21	V10	V5	V3
1	시간			2:30:00	1:10:05	0:31:35	0:15:21	0:08:38
	속도	4분35초/km	4분10초/km	3분33초/km	3분19초/km	3분10초/km	3분04초/km	2분53초/km
2	시간			2:35:00	1:12:51	0:32:38	0:15:40	0:08:56
	속도	4분41초/km	4분15초/km	3분41초/km	3분27초/km	3분15초/km	3분08초/km	2분59초/km
3	시간			2:40:00	1:15:12	0:33:41	0:16:10	0:09:13
	속도	4분48초/km	4분21초/km	3분48초/km	3분34초/km	3분22초/km	3분14초/km	3분04초/km
4	시간			2:45:00	1:17:33	0:34:44	0:16:46	0:09:31
	속도	4분55초/km	4분28초/km	3분55초/km	3분41초/km	3분28초/km	3분21초/km	3분10초/km
5	시간			2:50:00	1:19:54	0:35:48	0:17:11	0:09:47
	속도	5분02초/km	4분35초/km	4분02초/km	3분47초/km	3분35초/km	3분26초/km	3분16초/km
6	시간			2:55:00	1:22:15	0:36:51	0:17:41	0:10:05
	속도	5분08초/km	4분41초/km	4분09초/km	3분54초/km	3분41초/km	3분32초/km	3분22초/km
7	시간			3:00:00	1:24:36	0:37:54	0:18:12	0:10:22
	속도	5분14초/km	4분47초/km	4분16초/km	4분01초/km	3분47초/km	3분38초/km	3분27초/km
8	시간			3:05:00	1:26:57	0:38:57	0:18:42	0:10:40
	속도	5분21초/km	4분54초/km	4분23초/km	4분07초/km	3분54초/km	3분44초/km	3분33초/km
9	시간			3:10:00	1:29:18	0:40:00	0:19:12	0:10:57
	속도	5분28초/km	5분00초/km	4분30초/km	4분14초/km	4분00초/km	3분50초/km	3분39초/km
10	시간			3:15:00	1:31:40	0:41:04	0:19:43	0:11:14
	속도	5분34초/km	5분06초/km	4분38초/km	4분21초/km	4분06초/km	3분57초/km	3분45초/km
11	시간			3:20:00	1:34:00	0:42:06	0:20:13	0:11:31
	속도	5분40초/km	5분12초/km	4분45초/km	4분27초/km	4분13초/km	4분03초/km	3분50초/km
12	시간			3:25:00	1:36:21	0:43:10	0:20:43	0:11:49
	속도	5분47초/km	5분19초/km	4분52초/km	4분34초/km	4분19초/km	4분09초/km	3분56초/km
13	시간			3:30:00	1:38:42	0:44:13	0:21:12	0:12:06
	속도	5분53초/km	5분25초/km	4분59초/km	4분41초/km	4분25초/km	4분14초/km	4분02초/km
14	시간			3:35:00	1:41:06	0:45:16	0:21:44	0:12:23
	속도	6분00초/km	5분32초/km	5분06초/km	4분48초/km	4분32초/km	4분21초/km	4분08초/km
15	시간			3:40:00	1:43:24	0:46:19	0:22:14	0:12:40
	속도	6분07초/km	5분38초/km	5분13초/km	4분54초/km	4분38초/km	4분27초/km	4분13초/km
16	시간			3:45:00	1:45:45	0:47:23	0:22:44	0:12:58
	속도	6분14초/km	5분45초/km	5분20초/km	5분01초/km	4분44초/km	4분33초/km	4분19초/km
17	시간			3:50:00	1:48:06	0:48:26	0:23:16	0:13:15
	속도	6분20초/km	5분51초/km	5분27초/km	5분08초/km	4분51초/km	4분39초/km	4분25초/km
18	시간			3:55:00	1:50:27	0:49:29	0:23:45	0:13:32
	속도	6분27초/km	5분57초/km	5분34초/km	5분14초/km	4분57초/km	4분45초/km	4분31초/km

거리		회복	기본 지구력	42.2km (마라톤)	21.1km (하프 마라톤)	10km	5km	3km
특정 속도(V)		VR	VE	V42	V21	V10	V5	V3
19	시간 속도	6분33초/km	6분04초/km	4:00:00 5분42초/km	1:52:48 5분21초/km	0:50:31 5분05초/km	0:24:16 4분51초/km	0:13:50 4분37초/km
20	시간 속도	6분39초/km	6분10초/km	4:05:00 5분49초/km	1:55:09 5분28초/km	0:51:36 5분10초/km	0:24:45 4분57초/km	0:14:06 4분42초/km
21	시간 속도	6분45초/km	6분16초/km	4:10:00 5분56초/km	1:57:30 5분34초/km	0:52:38 5분16초/km	0:25:16 5분03초/km	0:14:24 4분48초/km
22	시간 속도	6분51초/km	6분23초/km	4:15:00 6분03초/km	1:59:51 5분41초/km	0:53:42 5분22초/km	0:25:46 5분09초/km	0:14:42 4분54초/km
23	시간 속도	6분57초/km	6분29초/km	4:20:00 6분10초/km	2:02:12 5분48초/km	0:54:45 5분28초/km	0:26:17 5분15초/km	0:14:59 5분00초/km
24	시간 속도	7분04초/km	6분36초/km	4:25:00 6분17초/km	2:04:33 5분54초/km	0:55:48 5분35초/km	0:26:48 5분22초/km	0:15:16 5분05초/km
25	시간 속도	7분10초/km	6분42초/km	4:30:00 6분24초/km	2:06:51 6분01초/km	0:56:51 5분41초/km	0:27:18 5분28초/km	0:15:33 5분11초/km
26	시간 속도	7분16초/km	6분48초/km	4:35:00 6분31초/km	2:09:15 6분08초/km	0:57:54 5분47초/km	0:27:48 5분34초/km	0:15:50 5분17초/km
27	시간 속도	7분23초/km	6분54초/km	4:40:00 6분38초/km	2:11:36 6분14초/km	0:58:58 5분54초/km	0:28:18 5분40초/km	0:16:08 5분23초/km
28	시간 속도	7분30초/km	7분01초/km	4:45:00 6분46초/km	2:13:57 6분21초/km	1:00:00 6분00초/km	0:28:48 5분46초/km	0:16:25 5분28초/km
29	시간 속도	7분36초/km	7분07초/km	4:50:00 6분53초/km	2:16:18 6분28초/km	1:01:04 6분06초/km	0:29:18 5분52초/km	0:16:42 5분34초/km
30	시간 속도	7분42초/km	7분14초/km	4:55:00 7분00초/km	2:18:40 6분35초/km	1:02:06 6분13초/km	0:29:48 5분58초/km	0:17:00 5분40초/km
31	시간 속도	7분47초/km	7분21초/km	5:00:00 7분07초/km	2:21:00 6분41초/km	1:03:10 6분19초/km	0:30:18 6분04초/km	0:17:18 5분46초/km
32	시간 속도	7분53초/km	7분27초/km	5:05:00 7분14초/km	2:23:21 6분48초/km	1:04:13 6분25초/km	0:30:48 6분10초/km	0:17:34 5분51초/km
33	시간 속도	8분00초/km	7분33초/km	5:10:00 7분21초/km	2:25:42 6분55초/km	1:05:16 6분32초/km	0:31:18 6분16초/km	0:17:52 5분57초/km
34	시간 속도	8분06초/km	7분39초/km	5:15:00 7분28초/km	2:28:06 7분01초/km	1:06:20 6분38초/km	0:31:49 6분22초/km	0:18:09 6분03초/km
35	시간 속도	8분13초/km	7분47초/km	5:20:00 7분35초/km	2:30:24 7분08초/km	1:07:23 6분44초/km	0:32:20 6분28초/km	0:18:26 6분09초/km
36	시간 속도	8분19초/km	7분54초/km	5:25:00 7분43초/km	2:32:45 7분15초/km	1:08:26 6분51초/km	0:32:51 6분34초/km	0:18:43 6분13초/km

자신의 프로그램 이해하기

제시된 프로그램은 다양한 훈련으로 구성되어 있다.

• 핵심 훈련 : 인터벌 훈련, 장거리의 연속 훈련
• 단거리의 연속 훈련
• 유연성 훈련과 강화 훈련의 추가
• 달리기를 쉬는 휴일

핵심 훈련(파란색 글씨)은 목표에 도달하기 위해 적절히 발전하는 데 가장 중요한 훈련이다. 다른 달리기 훈련(검정색 글씨)은 상대적으로 덜 중요하며 언제든 그에 상응하는 크로스 트레이닝 세션으로 대체될 수 있다.

훈련 프로그램은 다양성과 보완성을 최대한 갖추도록 구성되었다. 자신의 훈련 프로그램을 시작하기 전에 프로그램을 구성하는 다양한 요소들에 익숙해지도록 살펴보자. 자세한 설명은 다음 페이지에 있다.

> 인터벌이 짧을수록 목표 속도는 높아질 것이다. 반대도 마찬가지다.

인터벌 훈련의 예시

수	목	금
휴식 강화 유연성	· 40분 · ↑ 12분 인터벌 V10 3분 4세트 [VR 2분] ↓ 10분	휴식 유연성

40분 전체 훈련 시간 40분

↑ 12분 강도를 높이며 12분 달리기

인터벌 (V10 3분 4세트로 구성된) 인터벌로 달리는 훈련

V10 3분 4세트 10km 속도로 3분씩의 인터벌 4세트

[VR 2분] 각 인터벌 사이에 회복 속도로 2분 달리기

↓ 10분 강도를 낮추며 10분 달리기

연속 훈련의 예시

금	토	일
휴식	VE 30분 강화	VE 60분
유연성	유연성	유연성

VE 60분　워밍업, 기본 지구력 속도(VE)로 달리는 시간, 쿨다운을 포함한 전체 60분의 연속 훈련. 다음에 유연성 훈련의 시퀀스가 이어진다.

기호 설명표

달리기 훈련

↑

강도를 높이며 달리는 구간. 워밍업으로 시작해 회복 속도(VR)에서 기본 지구력 속도(VE)에 도달할 때까지 강도를 점점 높이며 달린다.

인터벌

일정한 목표 속도로 달리는 인터벌

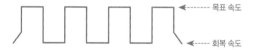

------ 목표 속도

------ 회복 속도

언덕

6~10% 경사지를 달리는 인터벌. 비교적 고강도 훈련으로 3km(V3) 속도에 상응한다.

* 경사지가 없을 때는 계단을 이용한다.

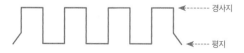

------ 경사지

------ 평지

피라미드

다양한 강도와 시간으로 달리는 인터벌

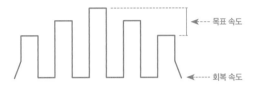

스트라이드

5km(V5) 속도가 될 때까지 점차 속도를 높이며 약 20초간 인터벌 달리기

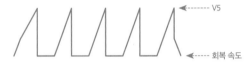

[VR 분]

목표한 회복 속도(VR)의 구간으로 훈련의 인터벌 사이(인터벌, 언덕, 스트라이드, 피라미드 등)에 실시

⬇

강도를 낮추며 달리는 구간. 회복 속도(VR)가 될 때까지 천천히 속도를 늦추며 쿨다운으로 훈련을 마무리한다.

막판 스퍼트

스프린트로 최고조에 달하고 대회를 위한 목표 속도로 달리기를 마무리하는 지구력 훈련

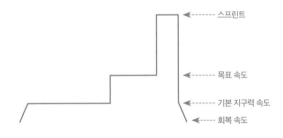

테스트
목표보다 더 짧은 거리로 참가할 대회를 전체적으로 반복하는 훈련. 혼자 하거나 다른 대회에 신청해 테스트할 수 있다.

휴식
달리기를 쉼

주 : 인터벌 훈련이든 연속 훈련이든 전체 훈련 시간에는 워밍업과 쿨다운 시간이 포함되어 있다.

추가 훈련
_____

유연성
짧거나 긴 유연성 훈련의 시퀀스(290~291쪽 참조)

강화
짧거나 긴 강화 훈련 시퀀스(292~293쪽 참조)

훈련 속도는 어떻게 측정할까?

이상적인 것은 육상 트랙이나 거리가 정해진 트랙 혹은 러닝머신을 달리는 것이다. 거리와 속도를 측정해주는 GPS 손목시계를 이용할 수도 있다. 하지만 야외에서 할 경우 일부 시계는 불명확한 결과를 알려줄 수도 있다.

항상 자신의 감각에 귀를 기울이자. 같은 훈련 강도라 해도 길이 울퉁불퉁하거나 경사가 있으면 속도가 덜 날 수 있다.

프로그램 : 달리기 입문

달리기와 걷기를 번갈아 하는 이 프로그램은 마라톤을 시작하는(혹은 다시 시작하는) 대부분의 사람들에게 부상의 위험은 낮추면서 단계적으로 달릴 수 있게 해준다. 약 10주 뒤에는 30분 연속으로 달릴 수 있게 될 것이다. 주 4회 훈련을 기본으로 한다. 원할 경우 휴식하는 날, 걷기 시퀀스를 추가할 수 있다. 다음 단계로 넘어가기 전에 현재의 훈련에 익숙해졌는지 확인하라. 익숙해지지 않았다면 다음 주에도 같은 훈련을 반복하자.

	월	화	수	목	금	토	일
1주	휴식	(30초 달리기+ 2분 걷기) 4세트	휴식	(30초 달리기+ 2분 걷기) 4세트	휴식	(30초 달리기+ 2분 걷기) 4세트	(30초 달리기+ 2분 걷기) 8세트
2주	휴식	(1분 달리기+ 2분 걷기) 4세트	휴식	(1분 달리기+ 2분 걷기) 6세트	휴식	(1분 달리기+ 2분 걷기) 4세트	(1분 달리기+ 2분 걷기) 8세트
3주	휴식	(2분 달리기+ 1분 걷기) 4세트	휴식	(2분 달리기+ 1분 걷기) 6세트	휴식	(2분 달리기+ 1분 걷기) 4세트	(2분 달리기+ 1분 걷기) 8세트
4주	휴식	(3분 달리기+ 1분 걷기) 4세트	휴식	(3분 달리기+ 1분 걷기) 6세트	휴식	(3분 달리기+ 1분 걷기) 4세트	(3분 달리기+ 1분 걷기) 8세트

	월	화	수	목	금	토	일
5주	휴식	(4분 달리기+ 1분 걷기) 4세트	휴식	(4분 달리기+ 1분 걷기) 6세트	휴식	(4분 달리기+ 1분 걷기) 4세트	(4분 달리기+ 1분 걷기) 8세트
6주	휴식	(6분 달리기+ 1분 걷기) 4세트	휴식	(6분 달리기+ 1분 걷기) 5세트	휴식	(4분 달리기+ 1분 걷기) 4세트	(10분 달리기+ 2분 걷기) 1세트 추가로 (1분 달리기+ 2분 걷기) 4세트
7주	휴식	(7분 달리기+ 1분 걷기) 4세트	휴식	(8분 달리기+ 1분 걷기) 4세트	휴식	(3분 달리기+ 1분 걷기) 5세트	15분 달리기
8주	휴식	(4분 달리기+ 1분 걷기) 6세트	휴식	(7분 달리기+ 1분 걷기) 5세트	휴식	(4분 달리기+ 1분 걷기) 4세트	20분 달리기
9주	휴식	(5분 달리기+ 1분 걷기) 5세트	휴식	(10분 달리기+ 1분 걷기) 2세트	휴식	(3분 달리기+ 1분 걷기) 5세트	25분 달리기
10주	휴식	(4분 달리기+ 1분 걷기) 4세트	휴식	(8분 달리기+ 1분 걷기) 3세트	휴식	(3분 달리기+ 1분 걷기) 4세트	30분 달리기

5km 프로그램 (15:21에서 23:45 사이 시간)

VR 회복	VE 기본 지구력	V42 마라톤	V21 하프 마라톤	V10 10km	V5 5km	V3 3km
/km	/km	/km	/km	/km	/km	/km

	월	화	수	목	금	토	일
1주	휴식 유연성	· 30분 · ↑ 8분 스트라이드 20초 8세트 [VR 90초] ↓ 8분	휴식 강화 유연성	· 30분 · ↑ 10분 인터벌 V5 2분 3세트 [VR 2분] ↓ 10분	휴식 유연성	VE 20분 강화 유연성	VE 40분 유연성
2주	휴식 유연성	· 30분 · ↑ 7분 스트라이드 20초 10세트 [VR 90초] ↓ 7분	휴식 강화 유연성	· 35분 · ↑ 10분 언덕 1분 6세트 [VR 2분] ↓ 10분	휴식 유연성	VE 25분 강화 유연성	VE 45분 유연성
3주	휴식 유연성	· 35분 · ↑ 12분 인터벌 V10 5분 2세트 [VR 3분] ↓ 10분	휴식 강화 유연성	· 40분 · ↑ 15분 인터벌 V5 3분 3세트 [VR 2분] ↓ 10분	휴식 유연성	VE 25분 강화 유연성	VE 50분 유연성
4주	휴식 유연성	· 35분 · ↑ 7분 언덕 1분 8세트 [VR 2분] ↓ 7분	휴식 강화 유연성	· 40분 · ↑ 12분 인터벌 V3 2분 4세트 [VR 3분] ↓ 10분	휴식 유연성	VE 20분 강화 유연성	VE 45분 유연성
5주	휴식 유연성	· 40분 · ↑ 10분 피라미드 V3 1분 V5 2분 V10 3분 V5 2분 V3 1분 [VR 2분] ↓ 10분	휴식 강화 유연성	· 40분 · ↑ 10분 인터벌 V5 3분 4세트 [VR 3분] ↓ 10분	휴식 유연성	VE 25분 강화 유연성	VE 50분 유연성

	월	화	수	목	금	토	일
6주	휴식 유연성	·45분· ↑15분 인터벌 V10 5분 2세트 [VR 3분] ↓15분	휴식 강화 유연성	·40분· ↑12분 인터벌 V3 2분 5세트 [VR 2분] ↓10분	휴식 유연성	VE 25분 강화 유연성	VE 55분 유연성
7주	휴식 유연성	·40분· ↑13분 피라미드 V3 1분 V5 2분 V10 3분 V5 2분 V3 1분 [VR 2분] ↓10분	휴식 강화 유연성	·40분· ↑9분 인터벌 V5 3분 5세트 [VR 2분] ↓9분	휴식 유연성	VE 30분 강화 유연성	VE 50분 유연성
8주	휴식 유연성	·40분· ↑10분 인터벌 V3 1분 10세트 [VR 1분] ↓10분	휴식 강화 유연성	·30분· ↑10분 스트라이드 20초 6세트 [VR 90초] ↓10분	휴식 유연성	휴식 강화 유연성	↑10분 테스트 V3 3km ↓10분
9주	휴식 유연성	·35분· ↑15분 인터벌 V10 4분 2세트 [VR 2분] ↓10분	휴식 강화 유연성	·40분· ↑12분 인터벌 V5 3분 4세트 [VR 2분] ↓10분	휴식 유연성	VE 30분 강화 유연성	VE 50분 유연성
10주	휴식 유연성	·40분· ↑10분 인터벌 V3 2분 6세트 [VR 2분] ↓8분	휴식 강화 유연성	·40분· ↑12분 막판 스퍼트 V21 15분 V5 8분 스프린트 ↓5분	휴식 유연성	VE 25분 강화 유연성	VE 55분 유연성
11주	휴식 유연성	·35분· ↑10분 인터벌 V10 4분 3세트 [VR 2분] ↓10분	휴식 강화 유연성	·40분· ↑10분 인터벌 V5 3분 4세트 [VR 2분] ↓10분	휴식 유연성	VE 30분 강화 유연성	VE 45분 유연성
12주	휴식 유연성	·30분· ↑10분 피라미드 V3 1분 V5 2분 V3 1분 [VR 2분] ↓12분	휴식 강화 유연성	·25분· ↑7분 스트라이드 20초 5세트 [VR 90초] ↓7분	휴식 유연성	VE 20분 유연성	5km

5km 프로그램 (23:46에서 32:51 사이 시간)

VR 회복	VE 기본 지구력	V42 마라톤	V21 하프 마라톤	V10 10km	V5 5km	V3 3km
/km	/km	/km	/km	/km	/km	/km

	월	화	수	목	금	토	일
1주	휴식 유연성	· 25분 · ↑ 10분 스트라이드 20초 4세트 [VR 90초] ↓ 8분	휴식 강화 유연성	· 25분 · ↑ 10분 인터벌 V5 2분 2세트 [VR 2분] ↓ 10분	휴식 유연성	휴식 강화 유연성	VE 35분 유연성
2주	휴식 유연성	· 30분 · ↑ 10분 스트라이드 20초 6세트 [VR 90초] ↓ 10분	휴식 강화 유연성	· 30분 · ↑ 10분 언덕 1분 4세트 [VR 2분] ↓ 10분	휴식 유연성	휴식 강화 유연성	VE 40분 유연성
3주	휴식 유연성	· 30분 · ↑ 10분 인터벌 V10 4분 2세트 [VR 3분] ↓ 10분	휴식 강화 유연성	· 35분 · ↑ 10분 인터벌 V5 2분 3세트 [VR 2분] ↓ 15분	휴식 유연성	VE 20분 강화 유연성	VE 45분 유연성
4주	휴식 유연성	· 35분 · ↑ 10분 언덕 1분 6세트 [VR 2분] ↓ 10분	휴식 강화 유연성	· 35분 · ↑ 10분 인터벌 V3 2분 3세트 [VR 3분] ↓ 12분	휴식 유연성	VE 20분 강화 유연성	VE 40분 유연성
5주	휴식 유연성	· 30분 · ↑ 10분 피라미드 V5 1분 V10 2분 V5 1분 [VR 2분] ↓ 12분	휴식 강화 유연성	· 35분 · ↑ 10분 인터벌 V5 3분 3세트 [VR 3분] ↓ 10분	휴식 유연성	VE 20분 강화 유연성	VE 45분 유연성

	월	화	수	목	금	토	일
6주	휴식 유연성	· 35분 · ↑15분 인터벌 V10 4분 2세트 [VR 2분] ↓10분	휴식 강화 유연성	· 35분 · ↑10분 인터벌 V3 2분 4세트 [VR 2분] ↓10분	휴식 유연성	VE 20분 강화 유연성	VE 50분 유연성
7주	휴식 유연성	· 40분 · ↑10분 피라미드 V3 1분 V5 2분 V10 3분 V5 2분 V3 1분 [VR 2분] ↓13분	휴식 강화 유연성	· 35분 · ↑10분 인터벌 V5 3분 4세트 [VR 2분] ↓8분	휴식 유연성	VE 25분 강화 유연성	VE 40분 유연성
8주	휴식 유연성	· 30분 · ↑10분 인터벌 V3 1분 6세트 [VR 1분] ↓10분	휴식 강화 유연성	· 25분 · ↑8분 스트라이드 20초 5세트 [VR 90초] ↓8분	휴식 유연성	휴식 강화 유연성	↑10분 테스트 V3 3km ↓10분
9주	휴식 유연성	· 30분 · ↑10분 인터벌 V10 4분 2세트 [VR 2분] ↓10분	휴식 강화 유연성	· 35분 · ↑10분 인터벌 V5 3분 3세트 [VR 2분] ↓10분	휴식 유연성	VE 20분 강화 유연성	VE 45분 유연성
10주	휴식 유연성	· 35분 · ↑10분 인터벌 V3 2분 5세트 [VR 2분] ↓8분	휴식 강화 유연성	· 40분 · ↑10분 막판 스퍼트 V21 15분 V5 10분 스프린트 ↓5분	휴식 유연성	VE 20분 강화 유연성	VE 40분 유연성
11주	휴식 유연성	· 30분 · ↑10분 인터벌 V10 4분 2세트 [VR 2분] ↓10분	휴식 강화 유연성	· 35분 · ↑10분 인터벌 V5 3분 3세트 [VR 2분] ↓12분	휴식 유연성	VE 25분 강화 유연성	VE 40분 유연성
12주	휴식 유연성	· 30분 · ↑10분 피라미드 V3 1분 V5 2분 V3 1분 [VR 2분] ↓12분	휴식 강화 유연성	· 25분 · ↑10분 스트라이드 20초 4세트 [VR 2분] ↓10분	휴식 유연성	VE 15분 유연성	**5km**

10km 프로그램 (31:35에서 49:29 사이 시간)

VR 회복	VE 기본 지구력	V42 마라톤	V21 하프 마라톤	V10 10km	V5 5km	V3 3km
/km	/km	/km	/km	/km	/km	/km

	월	화	수	목	금	토	일
1주	휴식 유연성	·35분· ↑10분 스트라이드 20초 8세트 [VR 90초] ↓10분	휴식 강화 유연성	·35분· ↑12분 인터벌 V10 3분 3세트 [VR 2분] ↓10분	휴식 유연성	VE 25분 강화 유연성	VE 45분 유연성
2주	휴식 유연성	·35분· ↑9분 스트라이드 20초 10세트 [VR 90초] ↓9분	휴식 강화 유연성	·40분· ↑12분 언덕 1분 6세트 [VR 2분] ↓10분	휴식 유연성	VE 30분 강화 유연성	VE 50분 유연성
3주	휴식 유연성	·40분· ↑10분 인터벌 V21 5분 3세트 [VR 2분] ↓10분	휴식 강화 유연성	·40분· ↑12분 인터벌 V10 3분 4세트 [VR 2분] ↓10분	휴식 유연성	VE 30분 강화 유연성	VE 55분 유연성
4주	휴식 유연성	·40분· ↑10분 언덕 1분 8세트 [VR 2분] ↓8분	휴식 강화 유연성	·40분· ↑12분 인터벌 V5 2분 5세트 [VR 2분] ↓10분	휴식 유연성	VE 25분 강화 유연성	VE 50분 유연성
5주	휴식 유연성	·45분· ↑15분 피라미드 V5　1분 V10　2분 V21　3분 V10　2분 V5　1분 [VR 2분] ↓10분	휴식 강화 유연성	·40분· ↑10분 인터벌 V10 4분 4세트 [VR 2분] ↓8분	휴식 유연성	VE 30분 강화 유연성	VE 55분 유연성

	월	화	수	목	금	토	일
6주	휴식 유연성	· 45분 · ⬆ 15분 ---- 피라미드 V5 1분 V10 2분 V21 3분 V10 2분 V5 1분 [VR 2분] ---- ⬇ 10분	휴식 강화 유연성	· 45분 · ⬆ 15분 ---- 인터벌 V5 3분 4세트 [VR 2분] ---- ⬇ 10분	휴식 유연성	VE 30분 강화 유연성	VE 65분 유연성
7주	휴식 유연성	· 45분 · ⬆ 15분 ---- 피라미드 V5 2분 V10 2분 V21 3분 V10 2분 V5 2분 [VR 2분] ---- ⬇ 10분	휴식 강화 유연성	· 45분 · ⬆ 10분 ---- 인터벌 V10 3분 5세트 [VR 1분] ---- ⬇ 15분	휴식 유연성	VE 30분 강화 유연성	VE 75분 유연성
8주	휴식 유연성	· 40분 · ⬆ 10분 ---- 인터벌 V5 3분 3세트 [VR 2분] ---- ⬇ 15분	휴식 강화 유연성	· 35분 · ⬆ 15분 ---- 스트라이드 20초 6세트 [VR 90초] ---- ⬇ 10분	휴식 유연성	VE 25분 강화 유연성	⬆ 10분 테스트 V5 5km ---- ⬇ 10분
9주	휴식 유연성	· 40분 · ⬆ 10분 ---- 인터벌 V21 7분 2세트 [VR 3분] ---- ⬇ 13분	휴식 강화 유연성	· 45분 · ⬆ 10분 ---- 인터벌 V10 4분 4세트 [VR 2분] ---- ⬇ 13분	휴식 유연성	VE 35분 강화 유연성	VE 60분 유연성
10주	휴식 유연성	· 45분 · ⬆ 10분 ---- 인터벌 V5 3분 5세트 [VR 2분] ---- ⬇ 10분	휴식 강화 유연성	· 50분 · ⬆ 10분 ---- 막판 스퍼트 V42 20분 V10 15분 스프린트 ---- ⬇ 5분	휴식 유연성	VE 30분 강화 유연성	VE 70분 유연성
11주	휴식 유연성	· 40분 · ⬆ 10분 ---- 인터벌 V21 8분 2세트 [VR 3분] ---- ⬇ 10분	휴식 강화 유연성	· 45분 · ⬆ 15분 ---- 인터벌 V10 5분 3세트 [VR 2분] ---- ⬇ 10분	휴식 유연성	VE 35분 강화 유연성	VE 55분 유연성
12주	휴식 유연성	· 35분 · ⬆ 15분 ---- 피라미드 V5 1분 V10 2분 V5 1분 [VR 2분] ---- ⬇ 15분	휴식 강화 유연성	· 30분 · ⬆ 10분 ---- 스트라이드 20초 5세트 [VR 2분] ---- ⬇ 10분	휴식 유연성	VE 20분 유연성	**10km**

10km 프로그램 (49:30에서 1:08:26 사이 시간)

VR 회복	VE 기본 지구력	V42 마라톤	V21 하프 마라톤	V10 10km	V5 5km	V3 3km
/km	/km	/km	/km	/km	/km	/km

	월	화	수	목	금	토	일
1주	휴식 유연성	·35분· ↑15분 스트라이드 20초 4세트 [VR 90초] ↓15분	휴식 강화 유연성	·30분· ↑10분 인터벌 V10 2분 3세트 [VR 3분] ↓8분	휴식 유연성	VE 25분 강화 유연성	VE 40분 유연성
2주	휴식 유연성	·35분· ↑15분 스트라이드 20초 6세트 [VR 90초] ↓10분	휴식 강화 유연성	·35분· ↑15분 언덕 1분 4세트 [VR 2분] ↓10분	휴식 유연성	VE 25분 강화 유연성	VE 45분 유연성
3주	휴식 유연성	·35분· ↑10분 인터벌 V21 3분 3세트 [VR 2분] ↓12분	휴식 강화 유연성	·40분· ↑10분 인터벌 V10 2분 4세트 [VR 3분] ↓13분	휴식 유연성	VE 30분 강화 유연성	VE 50분 유연성
4주	휴식 유연성	·35분· ↑10분 언덕 1분 6세트 [VR 2분] ↓10분	휴식 강화 유연성	·35분· ↑10분 인터벌 V5 2분 4세트 [VR 2분] ↓10분	휴식 유연성	VE 25분 강화 유연성	VE 60분 유연성
5주	휴식 유연성	·45분· ↑15분 피라미드 V5 1분 V10 2분 V21 3분 V10 2분 V5 1분 [VR 2분] ↓13분	휴식 강화 유연성	·35분· ↑10분 인터벌 V10 4분 3세트 [VR 3분] ↓7분	휴식 유연성	VE 25분 강화 유연성	VE 50분 유연성

	월	화	수	목	금	토	일
6주	휴식 유연성	·45분· ↑15분 -------- 피라미드 V5 1분 V10 2분 V21 3분 V10 2분 V5 1분 [VR 2분] -------- ↓15분	휴식 강화 유연성	·40분· ↑13분 -------- 인터벌 V5 2분 4세트 [VR 3분] -------- ↓10분	휴식 유연성	VE 25분 강화 유연성	VE 60분 유연성
7주	휴식 유연성	·45분· ↑15분 -------- 피라미드 V5 2분 V10 2분 V21 3분 V10 2분 V5 2분 [VR 2분] -------- ↓10분	휴식 강화 유연성	·40분· ↑12분 -------- 인터벌 V10 3분 4세트 [VR 2분] -------- ↓10분	휴식 유연성	VE 25분 강화 유연성	VE 70분 유연성
8주	휴식 유연성	·35분· ↑15분 -------- 인터벌 V5 2분 3세트 [VR 2분] -------- ↓10분	휴식 강화 유연성	·30분· ↑15분 -------- 스트라이드 20초 4세트 [VR 90초] -------- ↓10분	휴식 유연성	VE 20분 강화 유연성	↑10분 테스트 V5 5km ↓10분
9주	휴식 유연성	·35분· ↑12분 -------- 인터벌 V21 5분 2세트 [VR 3분] -------- ↓10분	휴식 강화 유연성	·40분· ↑15분 -------- 인터벌 V10 4분 3세트 [VR 2분] -------- ↓10분	휴식 유연성	VE 30분 강화 유연성	VE 60분 유연성
10주	휴식 유연성	·40분· ↑12분 -------- 인터벌 V5 3분 4세트 [VR 2분] -------- ↓10분	휴식 강화 유연성	·45분· ↑10분 -------- 막판 스퍼트 V42 15분 V10 15분 스프린트 ↓5분	휴식 유연성	VE 25분 강화 유연성	VE 65분 유연성
11주	휴식 유연성	·35분· ↑10분 -------- 인터벌 V21 6분 2세트 [VR 3분] -------- ↓10분	휴식 강화 유연성	·40분· ↑15분 -------- 인터벌 V10 4분 3세트 [VR 2분] -------- ↓10분	휴식 유연성	VE 30분 강화 유연성	VE 55분 유연성
12주	휴식 유연성	·30분· ↑13분 -------- 피라미드 V5 1분 V10 1분 V5 1분 [VR 2분] -------- ↓10분	휴식 강화 유연성	·25분· ↑7분 -------- 스트라이드 20초 5세트 [VR 2분] -------- ↓7분	휴식 유연성	VE 20분 유연성	**10km**

21.1km 프로그램 (1:10:05에서 1:50:27 사이 시간)

VR 회복	VE 기본 지구력	V42 마라톤	V21 하프 마라톤	V10 10km	V5 5km	V3 3km
/km	/km	/km	/km	/km	/km	/km

	월	화	수	목	금	토	일
1주	휴식 유연성	·40분· ↑15분 스트라이드 20초 7세트 [VR 90초] ↓15분	휴식 강화 유연성	·35분· ↑12분 인터벌 V21 5분 2세트 [VR 3분] ↓10분	휴식 유연성	VE 30분 강화 유연성	VE 45분 유연성
2주	휴식 유연성	·45분· ↑15분 스트라이드 20초 9세트 [VR 90초] ↓15분	휴식 강화 유연성	·45분· ↑15분 언덕 1분 6세트 [VR 2분] ↓15분	휴식 유연성	VE 35분 강화 유연성	VE 50분 유연성
3주	휴식 유연성	·45분· ↑15분 인터벌 V42 8분 2세트 [VR 2분] ↓12분	휴식 강화 유연성	·40분· ↑15분 인터벌 V21 6분 2세트 [VR 3분] ↓10분	휴식 유연성	VE 30분 강화 유연성	VE 60분
4주	휴식 유연성	·45분· ↑15분 인터벌 V10 3분 4세트 [VR 2분] ↓12분	휴식 강화 유연성	·50분· ↑15분 언덕 1분 8세트 [VR 2분] ↓13분	휴식 유연성	VE 30분 강화 유연성	VE 65분
5주	휴식 유연성	·50분· ↑15분 피라미드 V10 2분 V21 3분 V42 4분 V21 3분 V10 2분 [VR 2분] ↓15분	휴식 강화 유연성	·40분· ↑15분 인터벌 V21 7분 2세트 [VR 2분] ↓10분	휴식 유연성	VE 35분 강화 유연성	VE 55분 유연성

	월	화	수	목	금	토	일
6주	휴식 유연성	· 50분 · ⬆ 15분 인터벌 V5 2분 5세트 [VR 2분] ⬇ 15분	휴식 강화 유연성	· 45분 · ⬆ 15분 인터벌 V10 4분 3세트 [VR 2분] ⬇ 15분	휴식 유연성	VE 35분 강화 유연성	VE 70분 유연성
7주	휴식 유연성	· 50분 · ⬆ 15분 피라미드 V10 2분 V21 3분 V42 4분 V21 3분 V10 2분 [VR 2분] ⬇ 15분	휴식 강화 유연성	· 45분 · ⬆ 15분 인터벌 V21 8분 2세트 [VR 3분] ⬇ 10분	휴식 유연성	VE 40분 강화 유연성	VE 75분 유연성
8주	휴식 유연성	· 45분 · ⬆ 15분 피라미드 V5 2분 V10 3분 V21 4분 V10 3분 V5 2분 [VR 2분] ⬇ 15분	휴식 강화 유연성	· 40분 · ⬆ 10분 인터벌 V10 5분 3세트 [VR 2분] ⬇ 10분	휴식 유연성	VE 30분 강화 유연성	· 70분 · ⬆ 10분 막판 스퍼트 VE 35분 V21 20분 스프린트 ⬇ 5분
9주	휴식 유연성	· 40분 · ⬆ 10분 인터벌 V21 5분 3세트 [VR 2분] ⬇ 10분	휴식 강화 유연성	· 50분 · ⬆ 15분 언덕 1분 8세트 [VR 2분] ⬇ 15분	휴식 유연성	VE 35분 강화 유연성	VE 80분
10주	휴식 유연성	· 45분 · ⬆ 10분 인터벌 V42 12분 2세트 [VR 4분] ⬇ 10분	휴식 강화 유연성	· 55분 · ⬆ 15분 인터벌 V21 5분 4세트 [VR 3분] ⬇ 10분	휴식 유연성	VE 40분 강화 유연성	VE 65분 유연성
11주	휴식 유연성	· 50분 · ⬆ 10분 피라미드 V5 1분 V10 2분 V21 3분 V42 4분 V21 3분 V10 2분 V5 1분 [VR 2분] ⬇ 12분	휴식 강화 유연성	· 55분 · ⬆ 10분 인터벌 V21 8분 3세트 [VR 4분] ⬇ 13분	휴식 유연성	VE 35분 강화 유연성	VE 75분 유연성

	월	화	수	목	금	토	일
12주	휴식 유연성	·45분· ⬆15분 ---------- 피라미드 V10 1분 V21 2분 V42 3분 V21 2분 V10 1분 [VR 2분] ---------- ⬇15분	휴식 강화 유연성	·40분· ⬆15분 ---------- 스트라이드 20초 6세트 [VR 2분] ---------- ⬇15분	휴식 유연성	VE 25분 강화 유연성	⬆10분 테스트 V10 10km ⬇10분
13주	휴식 유연성	·40분· ⬆12분 ---------- 인터벌 V42 8분 2세트 [VR 2분] ---------- ⬇10분	휴식 강화 유연성	·50분· ⬆15분 ---------- 인터벌 V21 5분 3세트 [VR 2분] ---------- ⬇15분	휴식 유연성	VE 35분 강화 유연성	VE 70분 유연성
14주	휴식 유연성	·55분· ⬆15분 ---------- 피라미드 V5 1분 V10 2분 V21 3분 V42 4분 V21 3분 V10 2분 V5 1분 [VR 2분] ---------- ⬇12분	휴식 강화 유연성	·50분· ⬆15분 ---------- 인터벌 V10 3분 5세트 [VR 2분] ---------- ⬇12분	휴식 유연성	VE 30분 강화 유연성	VE 90분
15주	휴식 유연성	·50분· ⬆15분 ---------- 피라미드 V10 1분 V21 2분 V42 3분 V21 2분 V10 1분 [VR 2분] ---------- ⬇18분	휴식 강화 유연성	·45분· ⬆15분 ---------- 인터벌 V21 6분 2세트 [VR 2분] ---------- ⬇15분	휴식 유연성	VE 30분 강화 유연성	VE 60분 유연성
16주	휴식 유연성	·45분· ⬆15분 ---------- 피라미드 V10 1분 V21 2분 V42 3분 [VR 2분] ---------- ⬇10분	휴식 강화 유연성	·40분· ⬆17분 ---------- 스트라이드 20초 4세트 [VR 2분] ---------- ⬇15분	휴식 유연성	VE 15분 강화 유연성	**21.1km**

21.1km 프로그램 (1:50:28에서 2:32:45 사이 시간)

VR 회복	VE 기본 지구력	V42 마라톤	V21 하프 마라톤	V10 10km	V5 5km	V3 3km
/km	/km	/km	/km	/km	/km	/km

	월	화	수	목	금	토	일
1주	휴식 유연성	·40분· ⬆18분 스트라이드 20초 4세트 [VR 2분] ⬇15분	휴식 강화 유연성	·35분· ⬆12분 인터벌 V21 4분 2세트 [VR 3분] ⬇12분	휴식 유연성	VE 25분 강화 유연성	VE 45분 유연성
2주	휴식 유연성	·40분· ⬆15분 스트라이드 20초 6세트 [VR 90초] ⬇15분	휴식 강화 유연성	·45분· ⬆15분 언덕 1분 4세트 [VR 2분] ⬇10분	휴식 유연성	VE 30분 강화 유연성	VE 50분 유연성
3주	휴식 유연성	·40분· ⬆15분 인터벌 V42 6분 2세트 [VR 2분] ⬇10분	휴식 강화 유연성	·40분· ⬆15분 인터벌 V21 4분 2세트 [VR 3분] ⬇15분	휴식 유연성	VE 30분 강화 유연성	VE 55분 유연성
4주	휴식 유연성	·40분· ⬆15분 인터벌 V10 3분 3세트 [VR 2분] ⬇12분	휴식 강화 유연성	·45분· ⬆15분 언덕 1분 6세트 [VR 2분] ⬇15분	휴식 유연성	VE 30분 강화 유연성	VE 60분 유연성
5주	휴식 유연성	·45분· ⬆15분 피라미드 V10 1분 V21 2분 V42 3분 V21 2분 V10 1분 [VR 2분] ⬇15분	휴식 강화 유연성	·40분· ⬆15분 인터벌 V21 6분 2세트 [VR 2분] ⬇10분	휴식 유연성	VE 30분 강화 유연성	VE 70분 유연성

	월	화	수	목	금	토	일
6주	휴식 유연성	·45분· ↑15분 인터벌 V5 2분 3세트 [VR 2분] ↓10분	휴식 강화 유연성	·40분· ↑15분 인터벌 V10 3분 3세트 [VR 2분] ↓12분	휴식 유연성	VE 40분 강화 유연성	VE 60분 유연성
7주	휴식 유연성	·45분· ↑15분 피라미드 V10 1분 V21 2분 V42 3분 V21 2분 V10 1분 [VR 2분] ↓15분	휴식 강화 유연성	·40분· ↑15분 인터벌 V21 6분 2세트 [VR 3분] ↓10분	휴식 유연성	VE 40분 강화 유연성	VE 80분
8주	휴식 유연성	·50분· ↑15분 피라미드 V5 2분 V10 3분 V21 4분 V10 3분 V5 2분 [VR 2분] ↓15분	휴식 강화 유연성	·40분· ↑15분 인터벌 V10 4분 3세트 [VR 2분] ↓10분	휴식 유연성	VE 25분 강화 유연성	·80분· ↑10분 막판 스퍼트 VE 50분 V21 20분 스프린트 파이널
9주	휴식 유연성	·40분· ↑15분 인터벌 V21 3분 3세트 [VR 2분] ↓12분	휴식 강화 유연성	·45분· ↑15분 언덕 1분 6세트 [VR 2분] ↓15분	휴식 유연성	VE 30분 강화 유연성	VE 65분 유연성
10주	휴식 유연성	·45분· ↑10분 인터벌 V42 10분 2세트 [VR 4분] ↓10분	휴식 강화 유연성	·50분· ↑15분 인터벌 V21 4분 4세트 [VR 3분] ↓15분	휴식 유연성	VE 40분 강화 유연성	VE 80분 유연성
11주	휴식 유연성	·50분· ↑10분 피라미드 V5 1분 V10 2분 V21 3분 V42 4분 V21 3분 V10 2분 V5 1분 [VR 2분] ↓10분	휴식 강화 유연성	·45분· ↑10분 인터벌 V21 5분 3세트 [VR 4분] ↓10분	휴식 유연성	VE 30분 강화 유연성	VE 90분 유연성

	월	화	수	목	금	토	일
12주	휴식 유연성	· 45분 · ↑ 15분 -------- 피라미드 V10 1분 V21 2분 V42 3분 V21 2분 V10 1분 [VR 2분] -------- ↓ 15분	휴식 강화 유연성	· 35분 · ↑ 15분 -------- 스트라이드 20초 4세트 [VR 90초] ↓ 15분	휴식 유연성	VE 25분 강화 유연성	↑ 10분 테스트 V10 10km ↓ 10분
13주	휴식 유연성	· 35분 · ↑ 10분 -------- 인터벌 V42 6분 2세트 [VR 2분] ↓ 10분	휴식 강화 유연성	· 45분 · ↑ 15분 -------- 인터벌 V21 4분 3세트 [VR 2분] ↓ 15분	휴식 유연성	VE 35분 강화 유연성	VE 75분 유연성
14주	휴식 유연성	· 50분 · ↑ 10분 -------- 피라미드 V5 1분 V10 2분 V21 3분 V42 4분 V21 3분 V10 2분 V5 1분 [VR 2분] -------- ↓ 10분	휴식 강화 유연성	· 45분 · ↑ 15분 -------- 인터벌 V10 2분 5세트 [VR 2분] ↓ 12분	휴식 유연성	VE 30분 강화 유연성	VE 100분 유연성
15주	휴식 유연성	· 50분 · ↑ 15분 -------- 피라미드 V10 1분 V21 2분 V42 3분 V21 2분 V10 1분 [VR 2분] -------- ↓ 18분	휴식 강화 유연성	· 45분 · ↑ 15분 -------- 인터벌 V21 5분 2세트 [VR 2분] ↓ 18분	휴식 유연성	VE 30분 강화 유연성	VE 60분 유연성
16주	휴식 유연성	· 40분 · ↑ 15분 -------- 피라미드 V10 1분 V21 2분 V42 3분 [VR 2분] -------- ↓ 15분	휴식 강화 유연성	· 35분 · ↑ 15분 -------- 스트라이드 20초 4세트 [VR 2분] ↓ 15분	휴식 유연성	VE 20분 강화 유연성	**21.1km**

42.2km 프로그램 (2:30:00에서 3:55:00 사이 시간)

VR 회복	VE 기본 지구력	V42 마라톤	V21 하프 마라톤	V10 10km	V5 5km	V3 3km
/km	/km	/km	/km	/km	/km	/km

	월	화	수	목	금	토	일
1주	휴식 유연성	· 45분 · ↑ 15분 스트라이드 20초 7세트 [VR 2분] ↓ 15분	휴식 강화 유연성	· 50분 · ↑ 20분 인터벌 V42 5분 2세트 [VR 2분] ↓ 18분	휴식 유연성	VE 35분 강화 유연성	VE 55분 유연성
2주	휴식 유연성	· 50분 · ↑ 15분 스트라이드 20초 9세트 [VR 90초] ↓ 20분	휴식 강화 유연성	· 50분 · ↑ 15분 언덕 1분 6세트 [VR 2분] ↓ 20분	휴식 유연성	VE 40분 강화 유연성	VE 60분 유연성
3주	휴식 유연성	· 50분 · ↑ 15분 인터벌 V21 5분 3세트 [VR 3분] ↓ 15분	휴식 강화 유연성	· 55분 · ↑ 15분 인터벌 V42 8분 2세트 [VR 4분] ↓ 20분	휴식 유연성	VE 35분 강화 유연성	VE 70분 유연성
4주	휴식 유연성	· 60분 · ↑ 15분 인터벌 V21 5분 4세트 [VR 3분] ↓ 15분	VE 30분 강화 유연성	· 55분 · ↑ 15분 언덕 1분 8세트 [VR 2분] ↓ 18분	휴식 유연성	VE 40분 강화 유연성	VE 80분 유연성
5주	휴식 유연성	· 55분 · ↑ 20분 피라미드 V10 1분 V21 2분 V42 3분 V21 2분 V10 1분 [VR 2분] ↓ 20분	VE 30분 강화 유연성	· 70분 · ↑ 20분 인터벌 V42 10분 2세트 [VR 4분] ↓ 15분	휴식 유연성	VE 40분 강화 유연성	VE 90분 유연성

	월	화	수	목	금	토	일
6주	휴식 유연성	· 65분 · ↑ 20분 인터벌 V10 3분 3세트 [VR 2분] ↓ 30분	VE 35분 강화 유연성	· 55분 · ↑ 20분 인터벌 V21 6분 3세트 [VR 3분] ↓ 15분	휴식 유연성	VE 40분 강화 유연성	VE 80분 유연성
7주	휴식 유연성	· 60분 · ↑ 20분 피라미드 V10 1분 V21 2분 V42 3분 V21 2분 V10 1분 [VR 2분] ↓ 22분	VE 35분 강화 유연성	· 55분 · ↑ 15분 인터벌 V42 1분 12세트 [VR 1분] ↓ 15분	휴식 유연성	VE 30분 강화 유연성	VE 100분 유연성
8주	휴식 유연성	· 80분 · ↑ 25분 인터벌 V21 7분 3세트 [VR 3분] ↓ 28분	VE 40분 강화 유연성	· 55분 · ↑ 15분 언덕 1분 8세트 [VR 2분] ↓ 12분	휴식 유연성	VE 30분 강화 유연성	VE 120분
9주	휴식 유연성	· 70분 · ↑ 20분 피라미드 V5 2분 V10 3분 V21 4분 V10 3분 V5 2분 [VR 2분] ↓ 27분	VE 45분 강화 유연성	· 55분 · ↑ 10분 인터벌 V42 1분 16세트 [VR 1분] ↓ 15분	휴식 유연성	VE 35분 강화 유연성	· 100분 · ↑ 10분 막판 스퍼트 VE 60분 V42 30분 스프린트
10주	휴식 유연성	· 70분 · ↑ 20분 인터벌 V21 4분 4세트 [VR 3분] ↓ 25분	휴식 강화 유연성	· 75분 · ↑ 25분 인터벌 V42 10분 2세트 [VR 4분] ↓ 25분	휴식 유연성	VE 35분 강화 유연성	VE 25km
11주	휴식 유연성	· 75분 · ↑ 20분 피라미드 V5 2분 V10 3분 V21 4분 V42 5분 V21 4분 V10 3분 V5 2분 [VR 2분] ↓ 32분	VE 40분 강화 유연성	· 90분 · ↑ 30분 인터벌 V42 15분 2세트 [VR 2분] ↓ 28분	휴식 유연성	VE 40분 강화 유연성	VE 22km 유연성

	월	화	수	목	금	토	일
12주	휴식 유연성	·80분· ↑30분 피라미드 V5 2분 V10 3분 V21 4분 V42 5분 [VR 2분] ↓30분	VE 45분 강화 유연성	·60분· ↑25분 스트라이드 20초 5세트 [VR 2분] ↓25분	휴식 유연성	VE 30분 강화 유연성	VE 30km
13주	휴식 유연성	·60분· ↑15분 인터벌 V21 7분 3세트 [VR 3분] ↓18분	VE 40분 강화 유연성	·60분· ↑10분 인터벌 V42 1분 21세트 [VR 1분] ↓10분	휴식 유연성	VE 35분 강화 유연성	VE 26km
14주	휴식 유연성	·80분· ↑25분 피라미드 V5 2분 V10 4분 V21 6분 V42 12분 [VR 2분] ↓25분	VE 30분 강화 유연성	·60분· ↑20분 인터벌 V21 4분 3세트 [VR 2분] ↓23분	휴식 유연성	VE 45분 강화 유연성	VE 110분 유연성
15주	휴식 유연성	·70분· ↑20분 인터벌 V10 3분 3세트 [VR 2분] ↓23분	휴식 강화 유연성	·60분· ↑15분 인터벌 V42 10분 2세트 [VR 4분] ↓20분	휴식 유연성	VE 30분 강화 유연성	VE 75분 유연성
16주	휴식 유연성	·40분· ↑15분 피라미드 V10 1분 V21 2분 V42 3분 [VR 2분] ↓15분	휴식 강화 유연성	·30분· ↑10분 스트라이드 20초 3세트 [VR 2분] ↓15분	휴식 유연성	VE 20분 유연성	**42.2km**

42.2km 프로그램 (3:55:01에서 5:25:00 사이 시간)

VR 회복	VE 기본 지구력	V42 마라톤	V21 하프 마라톤	V10 10km	V5 5km	V3 3km
/km	/km	/km	/km	/km	/km	/km

	월	화	수	목	금	토	일
1주	휴식 유연성	· 40분 · ↑ 15분 스트라이드 20초 5세트 [VR 2분] ↓ 15분	휴식 강화 유연성	· 45분 · ↑ 20분 인터벌 V42 4분 2세트 [VR 2분] ↓ 15분	휴식 유연성	VE 30분 강화 유연성	VE 50분 유연성
2주	휴식 유연성	· 45분 · ↑ 15분 스트라이드 20초 7세트 [VR 90초] ↓ 20분	휴식 강화 유연성	· 45분 · ↑ 15분 언덕 1분 4세트 [VR 2분] ↓ 20분	휴식 유연성	VE 40분 강화 유연성	VE 55분 유연성
3주	휴식 유연성	· 50분 · ↑ 15분 인터벌 V21 4분 3세트 [VR 3분] ↓ 13분	휴식 강화 유연성	· 50분 · ↑ 15분 인터벌 V42 6분 2세트 [VR 4분] ↓ 20분	휴식 유연성	VE 35분 강화 유연성	VE 65분 유연성
4주	휴식 유연성	· 60분 · ↑ 15분 인터벌 V21 5분 3세트 [VR 3분] ↓ 15분	VE 30분 강화 유연성	· 50분 · ↑ 15분 언덕 1분 6세트 [VR 2분] ↓ 5분	휴식 유연성	VE 35분 강화 유연성	VE 75분 유연성
5주	휴식 유연성	· 60분 · ↑ 15분 피라미드 V10 2분 V21 3분 V42 3분 V21 3분 V10 2분 [VR 2분] ↓ 27분	VE 30분 강화 유연성	· 70분 · ↑ 20분 인터벌 V42 10분 2세트 [VR 4분] ↓ 15분	휴식 유연성	VE 40분 강화 유연성	VE 90분 유연성

	월	화	수	목	금	토	일
6주	휴식 유연성	·70분· ↑20분 인터벌 V10 3분 4세트 [VR 2분] ↓30분	VE 35분 강화 유연성	·60분· ↑20분 인터벌 V21 6분 3세트 [VR 3분] ↓16분	휴식 유연성	VE 40분 강화 유연성	VE 80분 유연성
7주	휴식 유연성	·75분· ↑20분 피라미드 V10 3분 V21 4분 V42 5분 V21 4분 V10 3분 [VR 2분] ↓32분	VE 35분 강화 유연성	·60분· ↑15분 인터벌 V42 1분 15세트 [VR 1분] ↓15분	휴식 유연성	VE 30분 강화 유연성	VE 100분 유연성
8주	휴식 유연성	·80분· ↑25분 인터벌 V21 7분 3세트 [VR 3분] ↓28분	VE 40분 강화 유연성	·60분· ↑15분 언덕 1분 10세트 [VR 2분] ↓17분	휴식 유연성	VE 30분 강화 유연성	VE 120분 유연성
9주	휴식 유연성	·75분· ↑20분 피라미드 V5 2분 V10 3분 V21 4분 V10 3분 V5 2분 [VR 2분] ↓32분	VE 45분 강화 유연성	·65분· ↑10분 인터벌 V42 1분 20세트 [VR 1분] ↓16분	휴식 유연성	VE 45분 강화 유연성	·110분· ↑10분 막판 스퍼트 VE 70분 V42 30분 + 스프린트
10주	휴식 유연성	·80분· ↑25분 인터벌 V21 5분 4세트 [VR 3분] ↓25분	휴식 강화 유연성	·75분· ↑25분 인터벌 V42 10분 2세트 [VR 4분] ↓25분	휴식 유연성	VE 40분 강화 유연성	VE 26km
11주	휴식 유연성	·75분· ↑20분 피라미드 V5 2분 V10 3분 V21 4분 V42 5분 V21 4분 V10 3분 V5 2분 [VR 2분] ↓32분	VE 40분 강화 유연성	·90분· ↑30분 인터벌 V42 15분 2세트 [VR 2분] ↓28분	휴식 유연성	VE 45분 강화 유연성	VE 120분 유연성

	월	화	수	목	금	토	일
12주	휴식 유연성	·80분· ↑30분 피라미드 V5 2분 V10 3분 V21 4분 V42 5분 [VR 2분] ↓30분	VE 45분 강화 유연성	·60분· ↑25분 스트라이드 20초 5세트 [VR 2분] ↓25분	휴식 유연성	VE 30분 강화 유연성	VE 30km
13주	휴식 유연성	·65분· ↑15분 인터벌 V21 8분 3세트 [VR 3분] ↓20분	VE 40분 강화 유연성	·75분· ↑15분 인터벌 V42 1분 26세트 [VR 1분] ↓10분	휴식 유연성	VE 40분 강화 유연성	VE 140분
14주	휴식 유연성	·90분· ↑25분 피라미드 V5 2분 V10 4분 V21 8분 V42 16분 [VR 2분] ↓30분	VE 30분 강화 유연성	·65분· ↑20분 인터벌 V21 5분 3세트 [VR 2분] ↓25분	휴식 유연성	VE 45분 강화 유연성	VE 120분 유연성
15주	휴식 유연성	·75분· ↑20분 인터벌 V10 3분 4세트 [VR 2분] ↓25분	휴식 강화 유연성	·60분· ↑15분 인터벌 V42 10분 2세트 [VR 4분] ↓20분	휴식 유연성	VE 30분 강화 유연성	VE 90분 유연성
16주	휴식 유연성	·45분· ↑15분 피라미드 V10 2분 V21 3분 V42 4분 [VR 2분] ↓17분	휴식 강화 유연성	·30분· ↑10분 스트라이드 20초 3세트 [VR 2분] ↓15분	휴식 유연성	VE 20분 유연성	**42.2km**

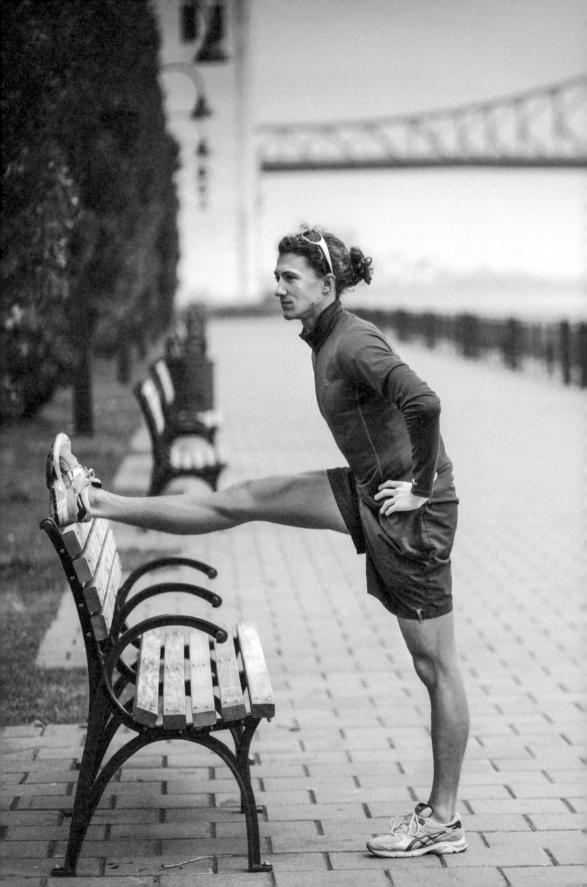

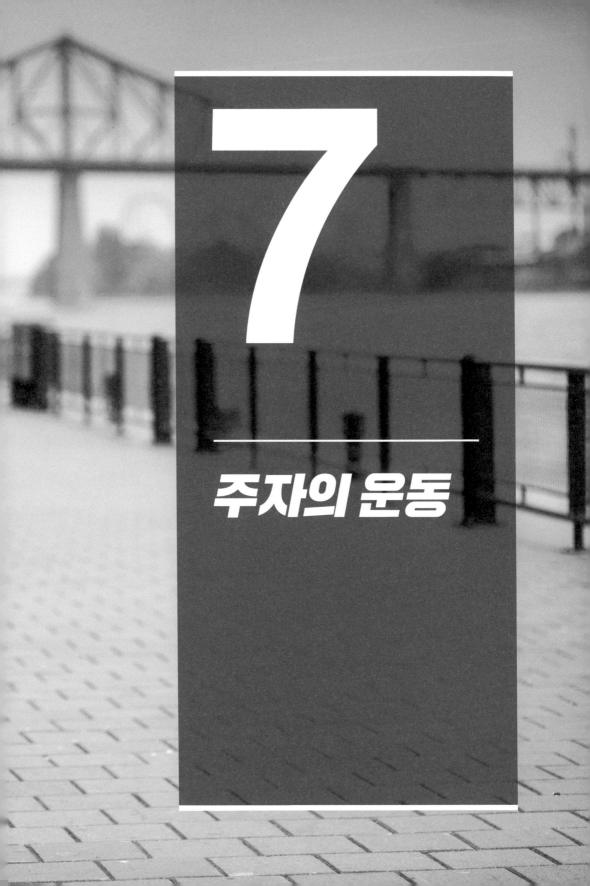

7

주자의 운동

달리기 위해 준비된 몸

완벽한 주자

이상적인 주자는 가동성이 좋은 관절, 탄탄하면서도 유연한 근육, 그 어떤 수축도 없는 근막, 바른 자세, 좋은 호흡법을 갖추고 있어야 한다. 이 가운데 일부에 문제가 있다면 아무리 회복을 잘하고, 좋은 달리기 기술을 갖추고 있으며, 적정량의 훈련을 하더라도 부상 위험이 있고 결과에도 영향을 미치게 된다. 이 장에서는 특히 주자에게 필요한 여러 운동들을 소개하고 있다. 강화, 유연성, 가동성, 자세, 호흡, 테크닉 운동 등이 포함되어 있으며 덧붙여 셀프 관리법도 다룰 것이다.

좋은 주자는 좋은 스포츠맨

달리기만 하지는 말자. 달리기만 하는 사람은 훈련에 다른 운동을 포함시킨 사람에 비해 부상을 더 자주 입는다. 다음에 나오는 운동들은 모든 주자에게 필수적이다. 또한 보완 운동(사이클링, 수영, 스케이트, 축구, 테니스, 팀 경기)을 추가하면 다양한 자극이 이루어지고, 달리기에도 그대로 이어지는 몇 가지 역량들(심혈관, 균형, 고유수용 감각)이 향상되며, 때로는 단조로울 수 있는 달리기 훈련(사실이다. 훈련을 하면서 재미가 줄어드는 순간이 모두에게 찾아온다)에 기분 전환의 계기가 된다.

목표를 유지하면서 자신의 약점을 공략하라

달리기는 우리 몸을 테스트한다. 신체조건 중 가장 약한 부분이 가장 먼저 무너지는 법이다. 따라서 자신의 약한 부분을 훈련하는 데 집중해야 한다. 유연성은 좋지만 근육에 힘이 별로 없다면 강화 운동을 해야 한다. 만일 힘은 좋은데 유연성이 부족하다면 스트레칭을 하라. 균형감이 부족하다면 이 부분을 개발해야 한다. 호흡이 잘 안 된다면 이 부분에 주의를 집중해야 한다. 하지만 어떤 경우에도 지나쳐서는 안 된다. 오른발이 아프다고 오른발에만 신경을 쓰는 것은 도움이 되지 않는다. 몸은 전체가 하나로 기능한다. 따라서 몸 전체에 관심을 두고 몸 전체를 사용하는 운동을 선택해야 한다.

효과적인 조합

어떤 주자들은 달리기 전이나 후에 운동하는 것을 좋아한다. 어떤 주자들은 달리기를 쉬는 날 다른 운동에 집중하는 것을 좋아한다. 좋은 방법이 정해져 있는 것은 아니다. 달리기 전에 하는 운동(정적 스트레칭을 하는 것은 제외)의 장점은 몸이 다음 활동을 위해 잘 준비되도록 하는 데 있다. 달리기를 하고 나면 체온이 올라간 상태로 일부 운동(특히 스트레칭)을 더 쉽게 할 수 있다. 달리기를 쉬는 날은 좀 더 까다로운 운동을 하는 날로 활용할 수 있다. 다만 언제든 힘든 달리기 훈련이 있는 날에 강화 운동이나 유연성 운동을 결합하는 것은 피해야 한다. 다음의 표는 각 운동별로 적당한 운동 시점을 알려준다.

구분	쉬운 달리기 훈련		어려운 달리기 훈련		달리기 쉬는 날
	전	후	전	후	
강화	👎	👍	👎	👍	👍👍👍
플리오메트릭 강화	👎	👍👍	👎	👎	👍👍👍
유연성	👎	👍👍👍	👎	👎	👍👍
가동성	👍👍👍	👍	👍👍👍	👎	👍👍
자세	👍👍	👍	👍👍	👍	👍
호흡	👍👍	👍	👍👍	👍	👍
테크닉	👍👍	👍	👍👍	👎	👍
셀프 관리	👎	👍👍	👎	👎	👍👍👍

기호 설명: 👍👍👍 이상적, 👍👍 강력 추천, 👍 추천, 👎 비추천

운동 목록

유연성

01 발가락 굽힘근(단지굴근) 스트레칭
02 엄지발가락 굽힘근(단무지굴근) 스트레칭
03 가자미근 스트레칭
04 비복근 스트레칭
05 서서 하는 슬굴곡근(넙다리뒤 근육) 스트레칭
06 누워서 하는 슬굴곡근 스트레칭
07 서서 하는 대퇴사두근 스트레칭
08 누워서 하는 대퇴사두근 스트레칭
09 장요근(엉덩허리근) 스트레칭
10 둔부의 내전근 저항 스트레칭
11 후외측 근육 사슬 스트레칭
12 전외측 근육 사슬 스트레칭
13 둔근 심부 스트레칭
14 광배근(넓은등근) 스트레칭
15 대흉근 스트레칭
16 소흉근 스트레칭
17 등허리 스트레칭
18 견갑골과 상악골의 거근 스트레칭

가동성

19 등 올리기/등 내리기
20 서서 하는 척추 전만/척추 후만 스트레칭
21 꼬리를 흔드는 개
22 서서 하는 척추 측만 스트레칭
23 등 비틀기
24 서서 등 비틀기

25 팔 흔들기
26 어깨 돌리기
27 골반 돌리기
28 발 돌리기
29 와이퍼 운동

자세

30 바운스
31 한 다리로 바운스
32 늘이기/앞뒤로 움직이기
33 한 다리로 균형 잡기
34 밸런스 보드 위에서 균형 잡기
35 달리기 자세
36 한 다리 대각선 운동
37 등 근육 늘이기
38 한 다리로 나선형 늘이기
39 팔다리 나선 운동
40 옆으로 다리 흔들기
41 앞뒤로 다리 흔들기

강화

42 발가락 구부리기와 펴기
43 발가락 외전 운동
44 다리로 원 그리기
45 다리 늘이기
46 발바닥을 구부린 하프 브리지
47 한 다리로 하프 브리지

유연성

FLEXIBILITY
TRAINING

(스트레칭이라고도 하는) 유연성 운동은 주자에게 필수적이다. 여기에서는 주자들의 근육 중에 가장 흔히 긴장되는 부분을 대상으로 한 운동이 소개될 것이다. 하지만 스트레칭이 경기력을 향상시키거나 부상을 예방해준다는 것은 과학적으로 입증되지 않았다. 심지어 스트레칭에 시간을 낭비할 필요가 없다고 말하는 사람도 있다. 나는 지금까지의 연구가 이 가설을 제대로 증명해낼 만큼 충분히 이루어지지 않았다고 생각한다. 스트레칭을 주제로 한 기본 연구 결과와 스트레칭이 주자의 생체역학에 가져오는 변화를 고려한다면 스트레칭은 효과적이고 유연한 달리기에 필수적인 요소라는 데 의심의 여지가 없다.

미세손상에 주의하라

스트레칭은 체온이 낮을 때 해서는 안 된다고 널리 알려져 있다. 하지만 잘 알려지지 않은 중요한 사실은 고강도 혹은 장거리 달리기 훈련을 한 뒤에는 절대 스트레칭을 해선 안 된다는 것이다. 기억할 단어는 바로 미세손상이다. 인터벌, 스프린트, 점프, 플리오메트릭, 장거리 훈련 등을 하고 나면 근육이 파열되어 미세손상을 입는다. 미세손상 조직을 스트레칭하는 것은 아무 도움이 되지 않는다. 오히려 위험한 일이다. 따라서 고강도 훈련을 한 뒤에는 적어도 4시간 이상, 초고강도 훈련을 했다면 하루 정도 지나서 해당 근육을 부드럽게 스트레칭해야 한다. 즉 훈련 뒤 심한 근육통이 느껴진다면 그 부위의 스트레칭은 약하게 해야 한다. 초고강도 훈련이 아닌 이상 훈련을 제대로 한 주자는 회복도 매우 빠르고 근육통도 거의 없다. 따라서 일반적인 훈련이라면 끝나고 스트레칭을 해도 된다.

손상 부위 스트레칭은 상태를 악화시킬 수 있다

앞에서 살펴보았듯이 일부 스트레칭은 힘줄이나 근육에 통증이 있거나 손상되었을 때 해서는 안 된다. 종아리 스트레칭(아킬레스건 포함)은 아킬레스건의 급성 건염을 악화시킬 수 있다. 강하게 수축된 근육을 스트레칭하는 것은 아주 부드럽게 하지 않는 이상 효과가 없다. 인대를 다친 경우 절대 스트레칭을 해서는 안 된다. 근육 염좌에도 스트레칭은 금기 사항이다. 시간이 지나고 회복이 된 후에는 스트레칭을 다시 단계적으로 할 수 있다.

> 고강도 훈련을 한 후 체온이 낮을 때는 근육 스트레칭을 하지 말아야 한다.
> 그러지 않으면 근육에 급성 손상이 생길 수 있다.

한두 번보다 세 번이 더 좋다

일부 스트레칭은 최상의 결과를 위해 두세 번 하는 것이 좋다. 한 번 반복하면 좋고 두 번 반복하면 더 좋다는 사실이 밝혀졌다. 그 이상의 반복은 소용이 없다. 더 많이 긴장된 근육에 보다 중점을 두도록 하자.

정적 스트레칭 혹은 수축-저항 스트레칭

유연성 운동은 정적으로 혹은 수축-저항 방식으로 이루어질 수 있다. 정적 스트레칭은 보통 30초에서 60초 동안 유지한다. 다양한 자극을 주려면 지속 시간을 다양하게 하는 것이 좋다는 점을 기억하자. 최상의 결과를 얻기 위해 2분까지 스트레칭을 유지하는 것이 좋을 때도 있다. 주 1회 실시를 권장하는 이 스트레칭은 시간이 더 걸린다. 수축-저항 방식은 이와 다르다. 스트레칭 자세로 하지만 중간 정도의 세기로 근육을 수축했다가 4초간 스트레칭을 하고, 이어서 4초간 힘을 뺀다. 이러한 수축과 이완의 사이클을 4회 반복한다. 운동하는 동안 스트레칭 상태는 유지된다. 이 원칙은 그대로 유지하되 시간의 길이를 달리해 해볼 것을 권한다. 주요 장점은 근육의 긴장 상태를 유지시키는 신경회로망에 더 큰 자극을 준다는 것이다. 근육에 힘을 빼지만 동시에 근육에 비정상적인 자극을 보내는 신경을 진정시키게 된다. 정적 스트레칭을 하는 동안 신경회로망도 목표가 된다는 사실을 기억하자.

아직 밝혀야 할 여러 문제들이 있지만 한 가지 분명한 것은 스트레칭이 주자에게 도움이 되지 않는 것이 아니라 유연성을 더 좋게 해주고 신경계를 조절할 수 있다는 사실이다. 이른바 탄성 스트레칭이라고 하는 세 번째 스트레칭 방식도 워밍업 단계에서 유용하다. 이 스트레칭은 큰 진폭으로 역동적인 동작을 하는 것이다. 이런 종류의 운동은 테크닉 운동 부분에서 다시 다룰 것이다.

정적 스트레칭의 경우, 약간 힘을 빼고 최대치의 약 90~95% 스트레칭 상태를 유지해야 한다. 너무 힘을 줄 필요는 없다. 긴장을 풀고 심호흡을 할 수 있을 때 더 좋은 결과를 얻는다. 스트레칭 자세는 천천히 부드럽게 취해야 한다.

근육의 긴장으로 원활한 동작이 제한될 때는 달리기를 하기 전에 정적 스트레칭을 할 수 있고 때로는 더 유익할 수도 있다. 이때는 스트레칭 전에 워밍업을 충분히 하고 몸을 다시 푼 다음 신경계를 자극하는 운동을 해야 한다(어떤 면에서 스트레칭은 신경계를 둔화시키기 때문이다).

달리기를 시작하기 전에 많은 주자들이 근육을 수축시키는 스트레칭을 한다(안타깝게도 너무 자주 본다). 이는 스트레칭 반사작용을 일으켜 스트레칭 부위를 더 긴장하게 만들 뿐이다. 운동을 하는 중이나 운동 후 통증이 수반된다면 스트레칭을 해서는 안 된다. 어떤 경우에도 마비 증상이 느껴져서는 안 된다.

01

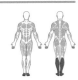

발가락 굽힘근(단지굴근) 스트레칭

발가락 굽힘근은 달리기를 할 때 특히 강한 자극을 받는
다. 안타깝게도 평상시에는 잘 잊어버리는 곳이기도 하다.

시작 바닥에 앉아 무릎을 구부리고 발가락을 두 손으로
　　 잡는다.
동작 당겨지는 느낌이 들 때까지 발가락을 몸 쪽으로 당
　　 긴다. 4초간 손가락으로 발을 누르며 스트레칭한
　　 다. 4초간 근육의 힘을 풀고 스트레칭을 유지한다.
　　 이와 같은 수축과 이완 사이클을 4회 반복한다.
방지 발이나 발가락을 움직인다.

02

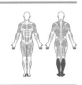

엄지발가락 굽힘근(단무지굴근) 스트레칭

엄지발가락 굽힘근은 추진할 때 수축되는 마지막 부분
으로 주자에게 중요한 근육이다.

시작 바닥에 앉아 무릎을 구부리고 엄지발가락을 손으
　　 로 잡는다.
동작 엄지발가락을 몸 쪽으로 당기는 것만 빼면 1번 동
　　 작과 같다. 이어서 손가락을 엄지발가락으로 민
　　 다. 이와 같은 수축과 이완 사이클을 4회 반복한
　　 다. 이 작은 근육에 놀라운 힘이 있다는 사실을 새
　　 삼 깨닫게 될 것이다.
방지 엄지발가락을 움직인다.

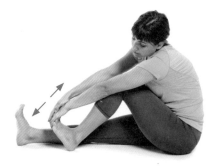

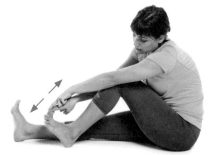

03

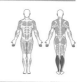

가자미근 스트레칭

아킬레스건에 연결된 가자미근은 달릴 때 많이 쓰인다.
스트레칭은 종아리 아래 심층부에 느껴져야 한다. 스트
레칭이 느껴지지 않는다면 변형 운동인 계단 오르기(아
래)를 선택하라.

시작 선 자세에서 스트레칭하는 쪽의 발을 뒤로 멀리
 뻗고 손은 고정된 벽면에 댄다. 두 발은 엉덩이 너
 비로 둔다.

동작 발뒤꿈치는 바닥을 누르고 골반은 스트레칭이 되
 도록 앞으로 내밀고 무릎을 구부린다.

시간 양쪽 각 45초

방지 발뒤꿈치를 바닥에서 뗀다.

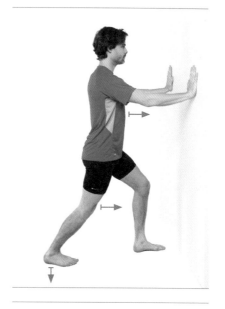

계단 오르기 변형

시작 스트레칭하는 쪽의 발끝을 계단 가장자리에 안정
 감 있게 놓는다.

동작 무릎은 구부린 채 당겨지는 느낌이 들 때까지 스트
 레칭하는 쪽의 발뒤꿈치를 아래로 내린다.

시간 양쪽 각 45초

방지 발뒤꿈치를 너무 세게 내린다.

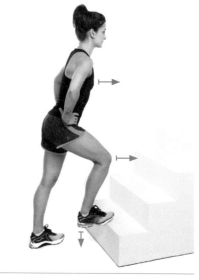

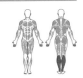

04

비복근 스트레칭

모든 주자는 아킬레스건을 통해 발뒤꿈치와 연결된 비복근을 스트레칭해야 한다. 비복근은 가끔 지나치게 수축된다. 따라서 이 부분은 일주일에 몇 번 정도 별도로 관리를 해줄 필요가 있다(아래 참조).

시작 선 자세에서 스트레칭하는 쪽의 발을 뒤로 뻗어 밖으로 20도 돌린다.

동작 발뒤꿈치로 바닥을 누르며 골반은 스트레칭이 느껴질 때까지 앞으로 내민다.

시간 양쪽 각 30초

방지 발뒤꿈치를 바닥에서 뗀다.

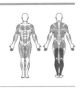

05

서서 하는 슬굴곡근(넙다리뒤 근육) 스트레칭

슬굴곡근이 긴장될 경우 좋은 주법을 구사하기 어렵고 대퇴사두근의 움직임을 방해할 수 있다.

시작 선 자세에서 한쪽 발을 더 높은 곳에 올린다. 팔은 몸통을 따라 늘어뜨린다.

동작 발가락을 몸 쪽으로 당기고 몸통은 앞으로 내민다. 이때 등은 똑바로 하고 척추는 곧게 편 상태를 유지한다.

시간 양쪽 각 45초

방지 등을 구부린다.

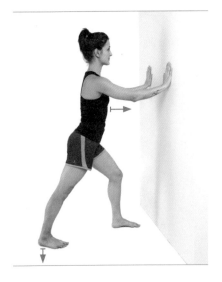

변형

비복근 중앙 발을 안쪽으로 20도 돌린다. 스트레칭이 될 때까지 앞으로 밀고 아치 안쪽을 누르며 30초 유지한다.

비복근 측면 발을 밖으로 30도 돌린다. 스트레칭이 될 때까지 앞으로 밀고 아치 바깥쪽을 누르며 30초 유지한다.

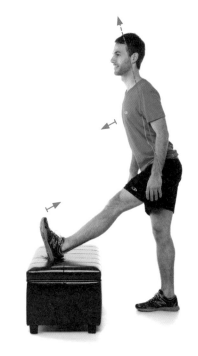

06

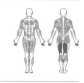

누워서 하는 슬굴곡근 스트레칭

이 운동은 흥미로운 대안을 제시한다. 가장 이상적인 것은 선 자세로 하는 스트레칭만큼 누운 자세로도 스트레칭함으로써 골고루 운동하는 것이다.

시작 누운 자세에서 무릎을 굽힌다.
동작 팔꿈치를 바닥에 대고 넓적다리를 손에 닿도록 가져온다. 넓적다리에 손을 얹고 발뒤꿈치는 위로 밀면서 발가락은 몸 쪽으로 당긴다. 척추는 곧게 편 자세를 유지한다.
시간 양쪽 각 45~60초
방지 허벅지와 손이 멀어진다.
　　　 턱을 위로 올린다.

07

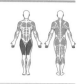

서서 하는 대퇴사두근 스트레칭

대퇴사두근의 긴장 부위는 주로 넓적다리의 오른쪽 앞 근육이다. 만일 무릎이 아프다면 발을 엉덩이에 덜 붙이고 스트레칭한다.

시작 선 자세에서 발목이나 발을 손으로 잡는다.
동작 발뒤꿈치를 엉덩이 쪽으로 가져오고 무릎은 뒤로 민다. 그리고 치골을 배꼽 쪽으로 기울인다(골반의 역회전). 척추를 곧게 펴고 자세를 안정감 있게 유지한다.
시간 양쪽 각 45초
방지 등을 구부린다.
　　　 발뒤꿈치를 엉덩이에서 뗀다.

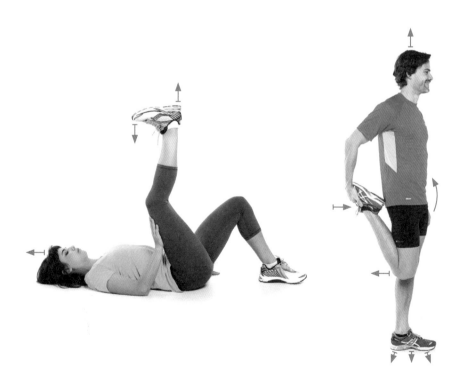

08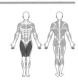

누워서 하는 대퇴사두근 스트레칭

이 스트레칭은 대퇴사두근의 잘 풀리지 않는 수축을 완화하기 위해 개발한 것으로 효과가 좋다.

시작 옆으로 누운 자세에서 손으로 발을 잡는다.

동작 앞에 소개된 스트레칭을 한다. 즉 발뒤꿈치를 엉덩이 쪽으로 가져오고 무릎은 뒤로 민다. 그리고 치골을 배꼽 쪽으로 기울인다. 이 자세에서 허벅지 위쪽이나 무릎에 반대쪽 발바닥을 댄다. 올린 발 쪽으로 무릎을 밀면서 4초간 이 자세를 유지하고 4초간 힘을 뺀다. 4회 반복한다.

방지 등을 무리하게 젖힌다.

발뒤꿈치를 엉덩이에서 뗀다.

09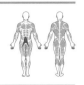

장요근(엉덩허리근) 스트레칭

장요근은 짧아지고 수축되는 경우가 많은데, 앉아서 보내는 시간이 많은 사람들(따라서 우리 대부분)은 더욱 그렇다. 이 근육의 긴장은 달리기 기술에 영향을 준다.

시작 한쪽 무릎을 굽힌 자세로 초보자의 경우 안정감 있게 바닥에 대고 숙련자의 경우 무릎을 대지 않고 할 수 있다. 발은 엉덩이 너비만큼 벌린다. 뒤쪽 무릎은 살짝 안으로 향하게 한다. 좀 더 편안한 자세가 되도록 무릎 밑에 쿠션을 두어도 좋다.

동작 등을 곧게 펴고 골반을 앞으로 내밀어 뒤로 편 쪽의 엉덩이 앞이 스트레칭되는 것을 느낀다. 척추는 항상 곧게 편 상태로 이 자세를 유지한다. 스트레칭을 더 많이 하려면 무릎을 살짝 들어 발뒤꿈치를 뒤로 민다.

시간 양쪽 각 30~45초

방지 등을 둥그렇게 숙인다.

양다리를 과하게 벌린다.

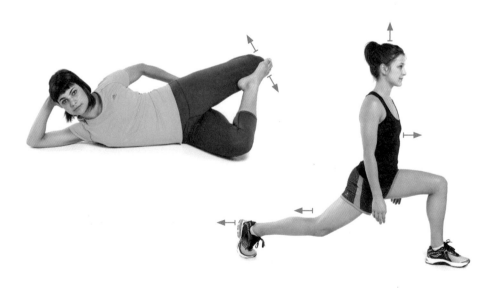

10

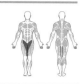

둔부의 내전근 저항 스트레칭

둔부의 내전근은 달리기를 할 때 측면 안정성에 영향을
미친다.

시작 누운 자세에서 무릎을 굽히고 손으로 무릎 안쪽을
잡는다.

동작 스트레칭이 느껴질 때까지 양 무릎을 벌린다. 이
자세에서 손으로 지지하면서 무릎을 4초간 안쪽
으로 민다. 스트레칭을 유지하면서 4초간 수축을
이완한다. 이것을 4회 반복한다.

방지 허벅지가 움직이게 둔다.

11

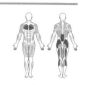

후외측 근육 사슬 스트레칭

주자가 꼭 해야 할 스트레칭이지만 효과가 좋은 반면 불
편하기도 하다.

시작 누운 자세에서 왼쪽 다리를 오른쪽으로 가져온다.
오른손으로(혹은 밴드나 수건으로) 왼발을 잡는다. 왼
쪽 어깨를 바닥에 꼭 댈 필요는 없다.

동작 다리를 머리 쪽으로 당겨 늘이며 발가락(특히 엄지
발가락)은 몸 쪽으로 당기고 발뒤꿈치는 멀리 민다.

시간 양쪽 각 45초

방지 어깨를 억지로 바닥에 닿게 한다.

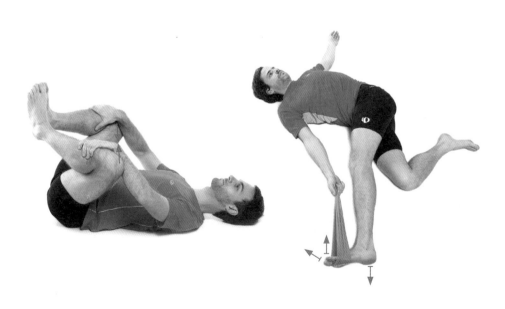

12

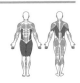

전외측 근육 사슬 스트레칭

근육의 긴장으로 몸이 닫힌 자세가 될 때 가장 적절한 스트레칭이다. 반드시 힘을 빼고 부드럽게 해야 한다.

시작 누운 자세에서 무릎을 굽힌다. 등허리를 바닥에 붙인다.
동작 반대쪽 손으로 발을 잡는다. 무릎을 멀리 보내고 다리는 바닥에 닿도록 한다. 그다음 같은 쪽 팔을 머리 위쪽으로 굽히고 팔꿈치를 멀리 민다.
시간 양쪽 각 45초
방지 등허리를 바닥에서 뗀다.
너무 힘을 준다.

13

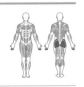

둔근 심부 스트레칭

둔부의 심부 근육(특히 이상근)이 수축되면 골반의 균형을 깨뜨린다.

시작 누운 자세에서 왼쪽 무릎을 굽히고 오른쪽 발목을 왼쪽 허벅지 위에 얹는다. 왼쪽 허벅지 뒤로 손가락을 깍지 낀다.
동작 허벅지를 복부 쪽으로 당기고 발가락(특히 새끼발가락)을 무릎 쪽으로 당긴다.
시간 양쪽 각 45초
방지 목을 늘어뜨린다(이 경우 머리 밑에 쿠션을 받친다).

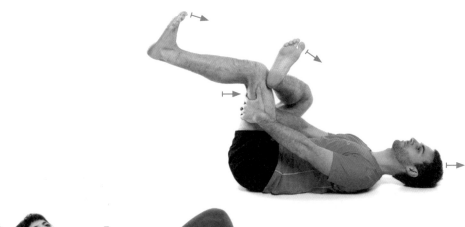

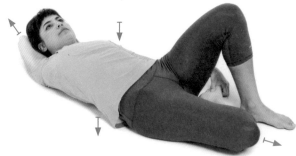

14

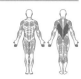

광배근(넓은등근) 스트레칭

광배근이 자유로우면 호흡이 좋아지고 골반과 어깨 움직임도 더 원활해진다. 이 운동은 달리기를 할 때 많이 쓰는 요방형근(허리네모근)도 스트레칭된다.

시작 바닥에 앉은 자세에서 왼쪽 다리를 앞쪽으로 구부리고 오른쪽 다리는 뒤로 구부린다. 발뒤꿈치는 엉덩이 가까이 둔다. 만일 이 자세가 불편하다면 가부좌를 한다.

동작 왼쪽 손바닥을 위로 뻗으며 몸을 오른쪽으로 기울인다. 척추는 길게 늘인 자세를 유지한다.

시간 양쪽 각 45초

방지 몸을 잘못된 방향으로 기울인다.
몸을 옆으로 너무 누른다.

15

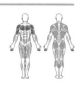

대흉근 스트레칭

등이 굽거나 어깨가 앞으로 구부러진 주자에게 특히 유용한 스트레칭이다.

시작 선 자세에서 양쪽 문틀을 잡는다.

동작 몸통을 앞으로 내밀고 숨을 쉬면서 흉곽을 천천히 열도록 한다.

시간 45초

방지 팔을 너무 위쪽에 둔다.
고개를 앞으로 내민다.

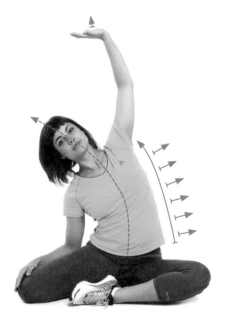

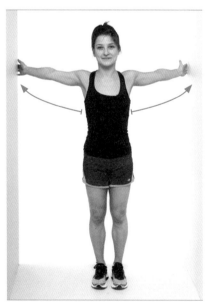

16

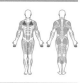

소흉근 스트레칭

소흉근은 어깨가 너무 앞으로 굽은 사람들이 꼭 스트레칭해야 할 대표적인 부분이다.

시작 벽에 가까이 서서 발을 적당히 벌린다. 팔꿈치는 어깨 높이로 올리고 왼쪽 팔뚝을 벽에 붙인다.

동작 왼쪽 손가락은 바닥 쪽으로 당기고 고개와 몸통은 오른쪽으로 돌리며 흉곽이 열리도록 오른쪽 어깨를 뒤로 민다. 반대편 어깨도 똑같이 한다. 마비되는 느낌이 있을 경우 동작의 강도를 줄인다. 마비감이 지속되면 전문가와 상담하도록 한다.

시간 양쪽 각 45초

방지 너무 세게 한다.

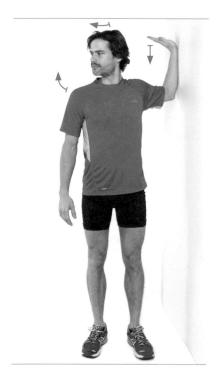

17

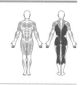

등허리 스트레칭

장거리 레이스를 했다면 몇 시간 동안 해야 한다. 자유로운 등허리는 주자의 건강을 좌우하는 열쇠다.

시작 누운 자세에서 다리를 벽에 댄다. 골반이 바닥에 고정되도록 가능한 벽 쪽으로 붙인다.

동작 목덜미와 척추를 길게 늘인다. 발가락은 아래로, 다리 뒤쪽은 벽으로, 발뒤꿈치는 위로 민다. 팔은 머리 위로 올리고 손바닥은 벽과 멀어지도록 민다. 이 자세를 유지한다. 일어날 때는 무릎을 구부리고 몸을 옆으로 구부린다.

시간 정맥 순환을 위해서는 스트레칭하지 않은 상태로 이 자세를 2~10분 동안 유지할 수 있다. 스트레칭 상태는 1분간 유지한다.

방지 골반을 너무 벽 가까이 붙인다.
목을 늘어뜨린다.

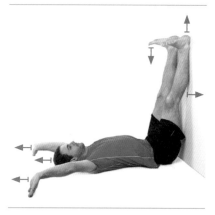

변형
이 운동은 한쪽 다리만 벽에 대고 다른 쪽은 벽면 가장자리에 내려놓고 할 수도 있다. 이 변형 운동은 바닥에 놓인 다리 쪽 둔부의 굴근을 더 많이 스트레칭할 수 있다.

18

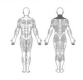

견갑골과 상악골의 거근 스트레칭

어깨를 올린 채 달리는 경향이 있다면 특히 도움이 되는
스트레칭이다.

시작 선 자세에서 왼손은 머리 위에 두고 손가락은 오른
　　　 쪽 관자놀이에 둔다. 척추는 곧게 펴고 오른손 손바
　　　 닥은 아래로 손가락은 위로 향하게 한다.
동작 오른손의 손바닥은 아래로 밀고 목은 살짝 앞의
　　　 왼쪽으로 기울인다.
시간 양쪽 각 45초
방지 등을 구부린다.
　　　 목을 너무 세게 기울인다.

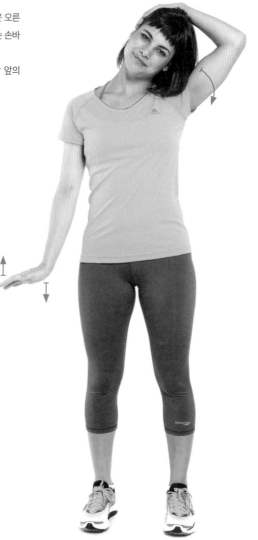

가동성

MOBILITY
TRAINING

가동성은 주로 관절 부위의 동작 범위를 말한다. 달리기를 할 때 가장 많이 쓰는 관절은 발목, 무릎, 둔부, 천장 관절, 척추 관절(척추 뼈 사이), 어깨, 그리고 양쪽 발에 있는 30여 개의 소관절이다.

자유로운 동작과 정지

관절이 잘 움직이면 동작이 자유롭고 효과적이며, 달리기를 할 때도 그대로 이어진다. 반면 관절의 가동성이 부족하면 달리기의 생체역학이 달라진다. 이는 기록에도 영향을 주고 주법을 바꾸어놓으며(보상), 결과적으로 부상을 입기 쉽다. 게다가 각 관절은 진정한 정지 시스템이다. 앞에서 살펴보았듯이 관절은 충격을 더 잘 흡수하고 축전된 에너지를 추진력으로 방출할 수 있게 한다. 예를 들어 발목에 가동성이 없으면 스프링 작용을 제대로 할 수 없다. 이렇게 되면 충격력이 그대로 경골(넓적다리)과 무릎, 몸 전체로 전달된다. 어느 쪽이 낫겠는가? 유연한 관절로 충격을 완화하고 자유롭게 움직이겠는가 아니면 굳은 관절로 충격을 받으며 움직임에도 제약을 받겠는가?

생활방식의 영향을 차단하라

나이가 들면 가동성이 눈에 띄게 줄어드는 것을 느낄 수 있다. 발목은 더 뻣뻣해지고 척추 또한 움직임이 줄어든다. 어느 정도의 쇠퇴는 자연스러운 현상이다. 그런데 오늘날 대부분의 사람들은 좌식 생활에 익숙하다. 예를 들어보자. 주 3회 40분씩 달리기를 하는 한 주자는 나머지 시간에 거의 컴퓨터나 텔레비전 앞에 앉아 지내고 영양 섭취도 고르지 않다. 그나마 다행인 것은 달리기를 하는 것뿐이다. 이러한 생활방식은 그의 몸을 부동자세에 적응하게 하고 가동성을 점점 더 떨어뜨린다.

체온을 올려라

가동성 훈련은 체온을 올리는 좋은 방법으로 달리기 전에 하는 것이 좋다. 즉 관절에 수분 공급을 원활하게 하며, 고유수용기를 자극하고, 관절과 근육의 온도를 높여준다.

편안하게 하라

힘쓸 필요가 없다. 무리하지 않고 물 흐르듯 유연하게 움직여야 한다. 어떤 경우에도 동작을 최대한으로 할 필요가 없으며 무리할 경우 오히려 몸이 제대로 반응하지 못한다. 달리기를 할 때는 부분적인 동작이 이루어진다. 가동성이 좋을수록 동작을 할 때 힘이 덜 든다. 좋은 결과를 얻기 위해서는 보통 10~20회 정도 반복으로 충분하다.

가동성을 높이는 운동을 하는 동안 혹은 그 후에도 절대 통증이 점점 커지면 안 된다.

19

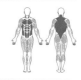

등 올리기/등 내리기

간단하면서도 효과적인 운동으로 등 건강을 위해 필수적이다. 척추를 유연하게 펴지도록 하는 효과가 있다.

시작 네 발 자세로 손은 어깨 아래에 두고 무릎은 둔부 아래에 둔다.

동작 숨을 들이쉬면서 등을 부풀리듯 둥글게 만든다. 숨을 내쉬면서 힘을 빼고 등을 움푹하게 만들면서 호흡에 따라 동작의 리듬을 맞춘다. 머리는 척추의 연장선을 따라 자연스럽게 둔다.

시간 15회 반복

방지 목을 뻣뻣하게 둔다.

팔꿈치를 굽힌다.

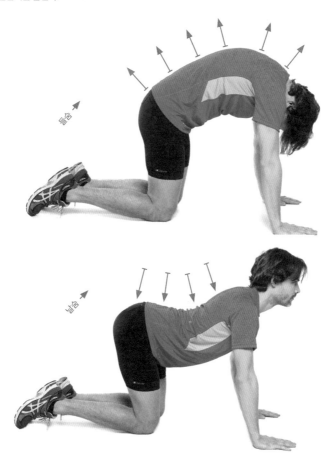

20

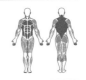

서서 하는 척추 전만/척추 후만 스트레칭

주자를 위한 운동으로 워밍업 단계에 활용할 수 있다.

시작 선 자세
동작 숨을 들이쉬면서 등을 부풀리듯 둥글게 만들고 치골은 배꼽 쪽으로 당긴다. 숨을 내쉬면서 등을 움푹하게 만든다. 이때 치골은 아래로, 꼬리뼈는 위로 당긴다. 머리는 척추의 연장선을 따라 자연스럽게 둔다.
시간 10회 반복
방지 등 근육에 무리한 힘을 준다.

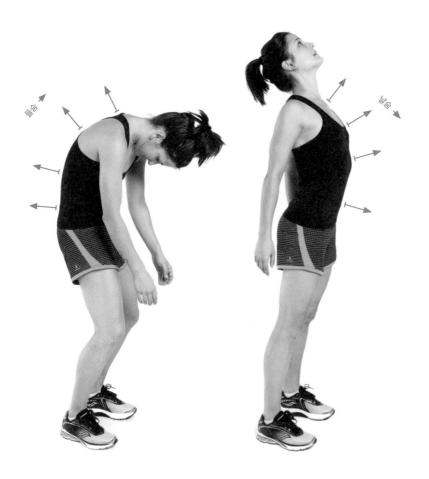

21

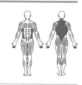

꼬리를 흔드는 개

등 근육을 이완하면서도 자극하는 좋은 방법 중 하나다. 측만증에도 좋다.

시작 네 발 자세에서 손과 무릎을 일렬로 맞추고 발은 살짝 올린다.
동작 힘을 빼고 한쪽 발과 머리가 서로 마주하도록 움직인다. 자연스럽게 반대쪽으로 바꾸어 같은 방식으로 움직인다.
시간 30초
방지 너무 급하게 하거나 힘을 주어 움직인다.

22

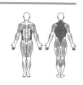

서서 하는 척추 측만 스트레칭

척추 측만을 개선하는 또 하나의 방법으로 워밍업 단계에 활용할 수 있다.

시작 선 자세
동작 힘을 빼고 머리와 둔부가 서로 마주하도록 움직인다. 리듬감 있게 반대쪽으로 바꾸어 같은 방식으로 움직인다.
시간 20초
방지 동작을 할 때 무리한 힘을 준다.

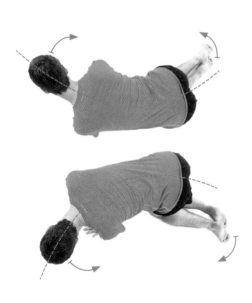

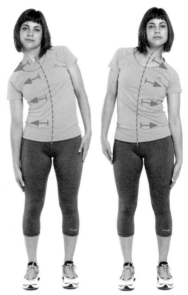

23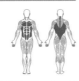

등 비틀기

어깨와 골반의 분리된 움직임을 개선하는 데 좋은 운동
으로 흉곽의 가동성을 높이는 데도 좋다.

시작 누운 자세에서 양 무릎을 붙여서 구부리고 두 발
도 붙인다. 양손은 반대쪽 팔꿈치를 잡는다.
동작 숨을 들이쉬면서 고개와 팔을 한쪽으로 돌리고 무
릎은 반대쪽으로 보낸다. 숨을 내쉬며 몸을 중앙
으로 가져오면서 코어를 활성화한다. 반대쪽으로
교대한다.
시간 양쪽 각 10회 반복
방지 동작의 반경이 너무 크다.

24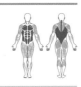

서서 등 비틀기

이 기공 운동은 어깨와 골반의 분리된 움직임을 좋아지
게 할 뿐 아니라 체온을 높이고 (아드레날린을 분비하는) 부
신을 자극하는 데 도움이 된다.

시작 선 자세에서 발을 엉덩이 너비로 벌린다.
동작 몸통을 좌우로 돌리며 팔은 자연스럽게 따라가도
록 둔다. 왼쪽으로 돌릴 때 왼손은 가볍게 오른쪽
갈비뼈의 아래쪽(부신 위치)을 치게 되고 반대쪽도
마찬가지다. 손은 힘을 뺀 상태를 유지한다.
시간 30초
방지 등을 세게 친다.
　　　갈비뼈를 친다(콩팥 위치).

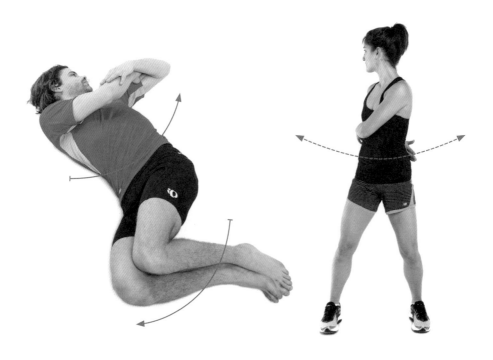

25

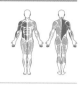

팔 흔들기

가슴과 목, 팔 전체를 푸는 데 좋은 운동이다.

시작 선 자세

동작 팔을 추시계라고 상상해보자. 손은 어깨에 매달린
추다. 흉곽을 회전함으로써 팔이 앞뒤로 흔들리도
록 한다. 이때 팔은 힘을 완전히 빼야 한다.

시간 양쪽 각 10회 반복

방지 팔을 세게 흔든다.

26

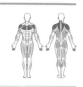

어깨 돌리기

어깨, 흉곽, 등뼈의 가동성을 높이는 대표적인 운동이다.
목의 긴장을 푸는 데도 도움이 된다.

시작 선 자세

동작 양 어깨를 차례로 뒤로 돌린다.

시간 양쪽 각 15회 반복

방지 어깨를 너무 높이 들어올린다.
목덜미에 힘이 들어간다.

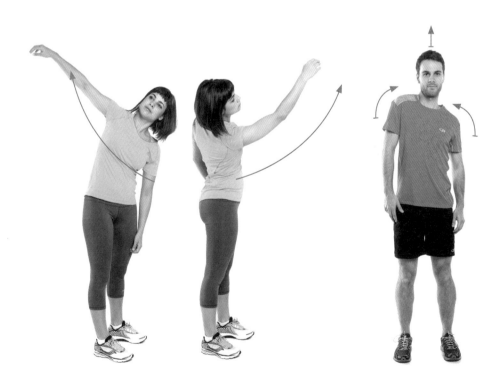

27

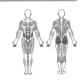

골반 돌리기

체온을 올리고 골반 근육과 요추를 자극하기 좋은 운동이다. 둔부도 운동이 된다.

시작 선 자세
동작 골반으로 8자를 옆으로(∞) 그린 다음, 8자를 앞뒤로(8) 그린다.
시간 ∞과 8을 양쪽 각 5회 반복
방지 동작의 반경을 너무 크게 하려고 힘을 준다.

28

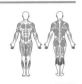

발 돌리기

발과 발목의 준비운동으로 좋다.

시작 선 자세에서 발을 엉덩이 너비로 벌린다.
동작 앞의 운동과 원리는 같다. 발가락으로 8자를 옆으로(∞) 그린 다음, 8자를 앞뒤로(8) 그린다. 한 번에 발가락 하나씩 하는 것도 재미있다. 구부린 무릎과 편 다리로도 8자를 그린다.

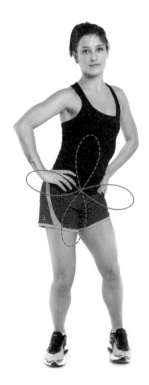

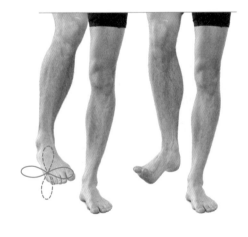

29

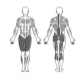

와이퍼 운동

둔부의 긴장을 풀어주고 가동성을 높이는 데 좋은 운동
이다. 힘이 들지 않으며 모든 주자에게 도움이 된다.

시작 누운 자세에서 발을 엉덩이 너비로 벌린다.
동작 유형 1 : 두 발을 좌우로 돌린다.

유형 2 : 두 발을 안쪽으로 모았다가 리듬감 있게
바깥으로 벌린다.
시간 각 유형별로 15~30초(1초에 약 1회 왕복)
방지 너무 세게 한다.

다리에 힘을 준다.

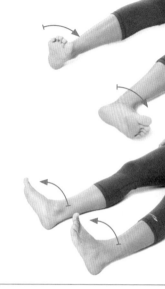

유형 1

유형 2

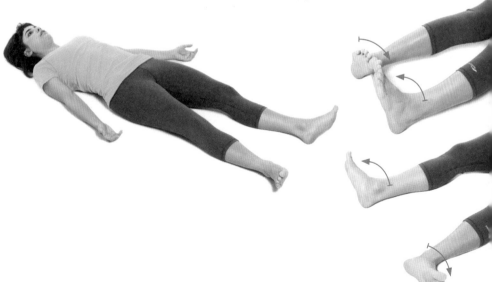

자세

POSTURE
TRAINING

자세 교정은 외부적 환경에 자신을 잘 드러내는 능력뿐 아니라 내부 환경에서도 자신의 능력을 향상시킨다. 좋은 자세는 모든 활동에서 그 영향력이 드러난다. 자세 훈련은 중심을 잘 잡게 하는 모든 근육(대퇴사두근, 종아리, 엉덩이 등)과 척추의 심부 근육을 자극하고 강화해 척추가 잘 늘어나게 해준다.

잘 달리기 위한 자세 교정

모든 주자, 특히 잘못된 자세를 가진 주자들이 자세 운동을 통해 도움을 받는다면 달리기에서 근본적이고도 놀라운 변화를 경험할 것이다. 즉 달리기 기술이 머리부터 발끝까지 완전히 바뀌게 될 것이다. 하루 몇 분의 투자만으로도 좋은 결과를 얻을 수 있다.

자세 교정을 위한 달리기

일단 척추 스트레칭법을 잘 익히고 자세 근육이 활성화되면 이러한 변화를 달리기에 적용하는 일은 한결 쉬워진다. 그렇게 되면 달리기는 바른 자세를 가지게 하는 좋은 운동의 하나가 된다. 자전거 타기나 수영에는 없는 달리기의 장점이 바로 이것이다.

자세와 등의 가동성

바른 자세의 필수 조건은 가동성 있고 유연한 척추다. 척추가 휘거나 경직되면 스트레칭 상태를 유지하기 어렵다(때로는 불가능하다). 좋은 결과를 얻기 위해서는 가동성 운동(등 올리기/등 내리기, 꼬리를 흔드는 개, 등 비틀기)을 훈련에 항상 포함시켜야 한다. 유연성 운동 가운데 일부(슬굴곡근, 흉근, 비복근)도 바른 자세를 막는 긴장을 풀어줄 수 있다. 많은 주자들이 등의 가동성이 제한적이어서 바른 자세를 유지하는 데 어려움을 겪는다. 또한 바른 자세를 가지기 위해서는 고유수용 감각이 효과적이어야 한다. 달리기를 하는 동안 정보를 잘 받아들여야 몸이 필요한 조절을 통해 최적의 자세와 정렬을 유지하게 해주기 때문이다.

30

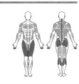

바운스

워밍업을 시작할 때 매우 좋은 운동으로 바운스 동작이 자세 근육을 자극한다. 대퇴사두근의 반사 스트레칭 메커니즘을 대상으로 한다.

시작 선 자세에서 발을 엉덩이 너비로 벌리고 척추는 곧게 편다.
동작 다리를 구부리면서 몸을 아래로 내렸다가 자연스러운 리듬으로 다시 올린다.
시간 15~30초
방지 동작을 너무 천천히 한다.

31

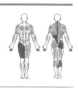

한 다리로 바운스

변형된 이 바운스 운동은 균형감을 발달시키고 고유수용기를 자극한다. 주자에게 필수적인 운동이다.

시작 한 발로 선 자세에서 척추는 곧게 편다.
동작 다리를 구부리면서 몸을 아래로 내렸다가 자연스러운 리듬으로 다시 올린다. 척추는 편 상태를 유지하고 발로 몸의 중심을 잘 잡도록 한다.
시간 양쪽 각 15초
방지 무릎이 안쪽이나 바깥쪽으로 향하게 둔다.

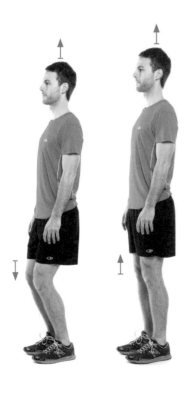

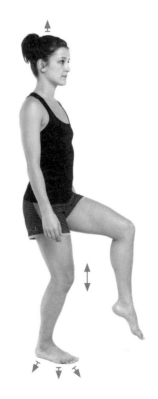

32

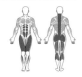

늘이기/앞뒤로 움직이기

이 자세 운동은 척추의 심부 근육과 전방과 후방의 사슬 근육을 발달시킨다. 발도 자극이 된다.

시작 선 자세에서 발을 엉덩이 너비로 벌린다.

동작 정수리에 달린 끈이 위로 끌어올린다고 생각하면서 척추를 길게 편다. 이 자세를 유지하면서 몸을 앞으로(발앞꿈치 부위가 땅에 닿도록) 그리고 뒤로(발뒤꿈치를 땅에 대고) 움직인다.

시간 30~60초 혹은 5~10회 앞뒤로 움직이기

방지 앞이나 뒤로 너무 멀리 나간다.

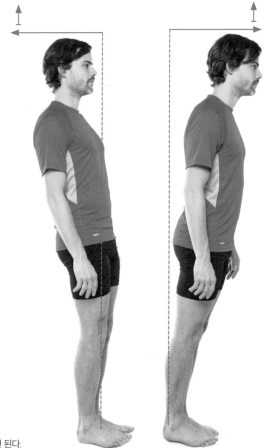

변형
난이도를 높이려면 이 동작을 한 발로 하면 된다.

33

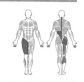

한 다리로 균형 잡기

모든 주자는 한 다리로 균형을 잘 잡을 수 있어야 한다.
그렇지 않다면 모든 다리 운동과 함께 이 운동에 역점을
두어야 한다.

시작 한 발로 선 자세에서 척추를 곧게 편다.

동작 한 다리로 가능한 한 오래 균형을 잡는다. 발은 땅
에 뿌리를 내리고 머리는 가는 줄로 위에서 당기
고 있다고 상상하라.

시간 양쪽 각 30초~2분

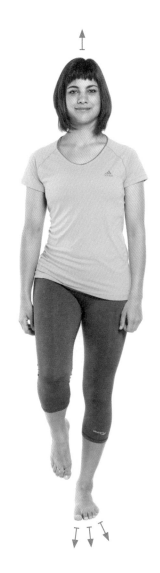

변형

난이도를 높이려면 눈을 감고하거나 지면이 불안정한 곳(울퉁불퉁한 곳, 밸런스 보드 등)에서 할 수도 있다.

34

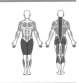

밸런스 보드 위에서 균형 잡기

불안정한 표면에서는 균형을 유지하기 어렵고 자세를 잡는 데 힘이 더 많이 든다. 처음에는 좌우로만 움직이는 밸런스 보드부터 시작하는 것이 좋다. 일단 익숙해지고 나면 사방으로 모두 움직이는 밸런스 보드로 시도해보자.

시작 밸런스 보드에 선 자세에서 발을 엉덩이 너비로 둔다. 난이도를 낮추려면 두 발을 더 벌리고 난이도를 높이려면 반대로 하면 된다.

동작 코어를 민첩하게 움직이며 척추를 곧게 편다. 보드 위에서 최대한 오래 균형을 유지한다.

시간 1~2분

방지 몸을 움츠린다.

35

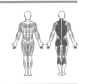

달리기 자세

이 운동은 특히 달리기 자세 근육을 자극한다.

시작 선 자세에서 발을 엉덩이 너비로 벌린다. 팔은 달리기 자세를 취한다.

동작 척추는 곧게 편 상태로 발앞꿈치 부위에 무게가 실릴 때까지 몸 전체를 앞쪽으로 나가게 한다. 이 자세에서 팔을 달릴 때처럼 리듬감 있게 움직인다.

시간 30초

방지 척추의 정렬이 흐트러진다.

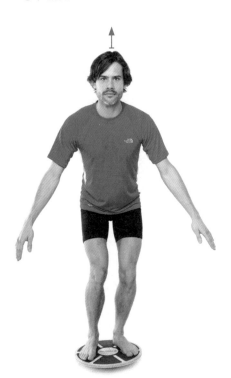

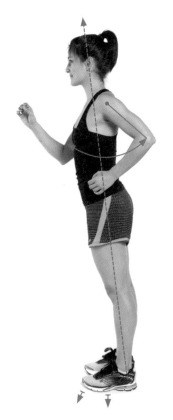

36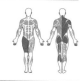

한 다리 대각선 운동

이 운동은 특히 주자에게 맞도록 척추 근육과 대둔근을
사용한다.

시작 선 자세에서 발을 엉덩이 너비로 벌리고 척추는
　　　곧게 편다.
동작 한 발로 딛고 무릎은 구부린다. 반대쪽 다리와 팔
　　　을 길게 늘이며 몸을 기울인다.
시간 30초 동안 자세를 유지하거나 매번 시작 자세로
　　　돌아가면서 5~10회 반복
방지 척추의 정렬이 흐트러진다.

37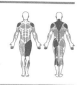

등 근육 늘이기

요가 자세에서 착안해 주자에게 맞춘 운동이다.

시작 한 발로 선 자세
동작 양손을 머리 위로 올린다. 손바닥을 붙이고 가운
　　　데 손가락은 위로 향하게 한다. 양 팔꿈치는 벌려
　　　서 손, 어깨, 귀와 일직선을 이루게 한다. 손을 위
　　　로 밀면서 척추를 곧게 늘인다.
시간 양쪽 각 30초
방지 머리를 앞으로 구부정하게 한다.
　　　등을 구부린다.
　　　척추의 정렬이 흐트러진다.

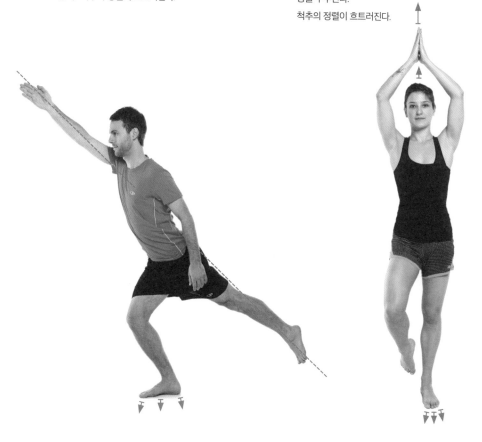

38

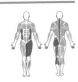

한 다리로 나선형 늘이기

이 척추 운동은 자세 근육, 특히 회전근을 사용한다. 전에 느끼지 못했던 둔부의 심부 근육이 움직이는 것을 느낄 수 있을 것이다.

시작 한 발로 선 자세
동작 숨을 들이쉬면서 머리는 위로 올리고 몸은 한쪽으로 돌린다. 몸을 길게 늘인다. 숨을 내쉬면서 다시 시작 자세로 돌아온다. 반대쪽으로 돌리며 반복한다.
시간 양쪽 각 5~10회 반복
방지 척추의 정렬이 흐트러진다.

39

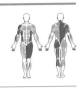

팔다리 나선 운동

달리기를 할 때처럼 팔다리를 움직여도 몸의 중심은 바르게 유지되어야 한다. 나선형 운동의 목표도 바로 여기에 있다.

시작 한 발로 선 자세
동작 숨을 내쉬면서 왼쪽 팔을 안으로(엄지손가락은 몸 쪽으로 돌리면서) 가져오고 오른쪽 다리도 안으로 가져온다. 숨을 들이쉬면서 왼쪽 팔을 (엄지손가락이 뒤로 가도록) 열고 오른쪽 다리도 (새끼발가락이 뒤로 가도록) 연다.
시간 양쪽 다리 각 5회 반복
방지 척추의 정렬이 흐트러진다.

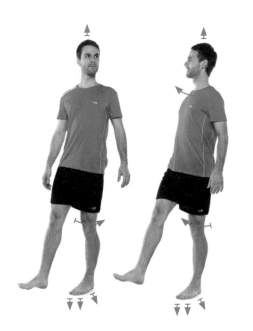

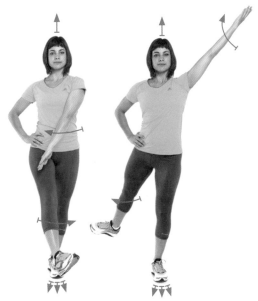

40

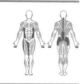

옆으로 다리 흔들기

이 운동의 목적은 몸의 중심을 잡고 척추를 길게 편 상태에서 측면의 균형감을 유지하는 것이다. 대상은 중둔근이다.

시작 한 발로 선 자세
동작 한쪽 다리를 반대쪽 다리 앞으로 지나치면서 옆으로 흔든다. 호흡은 평상시처럼 한다.
시간 양쪽 각 15회 반복
방지 척추의 정렬이 흐트러진다.

41

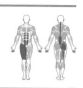

앞뒤로 다리 흔들기

주자에게 필수적인 앞뒤 균형감을 발달시키는 데 유용하다. 엉덩이굴근과 대둔근이 대상이다.

시작 한 발로 선 자세에서 무릎을 살짝 구부린다. 손은 골반 위치가 잘 느껴지도록 둔부에 대고 있어도 좋다.
동작 코어를 민첩하게 움직이면서 척추를 곧게 편다. 다리를 뒤로 보냈다가 탄력 있게 다시 앞으로 가져온다.
시간 양쪽 각 15회 반복
방지 척추의 정렬이 흐트러진다.
　　　 골반이 앞으로 회전하도록 둔다.

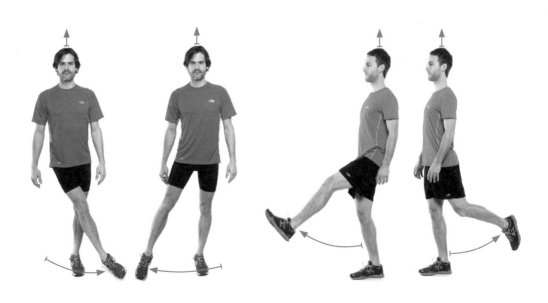

강화

REIN-
FORCEMENT
TRAINING

여기에서는 주자에게 맞는 강화 운동법을 소개하려 한다. 대부분의 엘리트 주자들은 훈련 프로그램에 강화 운동을 중요한 요소로 두고 있다. 강화 운동은 모든 주자에게 달리기뿐 아니라 그 이상의 도움을 줄 수 있다.

특수한 혹은 전체적인

강화 운동의 목표는 두 가지다. 첫 번째는 힘과 근지구력이 필요한 달리기의 요건을 갖추는 것이다. 준비를 잘할수록 달리기 성과가 좋아지고 부상 위험은 낮아질 가능성이 커진다. 이를 특수 강화 훈련이라고 한다. 두 번째 목표는 달리기로 인한 취약점을 보완하고 균형을 잘 잡게 하는 것이다. 사실 달리기에 수많은 긍정적 효과가 있지만 몸의 모든 운동 범위를 사용하는 활동은 아니다. 특히 측면 동작이 거의 없다. 팔은 주법에서는 중요한 요소지만 움직임은 크지 않다. 따라서 강화 운동은 전체적으로 몸의 힘을 기르는 것을 목표로 한다. 이를 일반 전체 강화 훈련이라고 한다. 앞으로 소개될 운동에서 우리는 다리와 몸의 중심에 더 집중할 것이다. 팔의 경우 자격을 갖춘 코치의 조언을 받아 특정 근육보다는 근육들이 연결된 부위를 자극하는 데 집중하도록 한다.

발전 혹은 유지

보통 11월에서 3월까지의 오프시즌 기간은 강화 운동에 좀 더 힘을 쏟기에 좋은 때다. 이때는 주 2~4회까지 훈련을 할 수 있다. 주자에게 가장 적정한 훈련 횟수는 주 3회다. 목표는 체력을 기르고 근육의 힘과 지구력을 높이는 것이다. 첫 번째 대회가 한 달 앞으로 다가오면 강화 운동의 양은 점차 줄이는 것이 좋다. 고강도의 달리기를 하는 시기, 특히 대회 시즌에는 체력 유지를 위해 주 1회 강화 운동으로 충분하다. 이렇게 해서 달리기에 에너지를 집중할 수 있다. 자신이 주

2~3회 강화 운동을 할 체력과 시간이 된다면 더할 나위 없을 것이다. 하지만 강화 운동을 통해 발전하고자 한다면 달리기의 강도가 높아질수록 근육 강화의 강도는 줄이는 것이 좋다.

반복과 세트의 횟수

주자는 주로 근지구력을 향상시킬 필요가 있다. 이를 위해서는 12~20회 반복으로 구성된 2~3세트를 하는 것이 좋다. 힘이 더 커진 근육은 엄청난 차이를 만들 수 있다. 8~12회 반복하는 세트도 좋은 방법이 될 수 있다. 달리기에서 이 방법이 지닌 단점은 근육 비대(근육량의 증가)가 잘 생긴다는 것이다. 일부 선수들은 최대 강도로 2~4회 반복하는 3~5세트 방식으로 운동한다. 이를 위해서는 매우 큰 하중이 필요하다. 이 방법의 장점은 심각한 근육 비대 없이 근력을 충분히 길러주고 신경과 근육 연결을 더 좋게 해주는 데 있다. 그러나 신체조건과 제어력이 탁월해야만 가능하다. 그렇지 않으면 부상 위험이 높아진다.

양보다 질

강화 운동의 목적은 보디빌딩 기록을 세우는 것이 아니다. 운동의 질은 감안하지 않고 하중을 늘리는 것은 쓸데없는 일이다. 주자는 그보다 동작의 제어력과 유연성을 더 높이는 데 목표를 두어야 한다. 강화 운동은 자신의 한계를 뛰어넘을 좋은 기회이긴 하지만 적정선을 지키며 몸의 신호에 주의를 기울여야 한다. 만일 하루 종일 컨디션이 떨어진다면 주저하지 말고 강화 운동의 강도를 낮추도록 한다.

강화를 통한 자세 교정

강화 운동을 하면서 자세 근육 또한 단련해보는 것은 어떨까? 이는 올바른 방식으로 훈련한다면 도전해볼 만한 좋은 방법이다. 척추를 곧게 펴고 중심을 잡은 상태로 유지하면서 선 자세나 앉은 자세의 운동에 집중하면 된다. 보조기구를 사용해 도전 과제를 추가할 수도 있다.

이완

사용하지 않는 근육은 힘을 빼야 한다. 스쿼트나 플랭크 자세를 할 때는 턱, 얼굴 근육, 견갑거근을 수축할 필요가 없다. 강화 운동을 하면서 몸을 이완시키는 기술을 익히면 달릴 때 근육을 이완하는 것이 좀 더 쉬워진다.

중심이 먼저

모든 신체활동에서 몸의 중심은 제일 먼저 강화해야 할 부분이다. 중심부가 튼튼하고 안정적일 때 팔다리의 힘도 더 커진다. 따라서 코어 근육부터 단련해야 한다. 어떤 부위의 강화 운동이든 코어 근육이 활성화되어야 한다. 앞에서 살펴보았듯이 이 원칙은 달리기에도 그대로 적용된다. 코어가 잠들어 있다면 어떤 동작도 효과적으로 할 수 없다.

정렬

주자에게는 특히 무릎의 정렬이 중요하다. 무릎은 안이나 밖으로 휘지 않고 항상 발 위에 바르게 위치해야 한다. 운동을 하면서 이러한 무릎의 정렬이 깨지지 않도록 주의하자. 발의 위치 또한 중요하다. 두 발을 부자연스럽게 나란히 두려고 애쓸 필요는 없다. 두 발은 해부학상 중립적인 위치, 즉 살짝 열린 상태를 유지하도록 노력하자. 이렇게 하면 안정화 근육의 기능이 좋아지고 몸이 정렬을 이루게 함으로써 달리기에서도 생체역학상 도움이 된다.

가동성이 없는 부분은 강화하지 않는다

이것은 강화 운동의 기본 원칙이지만 잘 지켜지지 않는 부분이기도 하다. 가동성이나 유연성이 부족한 부분에 강화 운동을 하는 것은 쓸데없는 일일 뿐 아니라 해로울 수도 있다. 그보다는 유연성 및 가동성 운동을 하고, 해당 부위의 가동성이 회복될 때까지 필요하다면 치료를 받는 것이 좋다. 예를 들어 발목이 삐어서 경직된 상태의 주자가 있다고 하자. 그에게는 성급한 종아리 강화 운동이 소용없다. 발목이 다시 잘 움직이게 되었을 때 강화 운동을 하는 것이 가장 바람직하고 유용할 것이다. 또 다른 대표적인 예는 무릎의 문제를 바로잡기 위해 대퇴사두근 강화 운동을 하는 것이다. 무릎을 둘러싼 근육들이 긴장되었거나(대개의 경우 그렇다), 무릎이나 인근 관절(둔부, 발목)의 가동성이 없을 경우에 이 방법은 아무런 효과도 거둘 수 없을 것이다.

머신은 피하라

아주 무거운 하중으로 운동하고자 한다면 보디빌딩 기구가 유용할 수 있다. 하지만 주자에게는 대체로 맞지 않다. 게다가 기구를 사용한 운동은 안정화 근육을 거의 쓰지 않는다. 그런데 안정화 근육은 달리기에 매우 중요한 요소다. 또 많은 기구들이 키가 작거나 큰 사용자의 규격에 맞지 않는 방향으로 잘못 움직이게 할 수 있다는 것을 기억해야 한다. 장비가 필요 없는 운동을 활용하자. 프리웨이트(바벨, 덤벨 등의 기본적인 기구-옮긴이), 밸런스 보드, 고무 밴드 이 세 가지면 거의 모든 운동을 할 수 있다. 일부 기구들을 사용할 수도 있지만 대부분의 운동은 기구 없이 가능하다.

플리오메트릭, 숨겨둔 비밀

힘을 기르고 '폭발력'을 높이는 좋은 방법 중 하나는 플리오메트릭 운동을 하는 것이다. 이는 주로 점프와 착지를 빠르고 리듬감 있게 반복하는 동작으로 이루어진다. 착지할 때 축적된 에너지를 추진력으로 전환해 사용하는 것이 핵심이다. 이를 위해서는 가능한 지면에 닿는 시간을 줄이도록 노력해야 한다. 플리오메트릭 운동은 폭발력을 향상시킬 뿐 아니라 몸의 탄성과 유연성을 개발하는 데도 탁월한 방법이다. 매우 힘든 이 운동은 근육의 미세손상을 일으키므로 72시간에 달하는 회복 시간이 필요하다. 따라서 플리오메트릭 운동에 도전하기 전에 최소한 두 달 정도는 전통적인 근육 강화 운동에 집중할 것을 권한다. 오프시즌 기간은 이 운동을 하기 좋은 때다(주 1~2회). 시즌 중에는 주 1회(그 이상은 안 됨) 플리오메트릭 운동을 할 수 있다.

상담을 받아라

주자의 근력을 기르는 데 좋은 운동은 여기에 제시된 것 말고도 많다. 주저하지 말고 자격이 있는 트레이너를 찾아가 도움을 받자. 특히 달리기의 특성을 잘 알고 있는 전문가를 선택하도록 한다.

저항을 높여라

다음에 소개될 운동에는 최소한의 도구를 사용할 수 있다. 훈련의 난이도를 높이려면 저항을 높이기만 하면 된다. 손에 프리웨이트 기구를 들거나 체조용 고무 밴드 혹은 풀리(헬스클럽에서 볼 수 있는 도르래)를 사용하거나 웨이트 재킷을 착용할 수 있다.

강화 운동 중이나 운동 후에 통증이 느껴져서는 안 된다. 또한 급성 통증이 있는 사람에게는 이 운동을 권장하지 않는다.

42

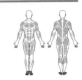

발가락 구부리기와 펴기

모든 주자에게는 활동적인 발이 필요하다. 이 운동은 대부분 오래 잠들어 있던 근육을 사용하게 할 것이다. 발가락만큼 뇌도 활동하게 될 것이다.

시작 맨발로 선 자세
동작 엄지발가락은 들어올리고 나머지 발가락은 바닥에 그대로 둔다. 그다음 엄지발가락으로 바닥을 짚고 나머지 발가락을 들어올린다.
시간 양쪽 각 15회 반복
방지 발을 오므린다.

43

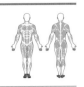

발가락 외전 운동

대개의 경우 잠들어 있는 엄지발가락과 새끼발가락의 외전근이 활성화되는 운동으로 발의 기능을 좋아지게 한다.

시작 맨발로 선 자세
동작 숨을 내쉬면서 발가락 사이가 멀어지도록 벌린다. 숨을 들이쉬면서 원래 자리로 돌아오게 한다.
시간 양쪽 각 10회 반복
방지 발을 오므린다.

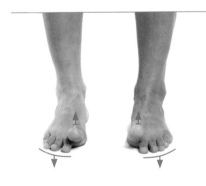

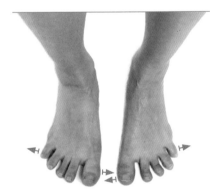

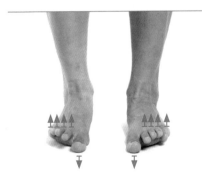

44

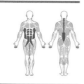

다리로 원 그리기

주자는 골반이 안정적이고 둔부의 가동성이 좋아야 한다. 따라서 이 대표적인 필라테스 동작이 도움이 된다.

시작 누운 자세에서 무릎이 엉덩이와 90도가 되도록 굽힌다.

동작 엉덩이 위쪽에 무릎으로 원을 그린다. 무릎을 밖으로 돌릴 때 숨을 들이쉬고 안으로 가져올 때 숨을 내쉰다. 골반은 움직이지 않고 정렬된 상태를 유지한다.

시간 양쪽 다리를 각 방향별로 5회 반복

방지 골반이 옆으로 돌아가게 둔다.
불규칙한 모양의 원을 그린다.

45

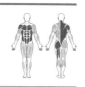

다리 늘이기

탁자에서 변형된 이 운동은 엉덩이를 늘이면서 골반과 척추는 균형을 유지해야 한다.

시작 네 발 자세로 손은 어깨 아래에 두고 무릎은 엉덩이 아래에 둔다.

동작 숨을 내쉬면서 다리를 길게 펴는데 이때 발가락은 위로 민다. 동시에 반대쪽 팔은 수평으로 길게 편다. 숨을 들이쉬면서 시작 자세로 돌아온다.

시간 양쪽 각 10회 반복

방지 등을 밑으로 내린다.
척추의 정렬이 흐트러진다.

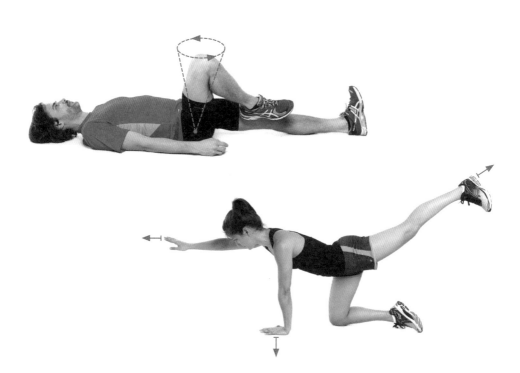

46

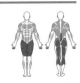

발바닥을 구부린 하프 브리지

이 버전의 하프 브리지 운동은 주자를 위한 특별한 동작
이다. 척추 뼈를 하나씩 잘 내리는 것이 핵심이다.

시작 누운 자세에서 무릎을 구부리고 발은 엉덩이 너비
로 벌린다.

동작 숨을 들이쉬면서 어깨와 무릎이 일직선이 되도록
골반을 들어올린다. 발가락에 하중을 높이기 위해
발뒤꿈치를 들어올리는 동작으로 마무리한다. 숨
을 내쉬면서 발뒤꿈치를 내리고 그다음 골반을 내
리고 등은 척추 뼈가 하나씩 땅에 닿도록 내린다.

시간 15회 반복

방지 골반을 너무 들어올리거나 충분히 올리지 않는다.
척추를 펴지 않고 다시 내린다.

47

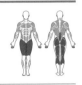

한 다리로 하프 브리지

이 운동은 대둔근, 척추 뼈, 복부를 테스트한다. 모든 주
자는 이 동작을 정확하게 할 수 있어야 한다.

시작 누운 자세에서 무릎을 구부리고 발은 엉덩이 너비
로 벌린다.

동작 숨을 들이쉬면서 두 발로 지지하며 골반을 들어올
린다. 골반의 위치가 잡히면 허벅지의 평행을 유
지하면서 한쪽 다리를 길게 편다. 숨을 내쉬면서
척추 뼈들이 한 번에 하나씩 바닥에 닿도록 하면
서 골반을 내린다. 발을 내려놓고 반대쪽을 시작
한다.

시간 양쪽 각 10회 반복

방지 골반이 옆으로 돌아가게 둔다.
허벅지의 정렬이 흐트러진다.

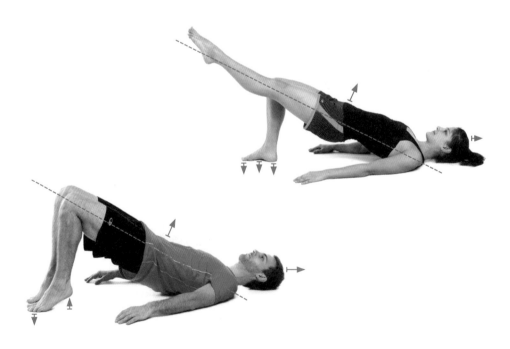

48

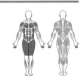

플랭크

이 운동은 주자가 해야 할 기본 동작에 해당한다. 코어 근육을 강화해주기 때문이다. 모든 주자는 이 운동을 반드시 숙달해야 한다. 등에 문제가 있다면 각자의 능력에 따라서 하프 플랭크(무릎을 대고)로 할 수 있다.

시작 엎드린 자세에서 무릎을 바닥에 대고 팔꿈치로 삼각형을 만들며 양손을 잡는다.

동작 견갑골을 골반 쪽으로 향하고 척추는 길게 펴고 코어를 활성화한다. 그다음 팔꿈치로 바닥을 밀며 골반을 들어올린다. 호흡을 하면서 이 자세를 유지한다.

시간 5~60초(처음부터 최대치로 하지 말고 시간을 단계적으로 늘린다.)

방지 등을 내리고 어깨를 올린다.

49

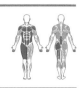

한 다리로 플랭크

이 버전의 플랭크는 주자에게 필수적인 한 다리 자세의 안정감을 길러준다.

시작 엎드린 자세에서 무릎을 바닥에 대고 팔꿈치로 삼각형을 만들며 양손을 잡는다.

동작 일단 플랭크 자세를 한 다음, 숨을 내쉬면서 한 다리를 (발뒤꿈치는 뒤로 멀리 보내며) 올린다. 숨을 들이쉬면서 다리를 내린다. 반대쪽 다리로 바꾼다.

시간 양쪽 각 3~10회 반복

방지 등을 내린다.
골반이 옆으로 돌아가게 둔다.

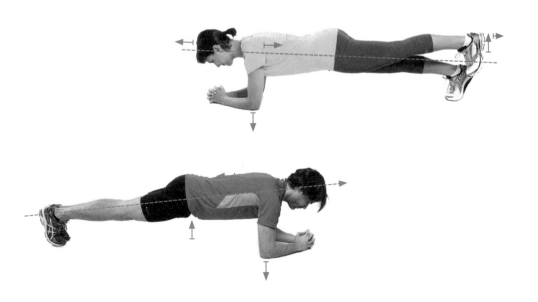

50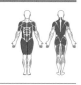

사이드 플랭크

전면 플랭크를 보완하는 사이드 플랭크 동작을 하려면 제어력이 좋아야 한다. 운동 시간을 늘리기 전에 하프 플랭크(한쪽 무릎을 대고)부터 시작하더라도 충분한 시간을 두고 동작에 익숙해지도록 한다.

시작 옆으로 누운 자세로 팔꿈치는 어깨 아래에 오도록 한다.
동작 견갑골을 골반 쪽으로 향하고 척추를 길게 늘이며 코어를 활성화한다. 팔꿈치로 바닥을 밀고 골반은 몸과 일직선이 되도록 들어올린다. 호흡을 하면서 이 자세를 유지한다.
시간 5~60초(처음부터 최대치로 하지 말고 시간을 단계적으로 늘린다.)
방지 등을 숙인다.
　　　몸통이 돌아간다.

51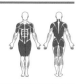

오픈 사이드 플랭크

이 유형의 사이드 플랭크는 그 자체가 테스트다. 특히 엉덩이 외전근이 많이 사용된다.

시작 옆으로 누운 자세로 팔꿈치는 어깨 아래에 오도록 한다.
동작 일단 사이드 플랭크 자세를 취한 다음, 숨을 내쉬면서 다리와 팔을 편안하게 벌린다. 숨을 들이쉬면서 플랭크 자세로 돌아온다. 각자 능력에 맞게 반복한다.
시간 양쪽 각 1~5회 반복
방지 척추의 정렬이 흐트러진다.

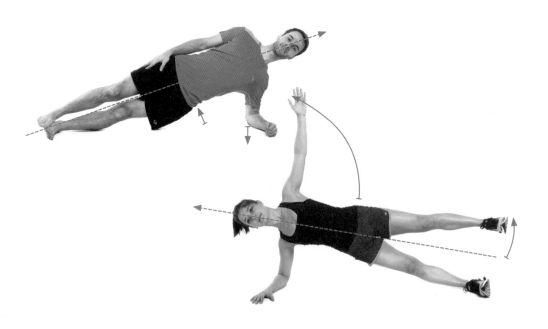

52

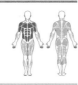

주자의 반 윗몸일으키기

기존의 윗몸일으키기에서 변형된 이 운동은 특히 주자를 위해 고안된 것이다. 달리기를 할 때처럼 팔을 흔드는 동작을 한다.

시작 누운 자세로 무릎을 구부리고 발은 엉덩이 너비로 둔다. 팔꿈치는 90도로 굽힌다.

동작 숨을 내쉬면서 치골을 배꼽 쪽으로 가져오고 코어를 활성화한다. 척추를 길게 늘이며 몸통을 들어올려 견갑골을 바닥에서 떨어지도록 한다. 이 자세에서 숨을 편안하게 쉬면서 팔을 흔드는 동작을 한다.

시간 팔을 5~10초 동안 흔든 다음 몸통을 다시 내린다. 1~5회 반복

방지 몸을 너무 높이 올린다.
어깨를 들고 목을 움츠린다.

53

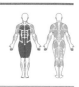

크리스 크로스

대표적인 이 운동은 엉덩이굴근과 몸의 사근을 사용한다. 특히 오르막 달리기에 유용하다.

시작 누운 자세로 무릎이 둔부 위로 오도록 굽힌다.

동작 왼쪽 무릎과 오른쪽 팔꿈치를 서로 만나게 하고 오른쪽 다리는 길게 편다. 양쪽을 번갈아 한다.

시간 양쪽 각 10~20회 반복

방지 몸통을 너무 높이 올린다.
목을 당긴다.

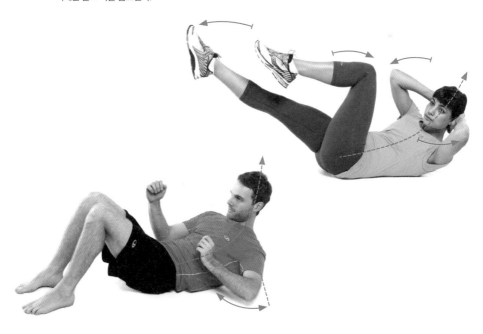

54

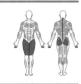

런지

런지는 주자를 위한 기본 운동으로 대퇴사두근을 효과적으로 강화할 수 있다.

시작 선 자세로 두 발은 엉덩이 너비로 벌린다. 한 발을 앞으로 멀리 내민다(롱 스트라이드). 골반은 정렬을 잘 유지하고 등은 곧게 편다.

동작 숨을 들이쉬면서 허벅지 앞쪽이 수평이 되도록 내려간다. 등은 곧게 펴고 척추를 길게 늘인 상태를 유지한다. 숨을 내쉬면서 똑바로 올라간다. 앞쪽 무릎은 정렬을 잘 유지한다.

시간 양쪽 각 10~20회 반복

방지 무릎이 안이나 바깥으로 향하게 둔다.
몸통을 기울인다.
앞쪽 무릎이 발보다 더 멀리 나가게 한다.

55

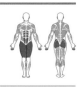

엉덩이 굽히기와 런지

이 유형의 런지는 주자에게 특히 적합한 운동으로 균형감과 조정력이 추가로 필요하다. 이는 또한 주자가 잘 통제할 수 있어야 하는 대퇴사두근의 신장성 근수축을 할 수 있게 해준다.

시작 선 자세에서 두 발을 엉덩이 너비로 벌린다.

동작 숨을 들이쉬면서 런지 자세를 취한다. 숨을 내쉬면서 시작 자세로 돌아온 다음 무릎을 엉덩이 높이로 올린다. 이 자세에서 런지로 돌아오고 이하 과정은 동일하다.

시간 양쪽 각 10회 반복

방지 무릎이 안이나 바깥으로 향하게 둔다.
몸통을 기울인다.
앞쪽 무릎이 발보다 더 멀리 나가게 한다.

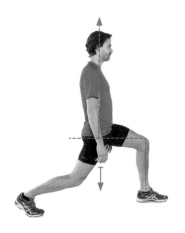

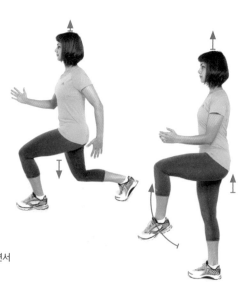

변형
필요한 공간을 확보할 수 있다면 앞이나 뒤로 걸으면서 런지 동작을 함으로써 운동에 재미를 더할 수 있다.

56

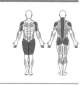

스쿼트/척추 늘이기

잘 알려진 스쿼트 동작은 척추를 늘인 상태를 유지하면서 이루어지는 운동이다. 대퇴사두근과 둔근이 대상이다.

시작 선 자세로 발은 엉덩이 너비보다 조금 더 벌린다. 팔은 어깨 높이로 올리고 척추는 길게 편다.

동작 숨을 들이쉬면서 무릎을 90도로 굽히고 척추는 편 자세를 유지한다. 숨을 내쉬면서 양발을 똑같은 힘으로 바닥을 밀며 시작 자세로 돌아온다.

시간 10~15회 반복

방지 등을 구부린다.
　　　무릎이 안이나 바깥으로 향하게 둔다.

57

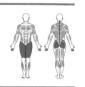

한 다리로 스쿼트

이 동작은 훨씬 더 균형 감각을 필요로 한다. 주자라면 누구나 한 다리 스쿼트를 잘 통제할 수 있어야 한다. 종아리의 유연성도 테스트할 수 있다.

시작 한 발로 선 자세

동작 숨을 들이쉬면서 무릎을 90도로 구부린다. 숨을 내쉬면서 바닥을 밀고 시작 자세로 돌아온다.

시간 양쪽 각 10회 반복

방지 등을 구부린다.
　　　무릎이 안이나 바깥으로 향하게 둔다.

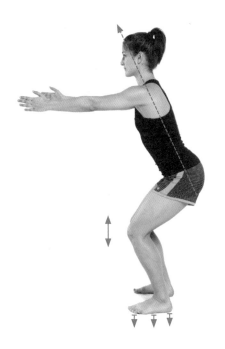

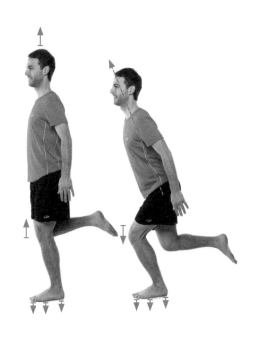

58

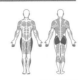

엉덩이 외전 운동

측면 동작이 포함된 훈련을 제대로 하지 않은 경우 주자의 외전근은 약해진다. 따라서 외전근을 운동하는 것이 필수적이다. 여기에서는 중둔근이 대상이다.

시작 한 발로 선 자세에서 무릎은 살짝 구부리고 고무밴드나 풀리 케이블을 반대쪽 발목에 맨다.
동작 코어를 활성화하고 척추를 편 다음, 숨을 내쉬면서 다리를 벌린다. 숨을 들이쉬면서 시작 자세로 돌아온다.
시간 양쪽 각 10~15회 반복
방지 척추의 정렬이 흐트러진다.
　　　동작을 너무 크게 한다.

59

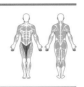

엉덩이 내전 운동

이 운동은 앞에 소개된 외전 운동을 보완한다.

시작 외전 운동과 동일하지만 방향을 반대로 한다.
동작 코어를 활성화하고 척추를 편 다음, 숨을 내쉬면서 다리를 안으로 가져온다. 숨을 들이쉬면서 시작 자세로 돌아온다.
시간 양쪽 각 10~15회 반복
방지 척추의 정렬이 흐트러진다.
　　　동작을 너무 크게 한다.

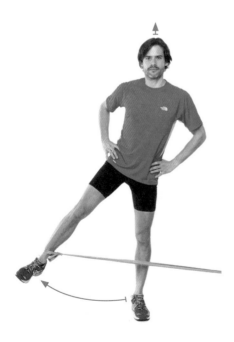

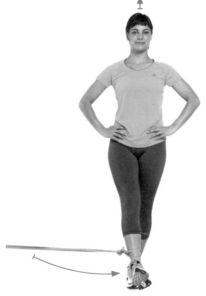

60

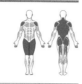

주자의 대둔근 운동

대둔근은 몸에서 가장 강한 근육으로 달리기에 중요한 요소인 둔부를 잘 펴지게 해준다.

시작 한 발로 선 자세에서 무릎을 구부리고 고무 밴드나 풀리 케이블을 반대쪽 발에 맨다. 몸 앞쪽에 저항이 있다. 팔은 달리기 자세를 취한다.

동작 숨을 내쉬면서 오른쪽 다리를 뒤로 멀리 늘인다. 팔은 (왼쪽 팔꿈치가 뒤로 가도록) 달리기 동작을 한다. 숨을 들이쉬면서 시작 자세로 돌아온다.

시간 양쪽 각 10회 반복

방지 등을 굽힌다.
앞쪽 무릎의 정렬이 흐트러진다.

61

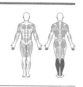

발바닥 굽히기

종아리는 달리기를 할 때 특히 많이 사용된다. 다음 운동은 종아리의 유연성을 길러준다. 또한 균형감도 목표로 삼고 있다. 한 발로 균형을 잡으며 이 운동을 할 수 있다면 더욱 좋다.

시작 발 앞쪽으로 계단을 딛고 선 자세. 더 안정감이 있도록 한 손을 벽에 대고 할 수도 있다.

동작 숨을 들이쉬면서 발뒤꿈치를 내린다. 숨을 내쉬면서 발가락을 올린다.

시간 10~15회 반복

방지 한 발에 무게가 쏠리게 한다. - 몸무게가 두 발에 고루 실려야 한다.

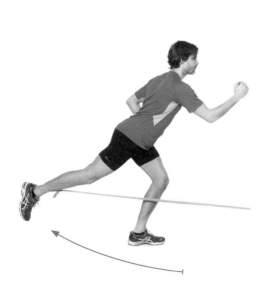

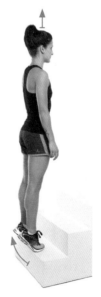

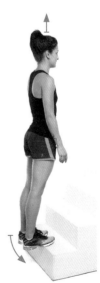

62

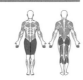

위로 점프

대표적인 플리오메트릭 운동이다.

시작 선 자세에서 두 발은 엉덩이 너비보다 조금 넓게
벌린다.
동작 무릎을 빠르게 굽히면서 가능한 높이 뛰어오른다.
착지했다가 바닥에 머무는 시간을 최소로 해 다시
뛰어오른다.
시간 8~15회 반복
방지 등을 구부리거나 굽힌다.
무릎의 정렬이 흐트러진다.
점프 사이에 착지한 시간이 너무 길다.

63

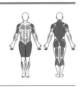

플리오 런지

이 운동은 힘뿐만 아니라 제어력이 많이 필요하다.

시작 선 자세로 두 발을 엉덩이 너비로 벌린다. 한 발은
앞으로 멀리 내민다(롱 스트라이드). 골반의 정렬을
유지하고 등은 곧게 편다.
동작 뛸 때마다 다리를 바꾸면서 한 다리로 빠르게 뛰
어오른다.
시간 양쪽 각 6~12회 반복
방지 무릎이 안 혹은 밖으로 향하도록 둔다.
몸통을 기울인다.
무릎을 발보다 너무 멀리 앞으로 내민다.
점프 사이에 착지한 시간이 너무 길다.

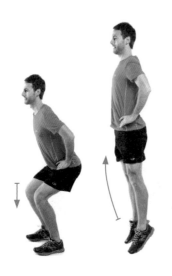

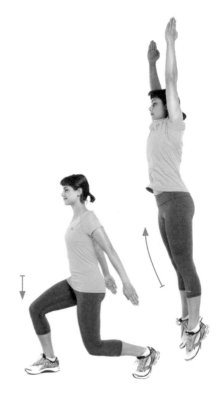

변형
난이도를 높이려면 한 다리로 동작을 하거나 두 손을 엉
덩이에 두고 할 수 있다.
시간 5~10회 반복

64

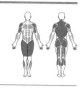

벤치 플리오

시작 선 자세에서 두 발은 엉덩이 너비보다 조금 넓게
벌린다.

동작 이 운동은 2단계로 이루어진다.

1 : 벤치 맞은편에서 가능한 높이 점프해 균형을
잡으면서 스쿼트 자세로 벤치에 착지한다.

2 : 돌아서서 바닥으로 뛰어내린다. 그다음 가능한
높이 점프한다.

두 단계를 반복한다.

시간 5~10회 반복

방지 무릎의 정렬이 흐트러진다.

점프 사이에 착지한 시간이 너무 길다.

65

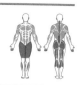

측면 점프

시작 선 자세로 두 발은 가까이 둔다.

동작 가상의 선(혹은 실제로 선을 두고)을 기준으로 양쪽으로
옆으로 점프한다. 10cm 높이의 물건 위로 점프를
해야 한다고 상상하라. 난이도를 높이려면 어느
정도 높이가 있는 물건을 두고 할 수 있다. 바른 자
세를 유지한다.

시간 8~15회 반복

방지 점프 사이에 착지한 시간이 너무 길다.

주의! 단계적으로 훈련하고 물건 위로 확실하게 지나가
도록 하자.

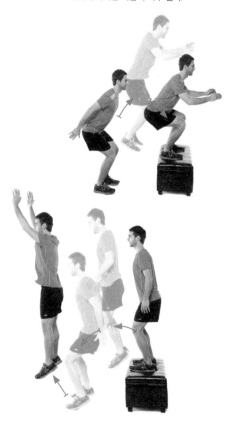

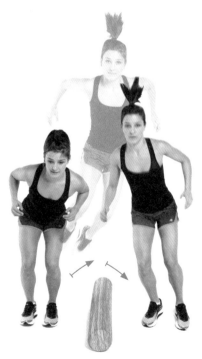

66

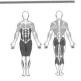

허들 점프

시작 선 자세로 두 발은 엉덩이 너비로 벌린다. 이 운동은 2m 간격으로 여러 개의 허들을 두고 할 수도 있다. 또한 도구를 사용하지 않고 허들이 있다고 상상하며 동작을 할 수도 있다.

동작 무릎을 올리며 힘차게 점프해 허들을 뛰어넘는다. 바른 자세를 유지하고 일직선으로 앞으로 나아간다.

시간 6~12회 반복

방지 좌우로 움직인다.

점프 사이에 착지한 시간이 너무 길다.

67

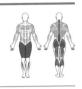

런지/스쿼트

런지와 스쿼트의 흥미로운 조합인 이 운동은 조정력이 좋아야 한다.

시작 선 자세에서 두 발은 엉덩이 너비보다 조금 넓게 벌린다.

동작 스쿼트 동작의 착지와 런지 착지를 번갈아 하면서 점프한다.

시간 8~15회 반복

방지 무릎의 정렬이 흐트러진다.

점프 사이에 착지한 시간이 너무 길다.

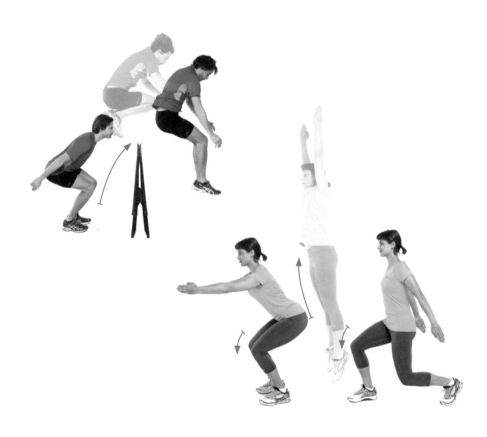

68

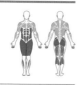

빅 스텝

이 운동은 특히 달리기에 적합하며 더 힘 있는 보폭을 갖추고자 한다면 필수적인 운동이다.

동작 뜨거운 숯 위에 있는 것처럼 보폭을 크게 늘려 뛴다. 중간발이나 앞발로 착지하려고 노력한다.

시간 10~20초

방지 발뒤꿈치로 착지한다.
수직으로 너무 많이 움직인다.

69

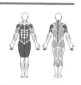

팔굽혀펴기

어린 시절 아버지께서 달리기 전에 매번 팔굽혀펴기를 50개씩 하는 모습을 본 뒤로 나 또한 이 운동을 거를 수 없게 되었다. 많은 엘리트 주자들이 매일 하는 운동 중 하나이기도 하다. 잘 실천하면 유익한 운동이다.

시작 두 손을 어깨 너비로 두고 발은 붙여서 삼각형 자세를 만든다. 등을 바로 하고 척추는 길게 편다.

동작 숨을 들이쉬면서 팔꿈치를 90도로 굽히면서 몸 전체를 아래로 내린다. 숨을 내쉬면서 두 팔을 똑같이 밀면서 올라온다. 중요한 것은 코어를 먼저 활성화하는 것이다.

시간 10~30회 반복(애호가라면 50회!)

방지 등을 굽힌다.
어깨가 머리 쪽으로 올라간다.
너무 밑으로 내려간다.

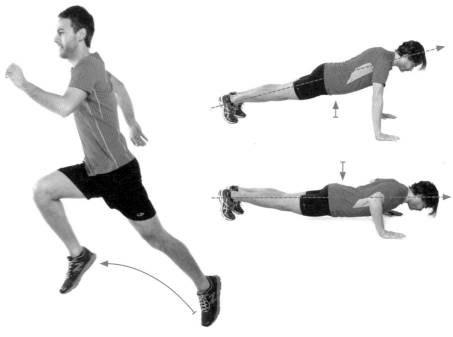

호흡

RESPI-
RATION
TRAINING

호흡은 달리기의 핵심이다. 호흡이 잘되면 최소한의 힘으로 최대한의 산소를 활용할 수 있게 된다. 더 잘 달리기란 곧 숨을 더 잘 쉬는 것과 같다.

자세는 호흡의 질을 직접 바꾸어놓는다. 등이 굽은 자세는 흉근의 움직임을 방해하고 흉곽이 자유롭게 움직이지 못하게 한다. 흉부와 복부의 압력이 높아지면서 호흡에 영향을 주게 되는 것이다. 앞으로 내민 자세(불룩한 상체형)는 흉곽의 뒷부분이 닫혀 폐가 잘 부풀어 오르지 못하게 한다. 이렇게 되면 흉곽의 부피를 늘리기 위해 후근을 잘못 사용하는 일이 흔히 일어난다. 닫힌 자세에서는 흉곽이 정상적으로 확장하지 못해 호흡량이 제한된다. 따라서 호흡법을 개선하려면 자세를 먼저 교정해야 한다.

힘을 쓸 때도 숨을 잘 쉬어라

주자에게 핵심은 힘을 쓰면서도 숨을 잘 쉬는 것이다. 따라서 쉴 때 호흡법을 연습할 뿐 아니라 달릴 때도 호흡이 더 나아지도록 노력해야 한다. 이 부분에 대해서는 111쪽을 참조하라.

횡격막을 훈련하라

횡격막은 몸에서 매우 중요한 역할을 담당하는 근육의 하나로 특히 주자가 단련해야 할 가장 중요한 근육의 하나다. 횡격막이 더 유연하고 튼튼하게 단련된다면 달리기를 하면서 호흡이 한결 쉬워지는 것을 알 수 있다. 또 하나의 장점은 담 증상에도 큰 차이를 확인할 수 있다는 것이다.

빠른 회복을 위한 숨쉬기

호흡 운동은 신경계의 균형을 잡고 회복 모드로 전환하는 간단한 방법이다. 요약하면 호흡이 교감 모드(위급, 운동)에서 부교감 모드(회복, 재생)로의 전환을 더 쉽게 해준다. 모든 명상과 휴식 요법의 핵심이 호흡인 것에는 이유가 있는 것이다.

다양한 자극을 하라

매일 2분씩 복식호흡을 하는 것은 유익할 수 있지만 정체 상태에 이르기 쉽다. 따라서 다양한 방식으로 호흡 운동을 하는 것이 훨씬 더 효과적이다. 여기에 소개되는 운동들 가운데 임의로 택하거나 여러 가지 호흡 운동이 포함된 한 세트를 할 수도 있다.

70

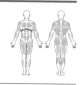

복식호흡

배를 부풀리며 호흡하는 것이 어려운 사람들을 위한 호흡법이다. 이를 위해서는 횡격막이 잘 움직여야 한다.

시작 누운 자세로 하는 것이 더 쉽다. 일단 익숙해지고
　　　나면 선 자세로 해보자.
동작 숨을 들이쉬면서 배를 편안하게 부풀린다. 숨을
　　　내쉬면서 힘을 뺀다.
시간 10회 혹은 1~2분
방지 배를 무리하게 부풀린다.

71

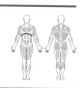

흉골 및 흉곽 호흡

주자는 흉곽의 부피를 활용해 숨을 쉴 수 있어야 한다. 이런 호흡이 어려운 주자들에게 좋은 운동이다.

시작 누운 자세로 하는 것이 더 쉽다. 일단 익숙해지고
　　　나면 선 자세로 해보자.
동작 숨을 들이쉬면서 흉골이 올라가고 흉곽이 부풀게
　　　한다. 숨을 내쉬면서 흉골이 서서히 내려가고 흉
　　　곽이 시작 자세로 돌아가게 한다.
시간 10회 혹은 1~2분
방지 흉골을 올리기 위해 등을 활 모양으로 구부린다.

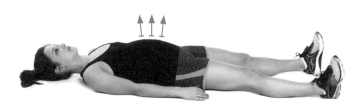

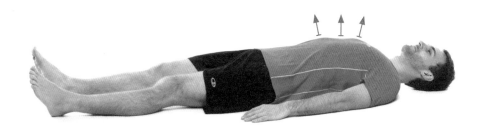

72

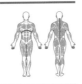

아기 자세

대표적인 이 자세는 엎드린 상태의 호흡을 개선하는 데 도움이 된다. 우리의 폐는 가슴보다 등 쪽에 더 많은 공간을 차지하고 있다는 사실을 기억하자.

시작 무릎을 꿇은 상태에서 온몸을 바닥으로 향하게 하고 팔을 머리 위로 올린다.

동작 숨을 들이쉬면서 등이 위로 열리게 하고 흉곽이 부풀게 한다. 숨을 내쉬면서 몸이 땅으로 꺼지는 것처럼 상상하자.

시간 1~2분

방지 힘을 주어 바닥을 민다.

73

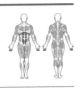

심호흡

어떤 주자들은 힘을 내야 할 때 이 방법을 쓴다. 빠르고 깊은 호흡은 흉곽의 사용하지 않는 공간을 비워 그 부분을 더 쉽게 사용할 수 있게 만든다. 또 횡격막도 쉴 수 있게 된다.

시작 선 자세

동작 숨을 세게 내쉰 뒤 천천히 깊게 들이마신다.

시간 3~5회 반복

방지 숨을 내쉴 때 입을 너무 닫거나 입술을 오므린다.

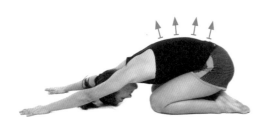

들숨　　　　　날숨

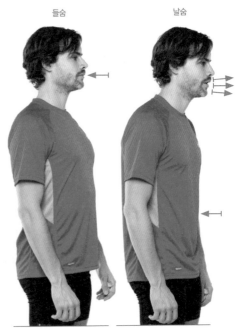

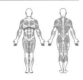

74

저항 복식호흡

이 운동은 흉부 횡격막의 동작에 저항하게 함으로써 횡격막을 강화할 수 있게 해준다. 이 운동을 하고 나면 대체로 횡격막이 잘 이완된다.

시작 누운 자세에서 두 손을 모아 배 위에 놓는다. 척추는 길게 늘인다. 일단 익숙해지고 나면 선 자세로 해본다.
동작 배가 부풀어 오르는 것을 막는 것처럼 손으로 대고 누르면서 숨을 깊이 들이쉰다. 숨을 내쉰다.
시간 10회 반복
방지 등을 구부리거나 굽힌다.

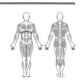

75

가쁜 호흡

힘을 빼면서 횡격막을 자극하기에 좋은 운동 중 하나다.

시작 선 자세 혹은 누운 자세
동작 (강아지처럼 빠르게) 헐떡거리듯이 코로 호흡한다. 그다음 똑같이 입술로 호흡한다.
시간 15~30초 코로 호흡하고 이어서 입술로 호흡
방지 너무 깊이 호흡하려고 한다.

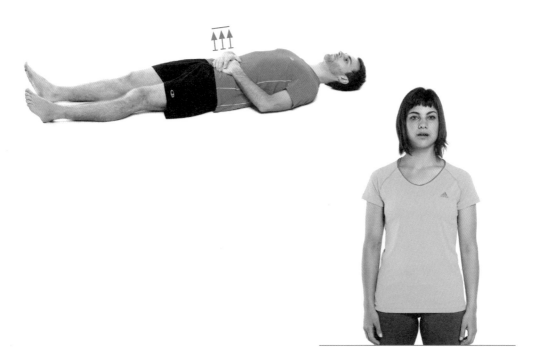

테크닉

TECHNIC
TRAINING

달리기 초보자들은 달리는 데 대부분의 시간을 보내지만 엘리트 주자들은 잘 달리기 위한 훈련에 많은 시간을 보낸다. 흔히 드릴(drills)이라 불리는 테크닉 연습은 이름에 걸맞게 모든 훈련 프로그램의 기본 요소다. 이는 달리기의 각 단계별로 다양한 동작을 다루며 더 쉽고 효과적으로 달릴 수 있게 해준다.

워밍업

테크닉 운동은 달리기를 하기 전에 준비 과정으로 이용된다. 일부 동작은 힘이 들기 때문에 반드시 미리 워밍업을 해야 한다. 그런데 일부 주자들은 워밍업을 위해 테크닉 운동을 이용한다. 그래서 테크닉 운동의 장점을 제대로 활용하지 못하고 때로는 부상의 위험까지 높아진다.

핵심 훈련을 하기 전에

이론상으로는 달리기를 하기 전 매번 테크닉 운동을 하는 것이 이상적이다. 하지만 실제로는 우리 중 누구도 그럴 시간이 없다. 그러나 핵심 훈련(고강도의 장거리)에서 테크닉 운동은 가장 중요하다. 그래야 핵심 훈련의 장점을 충분히 활용할 수 있기 때문이다. 만일 당신이 장시간 레이스를 할 때 따로 연습할 시간이 없다고 한다면 충분히 이해할 수 있다. 우리는 전문 육상 선수가 아니기 때문이다. 하지만 강도 높은 훈련을 위해서는 단 5분이라도 테크닉 운동에 투자해야 한다.

복합성

내가 추천하는 테크닉 운동 가운데 상당수는 꽤 까다로워서 지면을 통해 정확히 설명하기가 쉽지 않다. 웹사이트 www.courirmieux.com을 참조하라. 여기에는 테크닉 운동을 설명하는 동영상들이 친절하게 소개되어 있다.

테크닉 운동은 꽤 힘든 훈련에 속하므로 단계적으로 접근할 것을 권한다. 처음 운동을 하고 나면 다음 날 근육통이 생길 수도 있다.

76

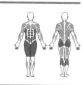

무릎 높이 올리기

이 운동은 특히 무릎을 충분히 올리지 않는 주자들에게 추천한다. 장요근 발달에 도움이 된다.

동작 무릎을 충분히 높게 올리면서 뛴다. 이때 코어 근
육을 활성화하고 '키가 큰 상태'를 유지한다.
시간 15~30초
방지 등을 구부린다.

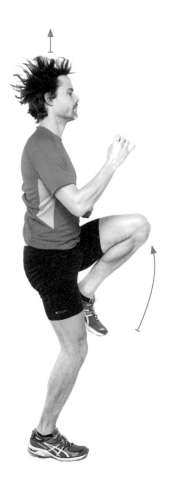

77

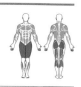

발뒤꿈치로 엉덩이 치기

발뒤꿈치를 충분히 올리지 않는 주자에게 추천하는 이 운동은 슬굴곡근을 활성화시킨다.

동작 발뒤꿈치를 엉덩이 쪽으로 올리면서 달린다. 여기
에서 중요한 것은 엉덩이를 너무 세게 치지 않도
록 무릎을 살짝 앞으로 가게 두는 것이다.
시간 15~30초
방지 발뒤꿈치로 엉덩이를 너무 세게 친다.

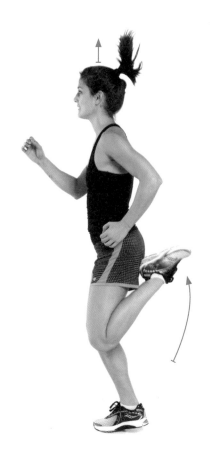

78

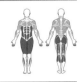

샤세 스텝(사이드 스텝)

이 동작은 좋은 달리기 기술에 필수적인 측면 근육을 활성화하는 운동이다. 발 근육도 자극이 된다.

동작 샤세 스텝(댄스 용어로 발을 미끄러지듯 옆으로 벌리고 모으는 동작-옮긴이)을 하면서 옆으로 달린다. 두 발은 서로 모았다가 벌렸다를 반복한다. 코어를 활성화하고 척추는 길게 편 자세를 유지한다. 오른쪽으로 갔다가 왼쪽으로 간다.

시간 양쪽 각 15~30초

방지 등을 구부리거나 굽힌다.

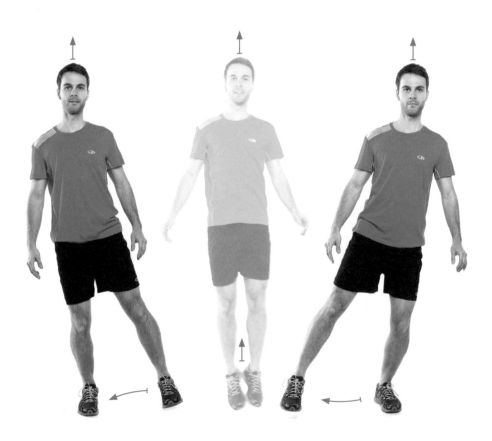

79

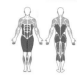

크로스 샤세 스텝

이 운동은 주요 연결 부위를 분리하는 비틀기 동작으로 측면 근육과 발 근육의 작용을 돕는다.

동작 샤세 스텝을 하면서 발을 교차시켜 달린다. 한 발이 반대쪽 앞으로 갔다가 뒤로 가게 한다.
코어 근육은 활성화되고 척추가 펴진 상태를 유지한다. 오른쪽으로 갔다가 왼쪽으로 간다.

시간 양쪽 각 15~30초

방지 등을 구부리거나 굽힌다.

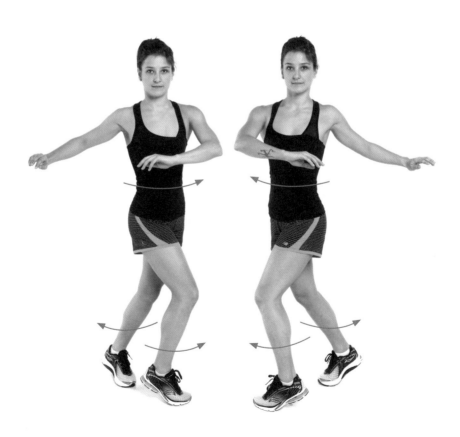

80

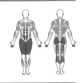

초스피드 스텝

이 운동은 발이 땅에 닿는 반응속도를 향상시킨다. 신발을 신고 혹은 벗고 연습할 수 있다.

동작 가능한 빠른 속도의 스텝으로 달린다. 뜨거운 숯 위를 달린다고 상상하자.

시간 10~20초

방지 발뒤꿈치로 딛는다.

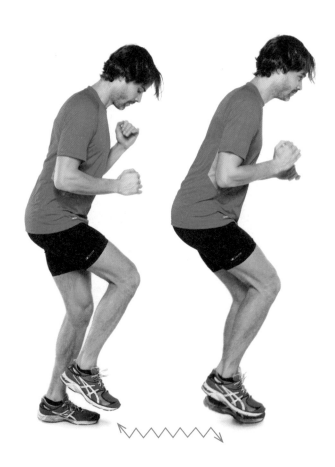

81

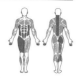

외발 달리기

달리기에 적합하도록 한 다리로 균형 잡는 능력을 개발하는 데 상당히 효과적인 운동이다.

동작 코어를 활성화하고 자세를 바르게 유지하면서 한 다리로 달린다.

시간 양쪽 각 10~20초

방지 무릎이 안 혹은 밖으로 향하도록 둔다.

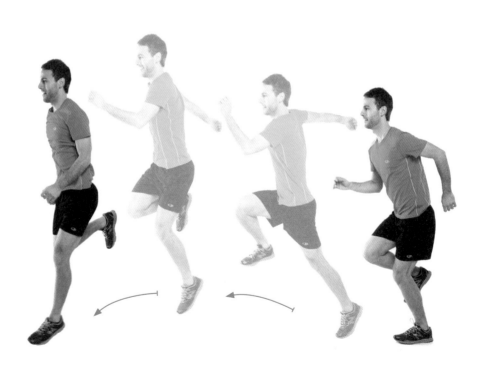

셀프 관리

SELF
MANAGE-
MENT
TRAINING

여기에서는 주자에게 필요한 도구들을 제대로 갖출 수 있도록 도와줄 운동과 테크닉을 다루게 될 것이다. 나는 진료를 하면서 여러 해 동안 주자들에게 치료에 의지하지 않고 자립할 수 있도록 다양한 요령들을 알려주었다. 그 가운데 가장 효과적인 것들을 골라 소개하고자 한다.

관리 그 이상

관리는 말 그대로 좋은 상태를 유지하는 것을 뜻한다. '관리'라는 말에는 안정적인 상태가 전제되어 있다. 셀프 관리 운동은 유지보수에 도움을 줄 뿐 아니라 특정 세포조직의 상태를 개선하고 부드럽게 하며 긴장을 풀어 소중하게 가꿀 수 있게 해준다.

치료보다 예방이 우선

한 번쯤 들어보았을 말이다. 셀프 관리 운동은 문제가 닥쳤을 때도 유용하지만 예방법으로 활용한다면 더욱 좋을 것이다. 몇 분이라도 시간을 내서 긴장된 부위를 풀어주자. 내 환자 중에 한 사람은 셀프 관리 운동을 할 때마다 5달러씩 자신에게 주는 아이디어를 냈다. 그렇게 모아진 돈은 나중에 맛있는 것을 사먹거나 마사지를 받는 등 자신이 원하는 곳에 썼다. 그 결과 치료는 덜 받게 되었고 멋진 레스토랑에서 근사한 식사를 즐길 수 있게 되었다.

급성 통증이 있고 여기에 소개된 운동들이 아무 효과가 없거나 오히려 통증이 커진다면 운동을 중단하고 치료사와 상담하는 것이 좋다.

82

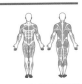

공으로 셀프 발 마사지

테니스공보다 조금 작고 탁구공보다는 좀 더 큰 공을 사용하는 것이 가장 좋다.

시작 의자에 앉아 발을 공 위에 올린다.
동작 발바닥으로 공을 둥글게 굴린다. 약하거나 긴장된 부위는 집중적으로 한다.
시간 양쪽 각 30~60초
방지 통증이 느껴지거나 지속되어도 참는다.

83

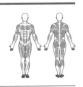

셀프 발 마사지

자기 손보다 더 나은 것은 없다. 자신의 발을 주기적으로 마사지하면서 소중하게 다루자.

시작 의자나 바닥에 앉은 자세
동작 원을 그리면서 발바닥을 마사지한다. 처음에는 부드럽게 하고 점차 강도를 높인다.
시간 양쪽 각 1~2분
방지 통증이 있고 지속되어도 참는다.

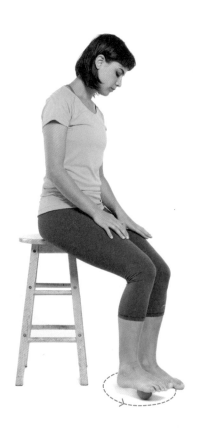

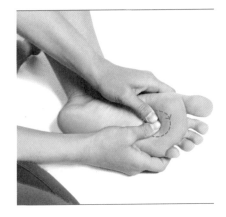

84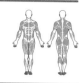

발의 아치 풀어주기

이 운동은 발 깊숙한 곳까지 편안하게 풀어주는 데 탁월한 방법이다.

시작 맨발인 채로 바닥에 앉아 무릎을 굽힌다. 이때 발톱은 짧게 깎는다.

동작 한 손의 손가락 끝을 4번, 5번 중족골(발 중앙에 있는 긴 뼈) 사이에 놓고 다른 손은 3번, 4번 중족골 사이에 놓는다. 손가락으로 힘이 전해지도록 몸을 뒤로 젖힌다. 그다음 똑같이 한 손은 2번, 3번 중족골 사이에 놓고 다른 손은 1번, 2번 중족골 사이에 놓은 뒤 위의 동작을 반복한다.

시간 두 위치 각 30초

85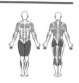

하지 정맥 순환

특히 장거리 레이스를 했거나 오래 서 있었다면 잠자기 전에 하기 좋은 이 운동은 정맥혈이 원활하게 순환하도록 도와준다.

시작 벽을 마주하고 누운 자세로 골반은 바닥에 댄다.

동작 무릎을 굽히고 발은 벽에 얹은 상태에서 발바닥을 10회 굽힌다. 그다음 다리를 길게 펴고 20초 동안 유지한다. 무릎을 몸 쪽으로 당겨 옆으로 눕는다. 이 자세를 10초간 유지한다. 왼쪽과 오른쪽을 번갈아 하며 이 사이클로 10회 반복한다.

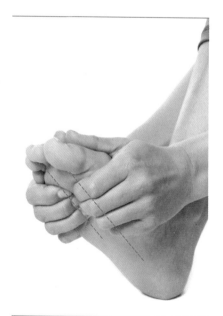

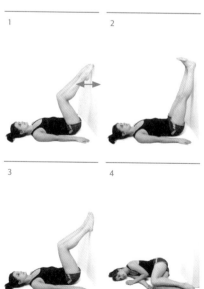

86

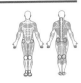

관절 긁기

긁는 동작은 순환을 좋게 하고 관절의 고유수용기를 반사적으로 활성화한다. 특정 부위를 풀어주기에 좋은 운동이다. (두 뼈 사이의) 모든 관절을 긁어줄 수 있다.

동작 발바닥, 발등, 발목, 무릎, 엉덩이, 등허리 등을 긁어준다. 다리도 한쪽씩 긁어준다.

시간 관절별로 5~10초

87

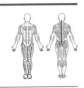

뼈 지압하기

고유수용기를 자극하는 좋은 방법으로 뼈를 눌러주는 것은 간단하면서도 몸의 감각들을 완전히 새롭게 일깨워준다. 한쪽 다리만 한 뒤에 양쪽의 감각을 비교해보자. 놀라운 차이를 느낄 수 있을 것이다.

동작 손가락 끝으로 발바닥, 경골(다리 앞쪽), 비골(다리 옆쪽), 대퇴골(넓적다리 앞쪽, 가장 단단한 곳을 눌러준다), 장골, 등허리를 부드럽게 눌러준다. 지압은 통증이 수반되어서는 안 된다.

시간 한쪽 다리 지압에 30~60초

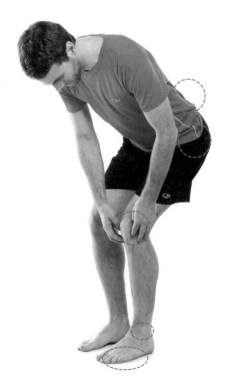

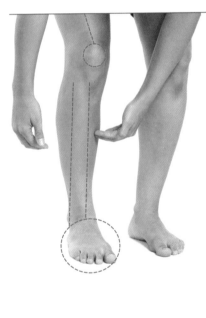

88

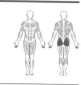

공으로 둔근 심부 풀어주기

엉덩이 심부 근육의 긴장을 풀어주기에 더없이 좋은 운동이다.

시작 누운 자세로 두 손을 짚고 엉덩이는 지름 5~10cm 정도 되는 공 위에 올려놓는다.

동작 엉덩이로 공을 부드럽게 굴리면서 약한 부위는 집중적으로 한다. 동작을 할 때 엉덩이는 힘을 뺀 상태로 유지한다.

시간 30초

방지 이 운동을 하면서 불편함이나 통증이 커지는데도 참고 계속한다.

89

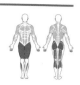

롤러로 밀기

어느 집에나 롤러나 밀대가 있지만 부엌에서 별로 쓰는 일이 없다. 이제 새로운 용도로 활용해보자. 근육을 롤링해 절제된 방식으로 근육을 풀어주는 것이다. 이 방법은 폼롤러(286~287쪽 참조)로 하는 셀프 마사지보다 더 부드럽게 되는 장점이 있다.

동작 롤러를 앞뒤로 굴리면서 근육을 풀어준다. 다음 부위들은 단계적으로 압력을 높여가며 굴린다. 대퇴사두근(허벅지 앞쪽), 전방경골(다리 앞쪽), 대퇴 외전근(허벅지 안쪽), 종아리, 슬굴곡근(허벅지 뒤쪽), IT 밴드(허벅지 측면의 장경인대).

시간 부위별로 15초

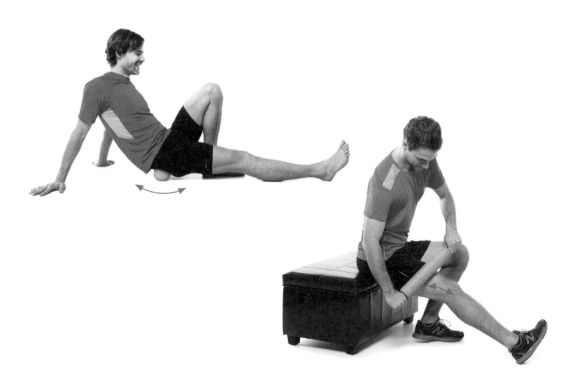

90

폼롤러로 하는 셀프 마사지

폼롤러는 많은 근육들을 깊숙이 셀프 마사지할 수 있게
해준다. 다음의 연속 동작은 특히 주자에게 좋은 운동이
다. 몸의 전체성이 깨지지 않도록 한 가지 근육만 마사지
해서는 안 된다. 처음에는 주로 장경인대와 대퇴사두근
에 불편함이 느껴지는 것이 정상이다.

동작 각 부위를 마사지하기 위해 폼롤러에 대고 앞뒤로
　　　굴린다.

시간 왕복 10회

방지 불편함이나 통증이 커지는데도 참고 계속한다.

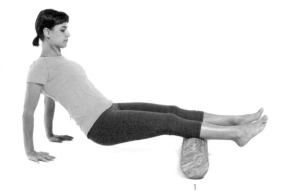

1

1. 종아리
2. 슬굴곡근
3. 둔근
4. 전방경골
5. 대퇴사두근
6. 장경인대

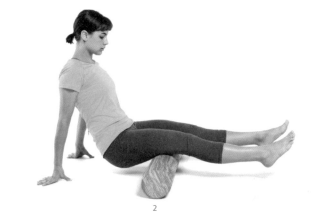

2

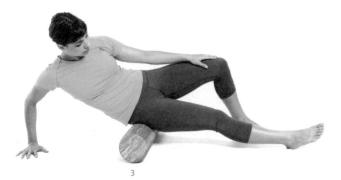

3

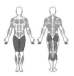

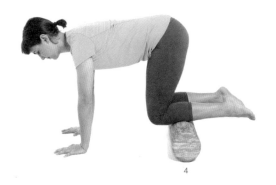

4

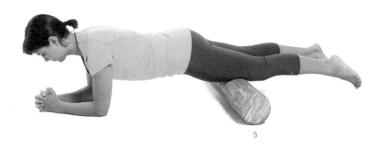

5

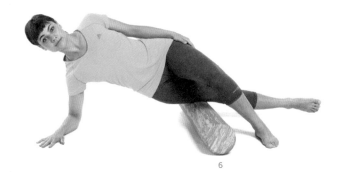

6

서킷

CIRCUIT
TRAINING

단 시간의 효과

모든 주자는 최소한 워밍업, 유연성 운동, 강화 운동을 해야 한다.

　잘 만들어진 운동을 제대로 선택해서 한다면 단 몇 분 만에도 긍정적인 효과를 느낄 수 있을 것이다. 다음에 소개할 훈련들은 대부분의 주자들에게 적합한 운동으로 끝까지 하는 데 3~20분밖에(40분 소요되는 딱 한 가지 운동만 제외) 걸리지 않을 것이다. 보통 이 훈련에 익숙해지려면 규칙적으로 했을 때 2주면 충분하다. 발걸음이 한결 가벼워지고 몸이 유연해지며 전에 없이 다리에 탄성이 느껴지는 것을 경험하고 나면 이 운동을 아주 좋아하게 될 가능성이 크다.

시간보다 빈도

더 좋은 결과를 위해서는 알맞은 빈도로 훈련하는 것이 좋다.

- **워밍업**은 달리기 전에 하는 것이 좋다. 따라서 빈도는 달리기의 빈도에 달려 있다고 할 수 있다.
- 유연성 운동은 거의 매일 훈련할 수 있지만 **유연성** 서킷은 고강도 혹은 장거리 훈련을 마친 뒤에는 피하도록 한다.
- 강화 운동은 달리기의 좋은 보완 훈련이다. **강화** 서킷은 시즌 중에는 주 2회까지, 나머지 기간에는 주 2~4회까지 할 수 있다.

자신만의 프로그램을 만들어라

295~296쪽에서 주자 맞춤형의 완벽한 서킷 운동을 볼 수 있을 것이다. 필요에 따라서는 더 완벽한 훈련을 위해 여기에 다른 운동들을 결합할 수도 있다. 가장 좋은 방법은 워밍업으로 시작해 강화 운동으로 훈련하고 유연성 운동으로 마무리하는 것이다.

플리오메트릭의 예외

플리오메트릭 운동으로 구성된 **힘과 속도의 서킷**(295쪽 참조)은 근력이 좋은 사람들에게 권하는 훈련이다. 따라서 이 운동으로 강화 훈련을 시작하는 것은 바람직하지 않다. 그보다는 먼저 강화 서킷을 충분히 익히는 것이 좋다. 플리오메트릭은 주 1~2회면 충분하다. 그 정도로도 대부분 놀라운 결과를 얻을 수 있다!

유연성 코스 1단계 (8분)

모든 주자에게 필요한 스트레칭

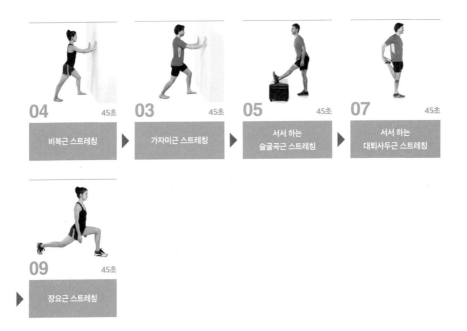

04 45초 비복근 스트레칭 ▶ **03** 45초 가자미근 스트레칭 ▶ **05** 45초 서서 하는 슬굴곡근 스트레칭 ▶ **07** 45초 서서 하는 대퇴사두근 스트레칭

▶ **09** 45초 장요근 스트레칭

유연성 코스 2단계 (20분)

주자들의 주요 근육 긴장을 풀어주는 완벽한 시퀀스

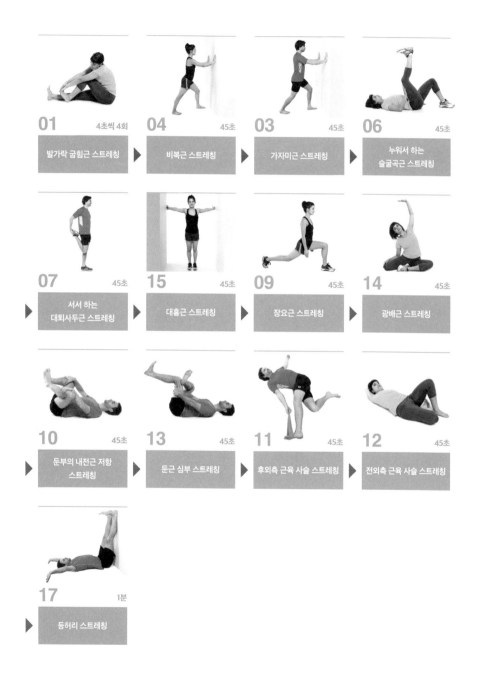

01   4초씩 4회

발가락 굽힘근 스트레칭 ▶

04   45초

비복근 스트레칭 ▶

03   45초

가자미근 스트레칭 ▶

06   45초

누워서 하는
슬굴곡근 스트레칭

▶ **07**   45초

서서 하는
대퇴사두근 스트레칭 ▶

15   45초

대흉근 스트레칭 ▶

09   45초

장요근 스트레칭 ▶

14   45초

광배근 스트레칭

▶ **10**   45초

둔부의 내전근 저항
스트레칭 ▶

13   45초

둔근 심부 스트레칭 ▶

11   45초

후외측 근육 사슬 스트레칭 ▶

12   45초

전외측 근육 사슬 스트레칭

▶ **17**   1분

등허리 스트레칭

강화 코스 1단계 (5분)

코어의 심부 근육 강화가 목표

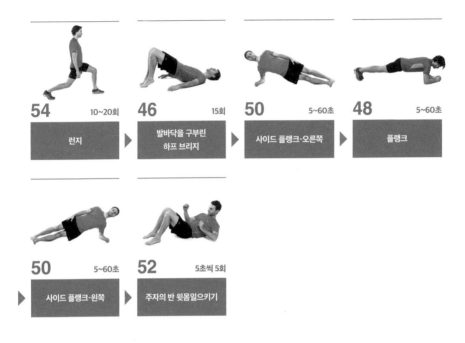

54   10~20회
> 런지

46   15회
> 발바닥을 구부린 하프 브리지

50   5~60초
> 사이드 플랭크-오른쪽

48   5~60초
> 플랭크

50   5~60초
> 사이드 플랭크-왼쪽

52   5초씩 5회
> 주자의 반 윗몸일으키기

강화 코스 2단계 (15분)

더 좋은 기록과 즐거움을 위해 더 큰 힘 기르기

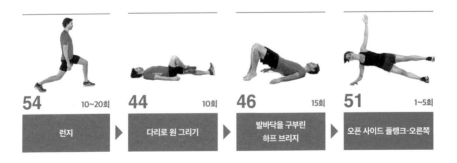

54   10~20회
> 런지

44   10회
> 다리로 원 그리기

46   15회
> 발바닥을 구부린 하프 브리지

51   1~5회
> 오픈 사이드 플랭크-오른쪽

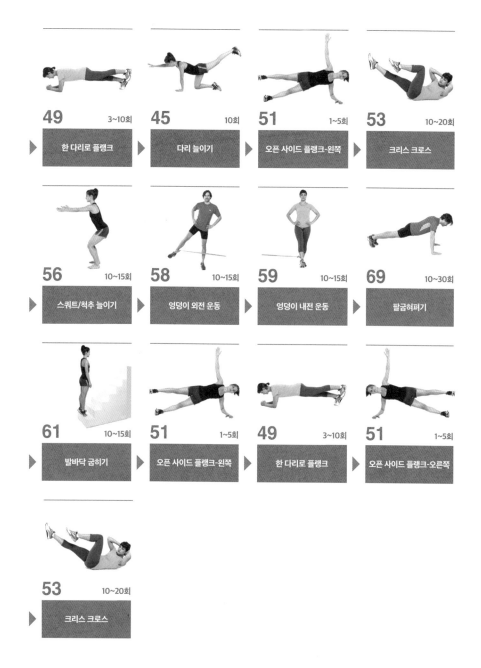

49 3~10회
한 다리로 플랭크

45 10회
다리 늘이기

51 1~5회
오픈 사이드 플랭크-왼쪽

53 10~20회
크리스 크로스

56 10~15회
스쿼트/척추 늘이기

58 10~15회
엉덩이 외전 운동

59 10~15회
엉덩이 내전 운동

69 10~30회
팔굽혀펴기

61 10~15회
발바닥 굽히기

51 1~5회
오픈 사이드 플랭크-왼쪽

49 3~10회
한 다리로 플랭크

51 1~5회
오픈 사이드 플랭크-오른쪽

53 10~20회
크리스 크로스

오프시즌 강화 코스 (25분)

긴 대회 시즌을 위해 효과적으로 준비하기

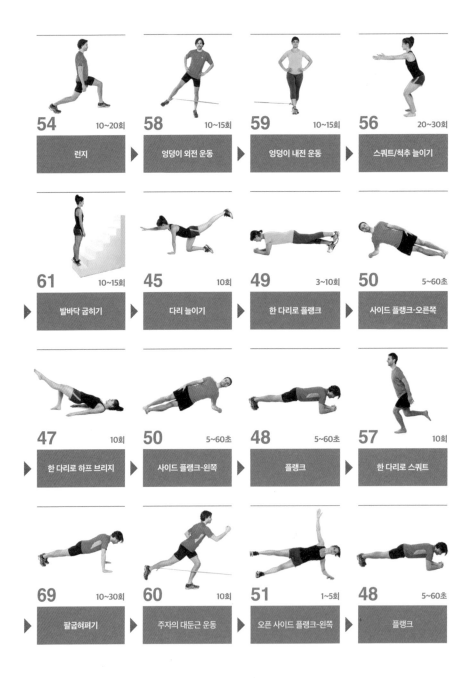

54 10~20회
런지

58 10~15회
엉덩이 외전 운동

59 10~15회
엉덩이 내전 운동

56 20~30회
스쿼트/척추 늘이기

61 10~15회
발바닥 굽히기

45 10회
다리 늘이기

49 3~10회
한 다리로 플랭크

50 5~60초
사이드 플랭크-오른쪽

47 10회
한 다리로 하프 브리지

50 5~60초
사이드 플랭크-왼쪽

48 5~60초
플랭크

57 10회
한 다리로 스쿼트

69 10~30회
팔굽혀펴기

60 10회
주자의 대둔근 운동

51 1~5회
오픈 사이드 플랭크-왼쪽

48 5~60초
플랭크

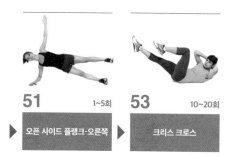

51   1~5회

오픈 사이드 플랭크-오른쪽

53   10~20회

크리스 크로스

힘과 속도 (15분, 각 운동 후 2분 휴식)

상급자 혹은 이미 보디빌딩을 경험한 사람을 위한 프로그램
이 서킷과 플리오메트릭 훈련을 통해 최상급 수준으로 발전 가능

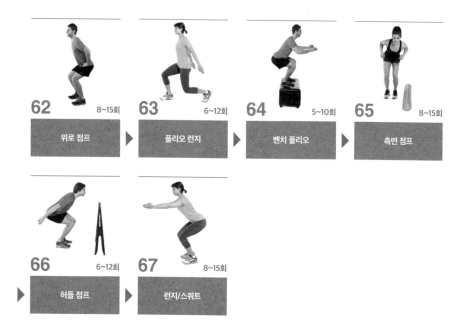

62   8~15회

위로 점프

63   6~12회

플리오 런지

64   5~10회

벤치 플리오

65   8~15회

측면 점프

66   6~12회

허들 점프

67   8~15회

런지/스쿼트

서킷 완성 코스 (40분)

더욱 완벽한 선수가 되기 위해

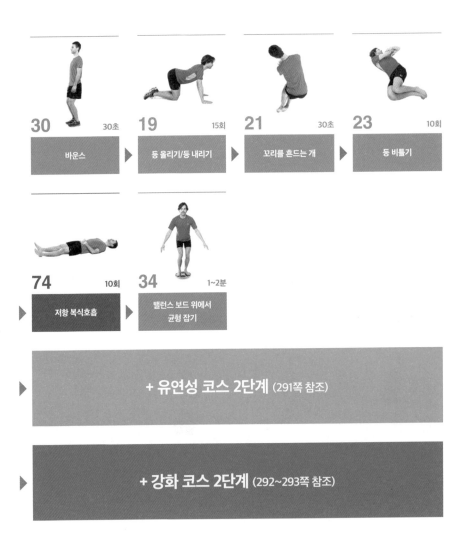

30 30초	**19** 15회	**21** 30초	**23** 10회
바운스	등 올리기/등 내리기	꼬리를 흔드는 개	등 비틀기

74 10회	**34** 1~2분
저항 복식호흡	밸런스 보드 위에서 균형 잡기

▶ **+ 유연성 코스 2단계** (291쪽 참조)

▶ **+ 강화 코스 2단계** (292~293쪽 참조)

빠른 워밍업 (3분)

빠른 시간 안에 달리기 전 몸 풀기

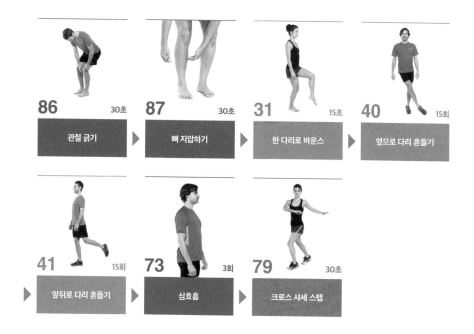

86 30초
관절 긁기

87 30초
뼈 지압하기

31 15초
한 다리로 바운스

40 15회
옆으로 다리 흔들기

41 15회
앞뒤로 다리 흔들기

73 3회
심호흡

79 30초
크로스 샤세 스텝

워밍업 완성 (7분)

힘을 쓰기 전 준비운동하기

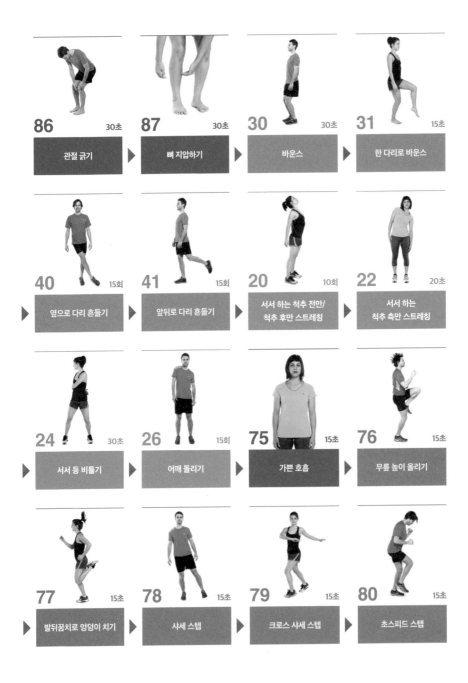

86 30초
관절 긁기

87 30초
뼈 지압하기

30 30초
바운스

31 15초
한 다리로 바운스

40 15회
옆으로 다리 흔들기

41 15회
앞뒤로 다리 흔들기

20 10회
서서 하는 척추 전만/
척추 후만 스트레칭

22 20초
서서 하는
척추 측만 스트레칭

24 30초
서서 등 비틀기

26 15회
어깨 돌리기

75 15초
가쁜 호흡

76 15초
무릎 높이 올리기

77 15초
발뒤꿈치로 엉덩이 치기

78 15초
샤세 스텝

79 15초
크로스 샤세 스텝

80 15초
초스피드 스텝

다리 셀프 관리 (15분)

다리를 잘 관리하는 것이 무엇보다 중요하다!

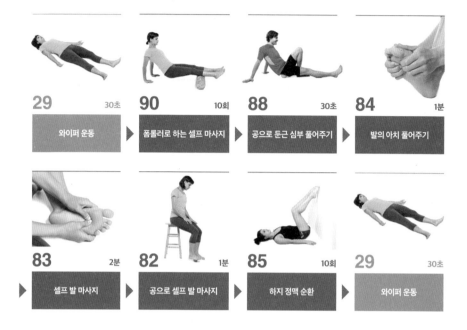

29 30초
와이퍼 운동

90 10회
폼롤러로 하는 셀프 마사지

88 30초
공으로 둔근 심부 풀어주기

84 1분
발의 아치 풀어주기

83 2분
셀프 발 마사지

82 1분
공으로 셀프 발 마사지

85 10회
하지 정맥 순환

29 30초
와이퍼 운동

8

주자의
부상 가이드

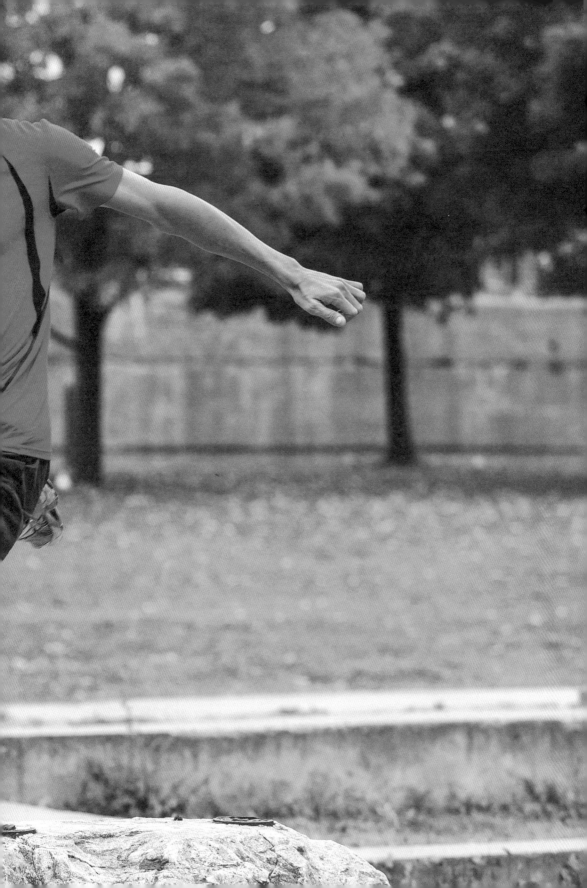

유명한 부상들

여러 연구에 따르면 40~80%의 주자들이 매년 달리기와 관련된 부상을 입는다고 한다. 그리고 5년 내에 부상에서 회복되는 주자 또한 매우 드물다고 한다. 대부분의 부상은 달리기로 인해 반복되는 충격에서 비롯된다. 훈련량과 강도의 급격한 증가도 흔히 원인이 된다. 따라서 적정한 훈련이 중요하다. 많은 주자들이 이런저런 부상을 경험한다. 어떤 사람들은 몇 달 혹은 몇 년 동안 부상에 시달리며 (이들은 통상적인 불편함 정도로 여긴다.) 만성적인 문제로 만든다. 3개월에서 6개월 이상 지속되는 만성적인 부상은 회복에 더 긴 시간이 걸리고 장기적으로 해당 부위를 약하게 만든다.

만일 이 책에 소개된 원칙들을 따르고 있다면 예방 차원이나 특정 불편함의 원인을 알기 위해서가 아니라면 이 장은 건너뛰어도 좋다. 하지만 인생이 그렇듯 선수라면 누구나 언젠가 이런저런 부상을 경험하게 된다. 이 가이드는 통증 부위에 따라 문제를 더 잘 이해할 수 있도록 구성되었다. 문제별로 가장 흔한 원인과 회복에 도움이 될 조언을 실었다. 특히 주자에게 일어나는 부상과 불편함을 위주로 담았다.

이 장은 의료 전문가의 견해를 대신할 수 없으며 진단 도구로 활용될 수도 없다. 심한 통증이나 지속적인 통증이 있는 경우 반드시 전문 의료진과의 상담을 통해 명확한 진단을 받고 필요한 경우 더 자세한 검사를 한 뒤 적절한 처방을 받아야 한다.

부상이라는 것은 어떻게 알 수 있을까?

통증은 우리 몸에 무엇인가 비정상적인 일이 일어나고 있음을 알려주는 중요한 신호다. 그러나 안타깝게도 이 신호는 자주 단순한 불편함 정도로 해석된다. 너무 많은 주자들이 통증이 느껴져도 그 문제를 해결하기 위해 필요한 조치를 하지 않고 참아 넘긴다. 그래서 며칠 훈련 속도만 늦추면 되었을 일이 커져 더 긴 시간 동안 달리지 못하는 상황에 이르기도 한다.

환자들 가운데 이런 경우를 자주 목격한다. 진료받는 것을 겁내지 말자. 그 불편함이 다행히 가벼운 증상으로 확인된다면 치료받아야 할 상황을 예방하는 일이 될 것이다. 몸의 신호를 잘 듣고 부상이 악화되는 것을 피하는 방법은 다음과 같다.

- **근육통** : 훈련이 끝난 뒤 불편한 느낌이 드는 것은 정상이다. 특히 고강도 혹은 장거리 훈련일 때는 더욱 그렇다. 근육통은 훈련 후 24~48시간 사이에 절정에 이른다. 하지만 이러한 느낌이 72시간 이상 지속된다면 그것은 비정상적인 징후다. 그럴 경우에는 경고 신호로 볼 수 있다.
- **열, 홍조, 부종** : 상처는 주로 염증과 관련이 있다. 이 증상이 뚜렷할수록 염증 반응은 더 크고 상처 또한 깊다.
- **압박감** : 문제 부위를 누를 때 통증이 반복되거나 커진다면 부상의 신호다.
- **레이스 중 통증** : 달리는 내내 통증이 느껴진다면 속도를 늦추어야 한다. 왜냐하면 그것이 부상과 연관되었을 가능성이 크기 때문이다. 만일 레이스 초반에 통증이 있다가 몇 분 뒤 사라지더라도 가볍게 여겨서는 안 된다. 달리기로 인한 부상 중 일부는 이런 징후를 보이기 때문이다. 아킬레스건염 초기 단계가 그 좋은 예다.
- **레이스 후 통증** : 어떤 부상은 달리는 중에는 괜찮다가 끝나고 통증이 느껴지기도 한다. 제대로 걷기 힘들거나 한쪽 다리에 과하게 무게가 실릴 경우 경고 신호로 해석해야 한다.
- **급성 통증** : 레이스 중이나 후에 격통(심한 통증)이 느껴졌다면 그 후에 증상이 사라졌다고 해도 그 자체로 경고 신호가 시작된 것이다. 이런 경우 대개 드러

나지 않은 문제가 있을 경우가 많기 때문에 격통이 사라졌다고 해도 대수롭지 않게 여겨선 안 된다.

- **만성 통증** : 달리기를 한 뒤 5일 정도가 지나도 통증이 줄어들지 않고 얼음찜질, 항염증제, 스트레칭, 셀프 관리 운동 등을 해도 완화되지 않는다면 치료사를 찾아가야 한다.

언제 의사를 찾아갈까?

부상의 성격과 원인을 밝히기 위해 진단과 검사가 필요할 때 맨 처음 찾아가야 할 전문가는 의사다. 의사의 역할은 치료의 방향을 결정하는 것이다. 어떤 경우에는 항염증제가 처방된다. 이 경우 목표는 염증을 줄이는 것일 뿐 아니라 통각(통증)의 고리를 끊는 것이다. 달리기 관련 부상 중에 외과 수술이 해결책인 경우는 드물지만 몇 가지 예외(무지외반증, 반월상 연골 파열 등)의 경우 수술이 큰 차이를 만들 수 있다. 일반적으로 다음 증상이 나타날 경우 문제를 빠르게 해결하기 위해 의사의 진료를 받는 것이 좋다.

- 밤에 통증이 있고 열이 수반될 경우 : 가능한 빨리 의사를 찾아가야 한다.
- 72시간 이상 지속되는 고강도 통증
- 정상적으로 걷기 어려운 부상
- (2주 이상) 만성 피로가 수반되는 부상

부상에 대처하는 법

부상을 잘 치료하기 위해서 가능한 모든 수단을 동원하는 것이 가장 중요하다.

- **신호와 증상에 귀 기울여라** : 부상은 초기에 관리할수록 회복이 빠르다.
- **항상 보수적인 접근법을 택하라** : 의심스러운 불편함이 있을 때 그것을 참아가면

서 정상적으로 달리기보다 운동의 강도를 줄이거나 그 같은 불편함을 일으키지 않는 다른 유산소 운동으로 대체하자.

- **진찰을 받아라** : 부상별로 그에 맞는 조치가 있다. 상처에 대해 혼자 이럴 것이라고 짐작해 임의로 치료하지 않도록 한다. 여기에 소개된 부상 대처법은 문제를 이해하는 데는 도움이 될 수 있지만 절대 좋은 치료사를 대신할 수 없다. 모든 주자들은 달리기에 대해 잘 알고 그에 맞는 조언을 해줄 수 있는 치료사 그룹을 두어야 한다. 일반 의사, 정골 의사, 물리 치료사(physiotherapist 미국, kinesiologist 유럽), 마사지 치료사, 침술가, 카이로프랙터 가운데 자신에게 필요한 지원팀을 꾸릴 수 있을 것이다.

- **RICE**(휴식 Rest, 얼음찜질 Ice, 압박 Compression, 거상 Elevation) **법칙을 적용하라** : 영어로 첫 글자를 딴 RICE 법칙은 염증이 수반되는 대부분의 부상에 적용할 수 있다. 신경에 영향을 주거나 순환 장애로 인한 문제는 얼음으로 해결될 수 없고 오히려 악화될 수 있다. 일반적으로 붉고 열이 나며 부어 오른 부상에는 RICE 법칙이 적용된다. 그렇지 않은 경우 치료사를 찾아가는 것이 좋다.

- **부상을 당해도 계속 움직여라** : 인생에 달리기만 있는 것은 아니다. 부상은 다른 방식으로 운동할 수 있는 기회라고 생각하자. 예를 들면 환부를 건드리지 않는 한 유연성을 높이거나 복부의 심부 근육을 단련하는 기회로 삼을 수 있을 것이다. 또한 부상 부위를 자극하지 않으면서 크로스 트레이닝(자전거, 수영, 일립티컬 등)을 할 수도 있다. 달리기는 쉬지만 전체적으로 몸의 컨디션이 좋을 때 다른 차원으로 나아가는 계기가 될 수 있다. 그리고 가능한 빨리 활기를 되찾을수록 부상의 회복도 더 빠르다는 사실이 확인되었다.

부상에서 복귀하는 법

부상은 곧 훈련의 축소, 형태와 성과의 손실, 훈련 프로그램의 지연과 동의어로 간주된다. 많은 주자들이 피치를 올림으로써 잃어버린 시간을 만회하려 한다. 하지만 이러한 노력은 대체로 시간을 더 낭비하게 하고, 훈련 복귀를 더 힘들게 하는 결과를 초래한다.

복귀를 위한 선행 조건

- **계획을 세워라** : 훈련에 복귀하는 일정을 잘 세우기 위해 치료사나 코치와 상의하라.
- **측정하라** : 다시 달리기를 시작할 때는 통증 정도가 제로이거나 가벼워야 한다. 달리기는 걷기보다 훨씬 힘든 운동이라는 사실을 명심하자.
- **느껴보라** : 복귀했을 때 달리기 기술이 달라지지 않았는지 느껴보자. 만일 주법이 변해 있다면 그것은 몸이 아직 자유롭게 움직이지 못한다는 것을 알려주는 보상 신호다. 자신을 지키기 위해 보상을 하는 주자는 다른 곳에 문제를 만들 수 있다. 그러면 문제의 위치가 옮겨져 모든 것을 다시 시작해야 한다.

복귀

- **천천히 시작하라** : 첫 번째 달리기는 저강도의 매우 짧은 세션(10~20분)을 선택하자. 무리하지 않고 조심스럽게 접근하는 것이 좋다.
- **횟수를 정하라** : 훈련의 강도나 시간을 늘리기 전에 적정한 훈련 빈도(주 3~5회)부터 찾자. 그다음 훈련 강도를 높이기 전에 훈련 시간을 단계적으로 늘려라. 인내심을 가지고 장기적으로 접근해야 한다. 부상을 입은 지 일주일 만에 회복한다는 것은 비현실적이다.
- **후속 조치를 하라** : 훈련에 복귀한 지 약 2주 후에 치료사와 후속 상담을 예약해서 몸이 잘 반응하고 있는지, 증상이 다시 나타나지 않는지 확인하도록 한다.
- **유혹을 물리쳐라** : 달리기로 생계비를 벌어야 하는 경우가 아니라면 부상 후 얼마 되지 않아 대회에 참가하는 것은 절대로 추천하지 않는다. 그렇게 할 경우 다시 부상을 입거나 더 악화될 위험이 있기 때문이다.

가이드 사용법

이 가이드는 발부터 시작해서 머리까지 올라가며 몸의 각 부분들을 하나씩 다루고 있다. 달리기에서 가장 흔한 부상들이 소개되어 있다. 치료와 예방을 위한 주요 팁과 부상별로 알맞은 운동도 함께 정리해두었다. 이해하기 쉽도록 아이콘을 사용했다. 기호별 의미는 다음과 같다.

- R : 달리기를 완전히 쉰다.

- RICE : 휴식, 얼음찜질, 압박, 거상. 심장에서 적어도 10cm 위로 올린 상태에서 해당 부위를 가볍게 압박하는 붕대를 대고 통증 부위에 15분간 얼음을 댄다. 통증 부위를 쉬게 한다.

- ❄ : 매일 1~4회, 15분 동안 통증 부위에 얼음을 댄다. 최대 일주일 혹은 검사를 담당한 치료사의 처방에 따라 그 이상의 기간 동안 할 수 있다.

- 🔥 : 통증 부위에 15분 동안 온열 장치를 댄다.

- 🏃 : 달리기 기술을 개선한다.

- 👟 : 신발을 잘 조절한다.

- 🎵 : 단계적으로 혹은 제시된 기준에 따라 훈련 강도를 높인다.

- X-T : 크로스 트레이닝에 집중한다.

- 💧 : 수분을 충분히 섭취한다.

발과 발목

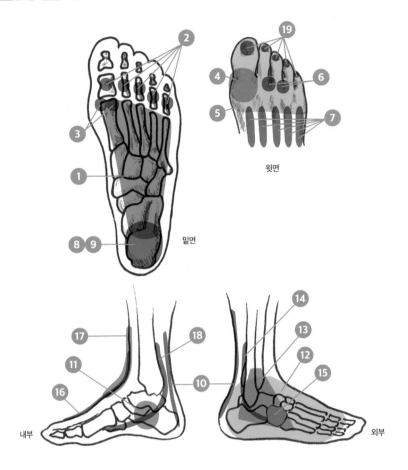

윗면

밑면

내부

외부

----

① 족저근막염

근막의 섬유띠로 이루어진 족저근막은 발의 아치를 잘 유지하는 데 중요한 역할을 한다. 족저근막에 통증이 있을 때 이를 족저근막염이라고 한다. 주자에게 가장 흔히 일어나는 부상 중 하나로 발뒤꿈치 앞쪽에서 발가락 기저에 이르는 발바닥 부위에 통증이 나타난다. 이 통증은 발의 측면으로 퍼질 수 있으며, 발뒤꿈치까지 전달되기도 한다. 아침에 일어나 처음 발을 디딜 때 통증이 나타났다가 보통 몇 분 뒤에 뻣뻣한 느낌과 함께 사라진다. 더 진행이 된 상태에서는 달리기 시작할 때 통증이 나타났다가 근조직의 온도가 올라가면 사라진다. 마지막 단계에서는 달리는 내내 통증이 지속되거나 쉴 때도 통증이 있으며, 때로는 근막 손상으로 이어지기도 한다. 거의 절반 정도는 발뒤꿈치 뼈의 근막 연결 부위에 뼈가 돌출되는 변형이 올 수 있다. 프랑스어로 '르누아르의 가시'라고도 하는 이 변형은 족저근막의 염증이 지속되고 근육이 지나치게 수축된 결과로 나타난다.

원인

- 훈련의 강도나 빈도를 너무 갑작스럽게 올린 경우
- 잘못된 주법, 특히 중간발이나 앞발 착지 훈련이 잘못된 경우
- 신발을 갑자기 바꾼 경우, 특히 족저근막이 더 많이 사용되는 미니멀 슈즈로 바꾼 경우
- 너무 푹신한 신발 바닥
- 발과 발목굴근의 지나친 긴장
- 중량 과부하
- 가동성이 부족한 평발이나 오목발
- 발바닥 아치를 지탱하는 근육의 약화

치료

- R 8주간 휴식한다. 안정감 있고 굽이 약간 있는 신발을 신어야 한다. 통증이 사라질 때까지 맨발로 걷지 않도록 한다.
- ❄ 해당 부위가 붓고 열이 날 경우
- 🔥 해당 부위가 차가운 경우
- 더 심각한 경우 의사로부터 항염제나 코르티손 주사를 처방받을 수 있다.
- 심할 경우 의사의 처방을 받아 아킬레스건과 족저근막이 약간 스트레칭된 상태로 유지되도록 돕는 야간 부목을 사용할 수 있다.
- 보조기 착용은 족저근막의 긴장을 줄여줄 수 있다.
- ↑ 통증 없이 걸을 수 있을 경우

예방

- 🏃
- 👟 적당한 굽이 있는 신발
- 💧

추천 운동

- 1~5, 82~84, 90

---

② 수포(물집)

대부분의 주자는 수포가 한두 개 잡힌 상태로 고통스럽게 걷거나 여러 날 달리기를 쉬었던 경험이 있을 것이다. 오랫동안 지나친 마찰이 있을 때 생기는 수포는 발의 거의 모든 부분에 생길 수 있다.

원인

- 지나친 마찰
- 신발을 갑자기 바꾼 경우
- 미니멀 슈즈나 맨발로 달리기를 한 경우
- 신발 폭이 너무 좁거나 넓은 경우
- 신발끈을 너무 세게 묶은 경우
- 신발 속의 습기
- 주름이 잡힐 정도로 너무 큰 양말

치료

- (제2의 피부라 불리는) 하이드로콜로이드 드레싱을 붙인다.
- 소독제로 소독을 하고 살균된 바늘(약사에게 문의하라)로 수포의 두 군데를 찌른다. 다시 소독을 하고 하이드로콜로이드 드레싱을 붙인다.
- 수포가 커졌거나 감염된 경우 의사나 발 전문의의 진료를 받는다.

- R
- ⌁

예방

- X-T
- 👟 크기와 너비가 잘 맞고 통풍이 잘 되는 신발
- 얇은 양말을 두 겹으로 신어 두 겹 사이 마찰 부위를 분산한다.
- 마찰 방지 크림
- 약한 부위에 붕대나 밴드 사용
- 매일 아침 레몬즙으로 발바닥을 마사지하고 피부 저항력을 높이는 크림을 바른다.

---

❸ 종자골염

엄지발가락 기저에 있는 종자뼈(깨알처럼 생겼다고 해서 붙여진 이름)의 염증인 종자골염은 국소 통증을 일으키는데 때로는 그 정도가 매우 심한 경우도 있다. 통증은 주로 엄지발가락을 디딜 때 느껴진다. 주자의 경우 엄지발가락을 딛지 않기 위해 주법을 바꾸어야 하는데 이는 다른 곳에 영향을 줄 수 있는 불균형을 초래한다. 때로는 통증 부위가 감염되고 뻣뻣해지기도 한다. 이때는 골절이 아닌지 확인해야 한다.

원인

- 주로 과내전으로 인해 엄지발가락에 과부하가 걸릴 때
- 엄지발가락이나 발의 가동성이 부족할 때
- 발 앞쪽 쿠션이 충분치 않은 신발일 때
- 훈련량이 적절하지 않을 때

치료

- R 찌르는 듯한 통증이 있을 경우
- ❄
- ↗

예방

- 👟 발 앞쪽 쿠션이 충분한 신발
- 🚶 엄지발가락을 세게 딛지 않는다.
- X-T

추천 운동

- 1~4, 82~84

----

❹ 족무지강직증 혹은 무지외반증

족무지(엄지발가락)의 경직된 부위에는 가동성이 줄어든다. 그러면 달리기를 할 때 엄지발가락이 사용될 때마다 통증이 생길 수 있다. 자극이 오래 지속될수록 엄지발가락의 가동성은 더욱 줄어드는 경향이 있다. 어떤 사람들은 엄지발가락이 둘째 발가락 쪽으로 휘게 된다. 이 상태를 흔히 '티눈'이 났다고도 한다. 때로는 심하게 휘어서 말 그대로 둘째 발가락을 넘어가기도 한다.

무지외반증은 여성에게 더 흔하게 나타난다. 마라톤 세계 기록 보유자인 폴라 래드클리프는 2008년 발가락을 다시 펴기 위해 수술을 받아야 했다. 수술 전에 그녀는 훈련을 하고 나면 걸을 수조차 없었다고 한다.

원인

- 유전적 원인(대부분의 경우)
- 주로 과내전으로 인해 엄지발가락에 과부하가 걸릴 때
- 신발이 너무 작아 엄지발가락이 압박될 경우

치료

- R 찌르는 듯한 통증이 있을 경우

- ❄ 통증이 있을 경우

- ♪

- 심한 경우 발가락의 분절들이 정렬되도록 수술을 할 수 있다.

예방

- 🏃 발의 착지와 다리의 정렬에 주의한다.

- X-T

- 가동성이 높아지도록 매일 달리기 전에 엄지발가락을 부드럽게 움직여준다.

- 👟 넓은 발(항상 그런 것은 아님)과 엄지발가락 가장자리에 돌출이 있는 무지외 반증의 경우 엄지발가락이 압박을 받지 않도록 다소 큰 신발을 신는다.

추천 운동

- 1, 2, 82~84

---

⑤ 레이노병

주로 유전적 원인으로 생기는 이 병은 혈관 기능에 영향을 미친다. 대부분 발과 손(특히 발가락과 손가락)에 발생한다. 그렇게 되면 피부가 마찰에 더 민감해지고 통증이 수반된다. 레이노병은 기온이 낮거나 높을 때 발병률이 높아지고 남성보다 여성에게 더 많이 나타난다. 주자의 경우 특히 날씨가 추울 때 발가락에 불편함이 느껴질 수 있다. 어떤 경우 달리기를 하고 나서 피부가 더 손상되고 심지어 찢어지는 상처가 생길 수도 있다.

원인

- 유전적 원인

- 다른 질병(특히 관절염)과 관련된 경우를 제외하고 원인 미상

- 일부 약품들이 문제를 악화시킬 수 있다.

치료

- R 찌르는 듯한 통증이 있을 경우

예방

- 가능하면 겨울에는 따뜻하게, 여름에는 시원하게 발을 관리한다. 추울 때는 낮은 기온에 적합한 신발과 더 따뜻하고 폭신한 양말을 신는 것이 좋다.
- 👟 적당히 크고 폭신한 신발을 신는다.
- 혈액 순환에 도움이 되도록 계속 달린다.
- 카페인이나 담배처럼 자극적인 음식을 삼간다.

추천 운동

- 1, 3, 5, 82, 83, 85

---

⑥ 모르톤 신경종

발가락에 하나씩 분포된 신경은 중족골 사이를 지나 중족골 기저에서 두 갈래로 나뉜다. 이 신경에 염증이 생기면 이 신경은 부피가 더 커져서 여기에 신경종이 생긴다. 셋째와 넷째 발가락 사이에 가장 흔히 발생하며, 때로는 둘째와 셋째 발가락 사이에도 생기는 모르톤 신경종(병을 발견한 의사 모르톤의 이름을 따름)은 매우 통증이 심하다. 이 병이 있는 주자는 신경종이 압박될 경우 심한 통증(욱신거리는 통증)을 느끼는데 이는 달리는 도중에 일어날 수도 있고 아닐 수도 있다. 때로는 발가락이 마비된다. 모르톤 신경종은 척골통이나 피로골절과 혼동될 수 있다.

원인

- 신발이 너무 작아서 발 앞쪽의 신경을 압박할 경우
- 조직이 자극을 받아 신경 주위로 손상된 조직이 생길 경우

- 잘못된 주법으로 발가락에 많은 제약이 생길 경우

치료

- R 2~4주간 휴식
- ❄ 도움이 될 수도 있지만 결과는 다양하다.
- 의사는 통증 완화를 위해 소염제를 처방할 수 있다. 문제가 지속될 경우 코르티손 주사의 도움을 받을 수 있다.
- ⌐

예방

- 👟 모든 스포츠를 할 때 더 큰 신발을 신는다. 신발끈은 아래 구멍을 빼고 매면 발가락에 가해지는 압박을 줄일 수 있다.
- 발가락에 전해지는 압박을 조절해주는 보조기구가 도움이 될 수 있다.
- X-T
- 🏃

추천 운동

- 1, 82~84

---

⑦ 척골통

우리 발에서 긴 뼈 5개인 중족골은 통증의 온상이 될 수 있다. 이를 척골통이라고 통칭한다. 통증은 깊숙한 곳에 위치하고 있는데 때로는 발등이나 발바닥으로 퍼진다. 척골통은 보통 여러 개의 중족골에 생긴다. 달리는 동안 느껴지거나(흔히 달리는 동안 지속된다), 아침에 일어났을 때 발이 뻣뻣한 느낌을 가질 수 있다.

원인

- 거리나 강도를 갑작스럽게 늘린 경우

- 잘못된 주법, 특히 중간발이나 앞발 착지가 잘못 훈련된 경우
- 안정성이나 충격 흡수력이 다른 신발로 바꾼 경우
- 신발이 너무 작은 경우

치료

- R 찌르는 듯한 통증이 있을 경우 1~2주 동안 일시적으로 훈련을 줄인다.
- ❄

예방

- ⚲ 부드러운 착지를 목표로 한다.
- 👟
- X-T

추천 운동

- 1~4, 82~84

---

⑧ 견봉하 점액낭염

발뒤꿈치(뼈는 종골이라 부름) 아래에 있는 점액낭은 충격의 일부를 흡수하고 조직 사이에 잘 미끄러져 들어가게 하는 기능이 있다. 일부 주자들은 점액낭에 염증(점액낭염)이 생겨서 통증을 느낄 수 있다. 통증은 발뒤꿈치를 디딜 때마다 더 커져서 쉴 때도 통증이 지속될 수 있다.

원인

- 발뒤꿈치에 지나친 혹은 반복된 충격이 있을 경우
- 발뒤꿈치 착지, 발이 무릎 앞으로 나오는 등의 잘못된 주법일 경우
- 잘못된 주법으로 인해 신발 뒤꿈치 쿠션이 충분하지 않을 경우

치료

- R 찌르는 듯한 통증이 있을 경우
- RICE
- 의사는 통증 완화를 위해 소염제를 처방할 수 있다.
- 👞 발뒤꿈치 아래 충분한 쿠션이 있는 신발을 신는다.
- 보조기구를 이용해 발뒤꿈치에 가해지는 압력을 줄일 수 있다.
- 🦶

예방

- X-T
- 🏃 중간발 착지가 이상적이다.

추천 운동

- 3, 4

---

9 종골염

발뒤꿈치 아래에는 발바닥 볼록살이라 부르는 두툼한 쿠션 부위가 있다. 이 부위는 충격을 완화시키는 역할을 한다. 반복된 충격이나 드물게 갑작스러운 단 한 번의 충격에도 이 부분에 자극이 일어나 염증이 생길 수 있다. 가끔 작고 붉은 반점들도 보이는데 이는 미세출혈의 흔적이다. 아침에 일어났을 때, 혹은 걸을 때나 달릴 때 위쪽을 누르면 바로 발뒤꿈치에 통증이 느껴진다.

원인

- 발뒤꿈치로 착지하는 주법의 경우, 특히 발이 무릎 앞쪽으로 나가고 무릎이 펴지는 주법의 경우
- 신발의 발뒤꿈치 부분이 너무 넓어 발뒤꿈치가 좌우로 움직이고, 발뒤꿈치 아래 조직에 수직으로 더 많은 힘이 작용하게 만들 경우

- 거리나 강도를 갑작스럽게 늘린 경우

치료

- R 찌르는 듯한 통증이 있을 경우
- ❄
- 의사는 통증 완화를 위해 소염제를 처방할 수 있다.
- 보조기구를 이용해 발뒤꿈치에 가해지는 압력을 줄일 수 있다.
- ⌐

예방

- X-T
- 👟 굽이 안정감 있고 발뒤꿈치에 쿠션 처리가 잘 된 신발
- 🚶 착지를 정확히 한다.

추천 운동

- 3, 4

---

⑩ 아킬레스건염

주자들에게 가장 흔한 부상 가운데 하나인 아킬레스건염은 아킬레스건(종골건이라고도 불림)에 영향을 주는 모든 문제들을 가리킨다. 아킬레스건은 몸에서 가장 질긴 힘줄이다. 달리기에서 특히 좋은 주법을 갖추고 있을 때 매우 중요한 힘줄이다. 그 경우 정말 고무줄처럼 탄력적으로 사용될 수 있다. 하지만 과도하게 사용하거나 잘못 사용할 경우 문제가 생길 수 있다. 여기에는 다양한 예측이 가능하다. 즉 '건염이 아킬레스건에 생긴다, 건막염이 아킬레스건을 감싸고 있는 막에 생긴다, 아킬레스건이 발뒤꿈치와 연결되는 부위나 긴 부위에 염증이 생긴다' 등이다. 때로는 인대의 단 한 부분만 영향을 받기도 한다. 또한 부분파열이 일어날 수도 있다. 완전파열은 달리기에 의해서는 잘 일어나지 않으며, 더 격렬한 스포츠

(라켓 운동, 축구 등)에서 특히 자주 발생한다.

건염 초기에는 아침에 일어났을 때나 훈련 초반에만 통증이 느껴진다. 뻣뻣한 느낌이 들고 따그락 소리가 날 수도 있다. 부상이 심각한 경우 레이스 초반에 더 오래 지속되거나 레이스 중 혹은 끝난 뒤에도 지속될 수 있다. 장기적으로는 아킬레스건이 변형될 수 있고 효과적인 기능이 어려워질 수 있다. 때로는 이 건염으로 아킬레스건에 인접한 점액낭에 염증(점액낭염)이 생길 수도 있다. 제때 부상을 관리하지 않으면 유착이 생길 수 있으며, 아킬레스건의 기능이 떨어져 달리기의 효율도 크게 손상될 수 있다.

원인

- 너무 급하게 테크닉을 바꿀 경우, 특히 중간발이나 앞발 착지 훈련이 잘못된 경우
- 달리기 자세가 앞으로 너무 기울어진 경우
- 갑작스럽게 신발을 바꿀 경우, 특히 미니멀 슈즈나 맨발 달리기로 갑자기 바꾸었을 때 하지의 정렬이 흐트러지면서 아킬레스건에도 영향을 미쳐 전달되는 힘이 달라진다.
- 너무 딱딱하거나 아킬레스건에 마찰을 주는 발뒤꿈치 끈(발뒤꿈치 위쪽을 뒤에 고정하는 부분)
- 너무 딱딱한 깔창
- 발목의 가동성이 약하거나 종아리와 아킬레스건의 유연성이 떨어지는 경우

치료

- R 찌르는 듯한 통증이 있을 경우
- ❄
- 찌르는 듯한 통증이 있을 경우 종아리와 아킬레스건을 스트레칭하지 않도록 한다.
- 의사는 통증 완화를 위해 소염제를 처방할 수 있다.
- 일단 통증이 줄어들면 충분히 몸을 푼 뒤 천천히 부드럽게 아킬레스건을 스트레칭하기 시작한다.

- 보조기구 착용은 아킬레스건의 긴장을 줄일 수 있다.
- 🌜

예방

- X-T 자전거 타기, 수영, 일립티컬
- 👞 달릴 때 아킬레스건이 너무 늘어나지 않도록 적당히 굽이 있는 신발을 착용한다.
- 🚶 특히 착지에 주의하며 달린다.
- 💧

추천 운동

- 1, 3, 4, 17, 82~84, 90

---

⑪ 발목터널 증후군

조깅하는 사람의 발(jogger's foot)이라고도 불리는 발목터널 증후군은 경골 신경과 발 안쪽의 신경가지가 손상된 것이다. 통증은 발뒤꿈치와 복사뼈(돌출된 뼈) 사이에서 느껴지고 때로는 발바닥으로 퍼지기도 한다. 이 문제는 후경골건염(종아리 안쪽에 위치)과 연관된 것일 수도 있는데 이는 발목터널(두 뼈 사이 터널) 바로 앞으로 지나가기 때문이다.

원인

- 과내전 혹은 드물게 뒷발 안쪽에 압박이 있을 경우
- 신발의 측면 안정감이 충분하지 않을 경우
- 주법을 잘못 익힌 경우
- 미니멀 슈즈나 맨발로 갑자기 바꾼 경우
- 평발인 경우

치료

- R 찌르는 듯한 통증이 있을 경우 1~2주 동안 훈련량을 줄인다.
- ❄
- 의사는 통증 완화를 위해 소염제를 처방할 수 있다.
- ⌐

예방

- X-T
- 👞 과내전을 예방하는 신발
- 🏃 양 무릎의 정렬과 발목 및 발의 안정감이 나아지도록 달린다.

추천 운동

- 3, 4, 11, 82, 84

---

⑫ 발의 피로골절

매우 까다로운 부상인 피로골절(스트레스 골절이라고도 함)은 골절이 생기게 된 시점까지 뼈의 회복력을 초과하는 충격이 반복된 결과다. 이 부상은 주로 장거리를 달리는 주자에게 일어난다. 가장 흔히 영향을 받는 뼈는 2번 중족골이다. 가해지는 힘과 각 뼈의 저항력에 따라 발에 있는 대부분의 뼈에 생길 수 있다. 주자들 중에는 피로골절인 줄 모르고 계속 달리는 사람도 있다. 쉬지 않으면 골절은 더 심해지고 통증도 커진다. 걸을 때도 통증을 느낄 수 있다. 통증이 있는 뼈 부위를 직접 눌러도 통증이 느껴질 수 있다. 또한 '번개처럼' 짧게 통증이 일어날 수도 있다. 때로는 골절 부위가 붓기도 한다. 제때 치료하지 않을 경우 회복하는 데 꼬박 1년이 걸릴 수도 있으므로 절대 가볍게 여겨선 안 된다.

원인

- 거리나 강도를 너무 급하게 늘린 경우

- 발의 가동성이 부족한 경우
- 잘못된 주법으로 인해 발에 가해지는 충격이 큰 경우
- 갑작스럽게 신발을 바꾼 경우
- 미니멀 슈즈나 맨발로 급하게 바꾼 경우
- 골밀도에 문제가 있는 경우(골다공증 혹은 골감소증)

치료

- R 완전한 회복을 위해 최소 8주간 휴식한다. 달리기를 계속하면 골절은 회복되지 않는다.
- ❄ 첫 주만 사용
- 칼슘과 비타민D를 충분히 섭취한다.
- X-T
- 👟 안정감 있는 신발을 신는다. 처음 2주간은 맨발 달리기를 삼간다.
- 🏃 걸을 때 통증이 없다면 아주 단계적으로 실시한다. 초반에 약간의 불편함이 느껴지는 것은 정상이다. 단 통증이 커질 경우 절대 참고 계속해선 안 된다.

예방

- 🏃

추천 운동

- 3, 4

---

⑬ 발목 염좌

염좌는 하나 혹은 다수의 인대가 부분적으로 혹은 완전히 파열되거나 늘어난 것이다. 발목의 측면 인대에서 가장 흔히 발생한다. 전형적인 메커니즘은 (발바닥이 안으로 향하게) 갑자기 발이 젖혀지면서 측면 인대가 과도하게 늘어나는 것이다. 매우 드물게는 발 안쪽 인대에 염좌가 생기기도 한다. 달리기에 관련된 대부분의

부상과 달리 염좌는 외상으로 인한 것이지, 반복적인 미세외상으로 인한 것이 아니다. 축구, 농구, 럭비, 테니스 등을 하는 사람들에 비해 주자에게는 염좌가 덜 생긴다. 그것은 예기치 못한 빠른 측면 이동이 다른 스포츠에 비해 적기 때문이다. 인대는 일단 회복되어도 불안정한 상태이기 때문에 발목의 안정감을 위해 아무 노력도 하지 않는다면 반복적으로 삘 가능성이 높다. 반복되는 염좌는 장기적으로 발목 기능에 문제를 일으킬 수 있다. 때로는 역방향의 염좌가 5번 중족골(발 옆쪽의 긴 뼈)의 끝이 꺾이는 골절을 일으키기도 한다. 이 부상은 회복에 오랜 시간이 걸린다.

원인
- 흔히 바닥이 고르지 못해 갑자기 발목이 꺾일 경우
- 발목(특히 비골)의 안정화 근육이 약한 경우
- 종아리가 지나치게 긴장된 경우
- 등허리에 문제가 있어서 발목의 균형에 필요한 신경 반응을 하지 못할 경우
- 잘못된 주법일 경우, 특히 중간발 착지나 앞발 착지 훈련이 잘못된 경우
- 울퉁불퉁한 바닥에 맞지 않는 신발을 신었을 경우

치료
- RICE 가능한 빨리 조치한다.
- R 염좌의 심각도에 따라 2일에서 6주까지 휴식한다.
- 심각한 염좌일 경우 다리를 크게 절지 않고 걸을 수 있을 때까지 목발을 사용한다.
- 온열찜질이나 통증 부위 마사지는 피한다.
- 치료사의 진찰을 받아 부상 정도를 파악한다. 휴식 기간은 염증 정도에 따라 다르다. 파열이 되지 않은 경우라면 일주일 동안 완전히 달리기를 쉬고 그다음에 천천히 다시 시작한다. 부분적으로 혹은 상당히 파열이 되었다면(그래서 발목이 붓고 출혈로 인해 붉은색이라면) 2~6주 동안 쉬어야 한다.
- 발에 힘이 실리기 시작하면 고유수용 감각 훈련을 시작한다.
- X-T

- 🪜

예방

- 🏃 안정적이고 유연한 착지를 연습한다.

추천 운동

- 3, 4, 17, 28, 33, 34, 50, 57
- 등허리 부위가 긴장되어 있다면 등허리 가동성 운동에 집중한다.

---

⑭ 비골 건염

(예전에는 외측 비골이라 불렸던) 비골의 근육은 다리 옆쪽에 있다. 비골근의 역할은 달리기를 할 때 발의 외전(발바닥이 밖을 향하도록)과 발의 균형을 잡게 해주는 것이다. 이 근육을 잘못 사용하거나 과도하게 사용하면 힘줄이나 더 흔하게는 힘줄을 둘러싼 막에 염증이 생길 수 있다. 이것을 건염 혹은 건막염이라고 부른다.

원인

- 골반, 다리, 발의 안정감이 부족할 경우
- 잘못된 주법이 착지에 영향을 준 경우
- 항상 같은 길 쪽으로 달릴 경우
- 같은 트랙 방향으로 훈련을 많이 할 경우
- 신발을 갑자기 바꾼 경우

치료

- R 찌르는 듯한 통증이 있는 경우 1~2주 동안 휴식한다.
- ❄
- 🪜

예방

- X-T 자전거 타기나 수영
- 👞 교정 기능이 너무 많지 않은 신발
- 🏃
- 💧

추천 운동

- 3, 4, 33, 50, 58, 82~84
- 골반과 다리의 안정화 운동이 도움이 된다.

---

⑮ 입방골 증후군

입방골은 발의 측면 종골(발꿈치 뼈)의 앞쪽에 있는 뼈다. 이 뼈는 발의 외측 아치를 지탱하는 핵심이다. 주자들은 가끔 입방골에 통증을 느끼는데 이는 욱신거리는 통증으로 달리기를 할 수 없을 만큼 불편해지기도 한다. 주된 원인은 입방골의 탈구(입방골 증후군의 또 다른 이름), 즉 입방골이 종골이나 5번 중족골(발의 긴 뼈)과 바르게 연결되지 않는 것이다. 입방골의 비정상적인 위치는 인대를 과도하게 당겨 근육들이 그 부위를 보호하기 위해 반사적으로 수축된다. 또 다른 가능성은 입방골이 인접한 뼈 사이에 잘 위치해 있지만 정상적으로 기능하지 못하는 경우다. 그렇게 되면 힘이 잘못된 방식으로 전달된다.

원인

- 발의 가동성이 부족한 경우 혹은 뼈의 위치가 잘못된 경우
- 과도한 외전이나 내전, 부적절한 착지, 잘못된 다리의 정렬 등으로 주법이 잘못된 경우
- 너무 크거나 쿠션이 부족해 적절치 않은 신발을 신은 경우
- 발의 안정화 근육이 약한 경우
- 미니멀 슈즈나 맨발로 갑자기 바꾼 경우

- 훈련의 강도나 횟수를 갑자기 늘린 경우

치료

- R 찌르는 듯한 통증이 있을 경우 1~4주간 휴식한다.
- ❄
- 입방골을 다시 움직이게 해주거나 안정을 되찾게 해줄 전문 의료진의 진찰을 받는 것이 가장 중요하다.
- X-T
- ⌐

예방

- 🏃
- 👟 적어도 한시적으로라도 안정감이 더 높은 신발을 신는다.

추천 운동

- 2~4, 33, 82~84

---

⑯ 단무지신근(짧은엄지폄근) 건염

무지신근, 즉 발가락을 들어올리는 근육들은 발과 발목 위를 지나는 긴 힘줄을 가지고 있다. 이 힘줄에 염증이 생길 수 있는데 이는 발등 쪽에 생겨서 발가락까지 퍼질 수 있는 통증을 일으킨다. 만일 통증이 강하고 국소적이라면 대부분 이 부상이 아니다. 이 통증은 달리는 중에는 커졌다가 쉬면 줄어든다.

원인

- 발뒤꿈치로 착지하거나 발이 무릎 앞으로 멀리 나가거나 발가락을 너무 세우는 등 잘못된 주법인 경우
- 보폭이 너무 클 경우

- 발등을 너무 꽉 죄는 신발이나 신발끈을 착용한 경우
- 종아리가 경직되어 무지신근의 움직임을 방해할 경우
- 과도한 내전이나 외전으로 신근에 비정상적인 긴장을 일으킨 경우
- 거리나 강도를 너무 갑자기 높인 경우
- 오르막 훈련을 너무 많이 한 경우
- 드물게는 평발이나 오목발인 경우

치료

- R 찌르는 듯한 통증이 있는 경우
- ❄
- X-T
- ⌁

예방

- 👟 발등을 압박하지 않는 신발을 신고 끈은 너무 세게 묶지 않는다.
- 🏃 착지에 특히 주의한다.
- 💧

추천 운동

- 1~4, 42, 43, 82~84
- 종아리를 스트레칭한다.

----

⑰ 전경골 건염

다리 앞쪽에 있는 전경골근은 힘줄(건염)이나 힘줄의 막(건막염)에 염증이 생기거나 손상을 입을 수 있다. 통증은 발등과 다리 앞쪽에 생긴다. 이 부상은 초보 주자들이나 주법에 문제가 있는 주자들에게 잘 일어난다.

원인

- 발뒤꿈치로 착지하거나 발이 무릎 앞으로 멀리 나가거나 발가락을 너무 세우는 등 잘못된 주법인 경우
- 보폭이 너무 클 경우
- 발등을 너무 꽉 죄는 신발이나 신발끈을 착용한 경우
- 종아리, 특히 후경골이 경직된 경우
- 과내전 혹은 과외전인 경우
- 거리나 강도를 너무 갑자기 높인 경우
- 준비운동을 제대로 하지 않은 경우

치료

- R 찌르는 듯한 통증이 있을 경우
- ❄
- ⌒

예방

- 👟 발등을 압박하지 않는 신발을 신고 끈은 너무 세게 묶지 않는다.
- 🏃 무릎 아래 발이 놓이도록 착지에 특히 주의한다.
- 💧

추천 운동

- 1~4, 42, 43, 82~84
- 종아리를 스트레칭한다.

---

⑱ 후경골 건염

잘 알려지지 않았지만 후경골 건염은 매우 중요하다. 주자들이 가장 흔하게 부상을 입는 근육의 하나이기 때문이다. 후경골은 발의 내번(발바닥이 안쪽을 보도록)을

맡고 있다. 특히 과내전을 피할 수 있게 해준다. 후경골을 잘못 사용했거나 과도하게 사용하면 힘줄에 염증이 생기거나 손상될 수 있다. 이는 복사뼈에서 몇 센티미터 아래의 발 안쪽에 통증을 일으킨다. 통증은 발 안쪽으로 번질 수 있으며 그보다 높은 종아리 속까지 퍼질 수도 있다.

원인

- 발과 발목의 안정화 근육의 약화로 비롯되는 잘못된 주법일 경우
- 신발의 안정감이 부족하고 지나치게 내전하도록 만드는 경우
- 종아리, 특히 후경골근의 유연성이 부족한 경우
- 거리나 강도를 너무 갑자기 높인 경우
- 소인 요인, 즉 쉽게 건염을 유발하는 평발인 경우

치료

- R 찌르는 듯한 통증이 있을 경우
- ❄
- X-T
- ↱

예방

- 👟 심한 평발의 경우 보조기구를 착용할 수 있다.
- 🏃 특히 착지, 무릎의 정렬, 골반의 균형에 주의하며 달린다.
- 과내전을 겪지 않도록 주의한다.
- 💧

추천 운동

- 1~4, 42, 43, 82~84
- 종아리를 부드럽게 스트레칭한다.

⑲ 발톱밑 혈종

울퉁불퉁한 길을 오래 달렸거나 갑자기 돌이 떨어져 발톱이 시커멓게 변한 경험을 해본 사람이 있을 것이다. 이렇게 비정상적인 색은 조직이 파열되면서 발톱 밑에 생긴 혈종(피가 고인 것) 때문이다. 가장 흔하게는 발톱의 유착이 일어난다. 이 부상의 놀라운 점은 몇 주 혹은 몇 달 뒤 새로운 발톱이 생긴다는 것이다. 상한 발톱은 새로운 발톱에 자리를 내준다.

원인
- 내리막이 가파르고 울퉁불퉁한 길을 달린 경우
- 발가락을 위한 공간이 충분치 않은 신발을 신은 경우
- 발가락의 직접적인 외상
- 거리를 갑자기 늘린 경우

치료
- R 찌르는 듯한 통증이 있을 경우
- X-T
- 새로운 발톱이 나도록 상한 발톱은 저절로 빠질 때까지 둔다.

예방
- 👞 발가락을 압박하지 않는 적당한 길이와 넓이의 신발을 신는다.
- 발톱은 제때 잘 깎는다.

다리

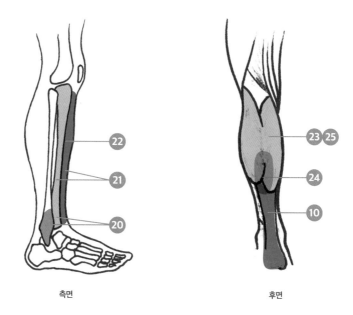

측면

후면

----

⑳ 경골 피로골절

평행을 이루는 비골이 균형을 조절하는 역할을 한다면 경골은 몸무게를 지탱하는 뼈다. 힘이 잘못 전달되거나 과도하게 전해질 경우 경골은 피로골절의 근원지가 될 수 있다. 이 골절은 아래쪽(특히 복사뼈)이나 뼈의 긴 부분에 생길 수 있다. 이 경우 검사를 하면 미세균열이 확인된다. 통증은 해당 부위를 만질 때도 나타날 수 있다. 이는 걷고 달리는 능력을 급격히 떨어뜨릴 수 있다. 드물기는 하지만 대퇴골(허벅지의 긴 뼈)이나 비골의 골절도 생길 수 있다.

원인
- 거리나 강도를 갑자기 높인 경우
- 발뒤꿈치 착지, 발이 무릎 앞으로 나오는 등의 잘못된 주법인 경우

- 발목이나 무릎의 가동성이 좋지 않은 경우
- 적절한 주법을 익히지 않고 미니멀 슈즈나 맨발로 갑자기 바꾼 경우
- 종아리의 근력이 부족한 경우
- 골밀도에 문제가 있는 경우(골다공증 혹은 골감소증)

치료
- R 완전하게 회복하려면 최소 8주간 휴식한다.
- ❄ 첫 일주일만 사용한다.
- X-T
- 칼슘과 비타민D를 적절히 섭취한다.
- 👟 발뒤꿈치를 구르지 말고 최대한 소리가 적게 나도록 쿠션 처리가 잘 된 신발을 신고 걷는다.
- 🎵 걸을 때 더 이상 통증이 없을 경우 매우 단계적으로 시작한다. 처음에는 약간의 불편함이 느껴지는 것이 정상이다. 단 통증이 커질 경우 절대 참고 계속해선 안 된다.

예방
- 🏃

추천 운동
- 3~5

㉑ 골막염

초보 주자들에게 흔한 부상 가운데 하나인 골막염은 경골의 막(골막)에 생기는 염증이다. 통증은 경골, 특히 다리 앞쪽의 튀어나온 부분에서 느껴진다.

원인

- 발목이나 무릎의 가동성이 좋지 않은 경우
- 발뒤꿈치 착지, 발이 무릎 앞으로 나오는 등의 잘못된 주법인 경우
- 거리나 강도를 갑자기 높인 경우
- 적절한 주법을 익히지 않고 미니멀 슈즈나 맨발로 갑자기 바꾼 경우
- 골밀도에 문제가 있는 경우(골다공증 혹은 골감소증)

치료

- R 찌르는 듯한 통증이 있을 경우
- ❄
- X-T
- ⌃

예방

- 달리기 전에 준비운동을 충분히 한다.
- 🏃 어떻게든 발뒤꿈치로 착지하지 않도록 좋은 착지에 주의하며 달린다.

추천 운동

- 1, 3, 4, 7, 28, 82
- 종아리를 스트레칭한다.

㉒ 전방구획 증후군

느껴지는 감각으로는 골막염과 비슷한 전방구획 증후군은 다리 앞쪽에 있는 근육 주머니 안의 압력이 높아져서 생긴다. 주로 전경골과 무지신근이 관련되어 있다. 과도한 압력은 통각수용기(통증의 수용기)를 대기 상태로 만든다. 통증은 달리는 중에 느껴지지만 휴식을 한 뒤 걷기 시작할 때 느껴지기도 한다. 신뢰할 수 있는 진단을 하려면 전문 의료진을 찾아 근육 주머니 내부의 압력을 측정해야 한다.

원인

- 발목이나 무릎의 가동성이 좋지 않은 경우
- 발뒤꿈치 착지, 발이 무릎 앞으로 나오는 등의 잘못된 주법인 경우
- 거리나 강도를 갑자기 높인 경우
- 갑자기 신발을 바꾼 경우

치료

- R 찌르는 듯한 통증이 있을 경우 2주간 혹은 통증이 지속되는 동안 휴식한다.
- ❄
- 당분간 선 자세로 오래 있지 않는다.
- X-T
- ♪
- 드물기는 하지만 증상이 심각한 경우 외과 수술을 한다. 근육 주머니를 둘러싼 막을 절개하면 내부의 압력을 줄일 수 있다.

예방

- 달리기 전에 준비운동을 충분히 한다.
- 🏃

추천 운동

- 1, 3, 7, 28, 82
- 종아리를 스트레칭한다.

㉓ 종아리 구축

구축이란 정상적인 근육의 힘이 변해 근육 경직으로 이어지는 것을 뜻한다. 주자의 경우 주로 종아리에 구축이 생기고 통증이 여러 날 지속될 수 있다. 때로는 구축이 더 심각한 근육 손상을 입은 후 일종의 보호 현상으로 나타날 수 있다.

원인

- 발뒤꿈치나 앞발 착지, 특히 발이 무릎 앞으로 나오는 등의 잘못된 주법일 경우
- 적절한 주법으로 바꾸지 않고 미니멀 슈즈나 맨발로 갑자기 바꾼 경우
- 오르막 훈련, 계단 훈련, 속도 훈련 등의 횟수나 강도를 갑자기 높인 경우
- 발목이나 무릎의 가동성이 부족한 경우
- 앞으로 너무 기울인 자세인 경우
- 종아리의 신경 분포가 시작되는 척추의 가동성이 부족한 경우

치료

- R 통증이 대부분 사라질 때까지 휴식한다.
- 🔥
- 해당 부위를 가볍게 마사지하면 회복 속도가 빨라질 수 있다.
- 초반에는 근육을 스트레칭하는 것보다 (2분간) 수축하는 것이 더 좋다.
- 고강도, 오르막, 계단 등의 훈련을 줄인다.
- X-T 1~2주 동안 실시

예방

- 🦶 종아리를 이완해 부드럽게 착지하도록 노력한다.

추천 운동

- 1, 3, 4, 61, 82

㉔ 종아리 근건접합

아킬레스건염에 비해 덜 알려진 종아리 근건접합은 아킬레스건과 근육질 사이의 연결 부위에 생기는 것이다. 통증은 종아리 중앙에 나타나고 종아리 전체로 퍼질 수 있다.

원인

- 잘못된 주법이거나 특히 중간발이나 앞발 착지로 주법을 갑자기 바꾼 경우
- 전체 거리뿐 아니라 오르막, 계단, 속도 등의 훈련 횟수나 강도를 갑자기 높인 경우
- 갑자기 굽이 매우 낮은 신발로 바꾼 경우
- 발목의 가동성이 부족한 경우
- 종아리의 유연성이 부족한 경우

치료

- R
- ❄ 3일 동안
- 🔥 이어서 한다.
- X-T
- ⤴ 특히 오르막과 계단 훈련은 피한다.

예방

- 🏃 종아리를 잘 이완하도록 주의하며 달린다.
- 🔥

추천 운동

- 1, 3, 4, 82

㉕ 종아리, 슬굴곡근, 대퇴사두근의 경련

주자는 달릴 때나 힘을 쓸 때, 휴식할 때도 근육의 경련을 경험할 수 있다. 특히 종아리, 슬굴곡근, 대퇴사두근, 심지어 무지굴근(발밑)에 경련이 일어날 수 있다. 강한 경련은 며칠 동안 지속되는 격통을 일으킬 수 있다. 대부분의 경련은 특별한 감각 없이 몇 초 뒤에 사라진다.

원인

- 신체기관 내의 무기질(나트륨, 칼슘, 칼륨, 마그네슘 등)이 불균형한 경우
- 근육이 피로한 경우
- 탈수
- 훈련의 횟수, 시간, 강도를 갑자기 높인 경우
- 해당 부위의 혈액 공급이 원활하지 않은 경우(허혈)
- 해당 부위와 연결된 신경계의 불균형
- 약물 복용(스타틴, 신경이완제, 이뇨제, 코르티코 스테로이드)

치료

- R 보통 하루면 충분하다.
- 🔥
- 당분간 고강도 훈련을 줄인다.
- 약을 복용한다면 의사에게 경련에 대해 알린다.

예방

- 다양하고 풍부한 미네랄이 들어 있는 음식을 섭취하도록 한다.
- 힘을 쓰기 전 준비운동을 충분히 한다.
- 💧

추천 운동

- 3~5, 7, 28, 54
- 유연성 운동을 정기적으로 한다.

무릎

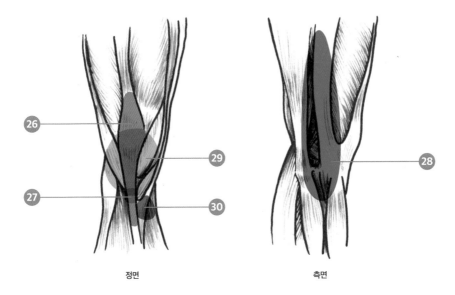

정면   측면

㉖ 슬개건염

슬개건(슬개골의 힘줄)은 슬개골(무릎 뼈)과 대퇴사두근 전체를 슬개골 아래 손가락 두 개 폭 정도에 위치한 튀어나온 뼈에 연결한다. 슬개건은 달리기를 할 때 상당한 힘을 받는다. 잘못 사용하거나 과도하게 사용하면 힘줄 접합부, 힘줄 자체, 슬개골 등에 통증을 유발하는 염증을 일으킬 수 있다. 이 통증은 달리는 도중에 느껴질 수 있고 앉거나 일어설 때, 계단을 올라가거나 내려갈 때 느낄 수도 있다. 외반슬이나 내반슬은 슬개건염에 걸릴 위험이 높다.

원인
- 무릎 정렬이 맞지 않아 슬개건의 위치 변경을 초래할 경우
- 둔부나 발목의 가동성이 부족한 경우
- 훈련의 횟수나 강도를 갑자기 높인 경우

- 오르막이나 내리막 훈련의 강도나 횟수를 갑자기 높인 경우

치료

- R 찌르는 듯한 통증이 있을 경우
- ❄
- 의사는 통증 완화를 위해 소염제를 처방할 수 있다.
- ♪ 고강도 훈련에 대해서는 특별한 주의를 기울인다.

예방

- ☾ 무릎의 정렬이 더 잘 맞도록 한다.
- ◗

추천 운동

- 5, 7, 11, 33, 50, 55~57, 89, 90
- 처음부터 슬굴곡근의 유연성 운동에 더 집중한다. 일단 통증이 눈에 띄게 줄면 대퇴사두근 스트레칭을 추가한다.

㉗ 전경골 연골염(오스굿-슐라터병)

이 복잡한 용어는 경골과 대퇴사두근의 연결 부위(전경골 결절)에 생기는 염증을 가리킨다. 오스굿-슐라터병은 주자를 포함한 젊은 스포츠인들이 주로 빠른 속도의 단거리를 훈련할 때 발생한다. 결절 부위에 스트레스가 너무 많아지면 미세파열이 일어난다. 시간이 지나면 이것은 변형되어 때로는 불룩하게 돌출할 수 있다. 더 심각한 경우 연골과 뼈가 분리되기도 한다. 통증은 결절 부위에 생긴다. 달리기나 점프, 무릎 꿇기와 웅크린 자세도 문제가 될 수 있다.

원인

- 특히 스프린트와 점프 등의 훈련을 갑자기 늘린 경우

- 하지의 정렬이 맞지 않을 경우
- 슬굴곡근이 과도하게 긴장한 경우

치료

- **R** 약 8주간 휴식한다. 심한 경우 성장기가 끝날 때까지 충격이 있는 활동은 줄이는 것이 좋다.
- ❄
- 칼슘과 비타민D를 충분히 섭취한다.
- 의사는 통증 완화를 위해 소염제를 처방할 수 있다.
- ♪ 고강도 훈련에 대해서는 특별한 주의를 기울인다.

예방

- ♁ 전경골 결절 부위에 부담을 줄이거나 균형을 맞추도록 노력한다.

추천 운동

- 5, 7, 11, 33, 55, 56, 89, 90

㉘ 장경인대 증후군(와이퍼 증후군)

주자에게 가장 흔히 생기는 부상 가운데 하나인 이 증후군은 무릎 측면에 통증을 일으킨다. 허벅지 옆으로 지나는 장경인대는 경골의 위쪽에 연결된다. 달리는 동안 장경인대는 자동차의 와이퍼처럼 움직인다. 이 증후군을 가진 주자라면 장경인대가 무릎 측면을 마찰해 자극을 일으키게 된다. 일부 전문가들은 이 메커니즘에 대해 의문을 제기하며 마찰보다 근막의 압박에 대해 이야기한다. 이 통증은 달릴 때 나타나서 점점 커진다. 무릎의 측면을 만지면 찌르는 듯한 통증이 생긴다. 때로는 장경인대가 점액낭을 자극해 점액낭염을 일으키기도 한다.

원인

- 하지나 골반의 안정감이 부족한 경우
- 주법이 잘못된 경우
- 과내전인 경우
- 외반슬(밖으로 개방)인 경우
- 훈련의 횟수나 강도를 갑자기 높인 경우
- 다리 근육의 유연성이 부족한 경우
- 하지의 길이가 서로 다른 경우
- 부적합한 신발, 내전을 과도하게 교정하는 신발을 신은 경우

치료

- R 최소 1~2주간 휴식한다.
- ❄
- 회복될 때까지 와이퍼 동작을 일으키는 활동(자전거 타기, 일립티컬, 스쿼트, 런지 등)을 피한다.
- 의사는 통증 완화를 위해 소염제를 처방할 수 있다.
- ⌁

예방

- 🚶 하지의 정렬과 골반의 안정감을 잘 유지하도록 한다.
- 👟

추천 운동

- 5, 8, 10~13, 89, 90

㉙ 슬개대퇴 증후군

주자의 대표적인 부상 가운데 하나인 슬개대퇴 증후군('러너스 니'라고도 부름)은 슬

개골을 둘러싼 통증 전체를 가리킨다. 연골연화증(슬개골 아래 연골의 마모)은 이 부위의 통증을 유발하는 질병 가운데 하나다. 얇아진 연골의 두께를 알기 위해서는 MRI 검사를 해야 한다. 슬개대퇴의 통증은 달리는 중에 나타나고 오르막, 내리막, 계단일 때 통증이 커진다. 슬개골을 둘러싼 부분을 눌러도 통증이 있다.

원인

- 잘못된 주법의 경우, 특히 무릎 정렬이 맞지 않고 발뒤꿈치로 착지하거나 등이 굽거나 엉거주춤한 자세일 때
- 대퇴사두근의 유연성이 부족해 슬개골을 너무 높이 올리게 할 경우
- 슬굴곡근의 유연성이 부족한 경우
- 대퇴사두근의 고근(대부분 내고근)이 약한 경우
- 외반슬이나 내반슬인 경우
- 훈련의 강도, 시간, 횟수를 갑자기 늘린 경우

치료

- R 1주 동안 휴식한다(통증이 지속될 경우 그 이상).
- RICE
- 초반에는 고강도 훈련을 하지 않는다.

예방

- 무릎의 정렬이 더 잘 맞도록 노력한다.

추천 운동

- 5, 7 또는 8, 89, 90

---

30 거위발 건염

거위발은 대퇴박근(허벅지 안쪽), 봉공근(허벅지 앞쪽), 반힘줄근(허벅지 뒤쪽), 이렇게

세 개의 힘줄로 이루어졌다. 거위발 근육은 달리는 동안 특히 커브, 오르막, 내리막 등에서 무릎을 안정감 있게 해준다. 힘줄에 염증이 생길 수 있으며, 이는 무릎 안쪽의 슬개골 아래 세 손가락 정도 위치에 통증을 유발한다. 통증이 강하고 해당 부위를 눌렀을 때도 통증이 느껴진다. 때로는 거위발 밑의 작은 점액낭이 자극되어 점액낭염이 생길 수 있다.

원인

- 잘못된 주법의 경우, 특히 무릎 정렬이 맞지 않을 때
- 골반과 하지의 안정감이 부족한 경우
- 슬굴곡근의 유연성이 부족한 경우
- 외반슬인 경우
- 과내전인 경우
- 부적합한 신발을 신은 경우

치료

- R 1주간 휴식한다(통증이 지속될 경우 그 이상).
- ❄
- 의사는 통증 완화를 위해 소염제를 처방할 수 있다.
- ♪ 초반에는 고강도 훈련을 하지 않는다.

예방

- ☂ 무릎의 정렬이 잘 맞도록 노력한다.
- ◗

추천 운동

- 5, 7 또는 8, 10~12, 89, 90

허벅지

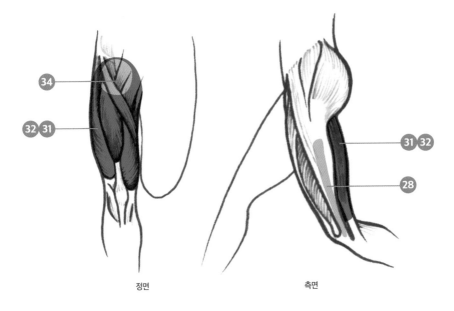

정면   측면

㉛ 대퇴사두근 혹은 슬굴곡근 구축

슬굴곡근(드물게 대퇴사두근)은 구축의 근원지가 될 수 있다. 이는 근육의 경직과 약화를 가져올 수 있다. 그렇게 되면 달리기는 유연성이 떨어지고 특히 레이스 초반이나 걷기 시작할 때(아침에 일어났을 때 혹은 오래 앉았다 일어날 때) 불편함이 느껴진다. 오르막과 내리막이 고통스러울 수 있다.

원인
- 과도한 속도 훈련, 특히 스프린트를 한 경우
- 플리오메트릭, 점프, 드릴 등의 운동을 지나치게 고강도로 한 경우
- 슬굴곡근이나 대퇴사두근이 약한 경우
- 잘못된 주법인 경우, 특히 발뒤꿈치가 위로 너무 많이 올라갈 때(오버풀링)
- 탈수

치료

- 1주간 훈련의 강도와 시간을 줄인다.
- X-T

예방

- ☘ 다리의 힘을 빼고 효과적으로 움직이도록 노력한다.
- ◈

추천 운동

- 5, 7, 89, 90

㉞ 근육 염좌

단거리 주자들이 레이스를 시작한 지 얼마 안 되어 넘어지는 모습을 본 적 있는 가? 그는 아마도 염좌라고 불리는 근육의 부분적 파열로 고통받았을 것이다. 파 열의 정도가 클수록 통증도 커진다. 칼에 찔리는 것처럼 날카롭고 극심한 통증 이 느껴질 수 있다. 장거리 주자보다 단거리 주자들에게 더 잘 일어나는 부상이 다. 하지만 장거리 주자라도 속도를 높이기 위해 훈련에 스프린트를 추가한 경우 이 프로그램을 단계적으로 실천하지 않으면 염좌의 위험에 노출될 수 있다.

원인

- 잘못된 주법으로 속도 훈련, 스프린트, 폭발적인 동작 등을 과도하게 한 경우
- 운동 전 준비운동을 충분히 하지 않은 경우
- 하지의 근육이 약한 경우
- 관절의 가동성이나 유연성이 부족해 부상 위험이 높은 경우

치료

- R 1~2주간 휴식한다(통증이 지속될 경우 그 이상).

- RICE
- 걷기 어려운 경우 목발을 사용한다.
- 손상된 근육은 스트레칭하지 말아야 한다. 일단 회복되고 나면 유연성 운동을 조금씩 추가해 나간다.
- ⤴
- 일단 근육의 상처가 나으면 이러한 부상 후에 흔히 나타남으로써 근육의 불균형을 초래하는 유착을 제거해줄 수 있도록 치료사(정골의사, 물리 치료사, 카이로프랙터 등)의 상담을 받는다.

예방
- 힘을 쓰기 전 준비운동을 충분히 한다.
- ⬤

엉덩이

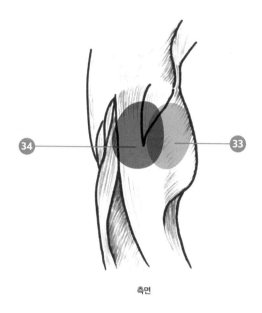

측면

㉝ 대전자 점액낭염

대전자는 둔부의 옆쪽을 만졌을 때 느껴지는 튀어나온 뼈다. 많은 힘줄이 대전자에 연결되어 있으며, 그 위치의 점액낭들이 마찰을 감소시키게 된다. 달리기를 할때 사용되는 둔근의 힘줄(건염)과 점액낭(점액낭염)에 염증이 생길 수 있다. 이는 둔부의 측면 대전자 주위에 통증을 유발한다. 중둔근은 달릴 때 골반의 측면 균형을 잡기 위해 특히 많이 쓰이므로 이 근육의 건염은 대전자와 관련된 통증의 근원지가 될 수 있다. 중둔근의 건염과 마찬가지로 대전자 점액낭염이 생길 경우 다리를 벌릴 때(외전) 특히 심한 통증이 느껴진다. 둔부의 부상이 잘 회복되지 않으면 관절을 제자리(특히 요근과 이상근)와 둔부의 점액낭(둔부를 안정감 있게 해주는 섬유 주머니)에 잘 위치하도록 해주는 근육에 과도한 긴장을 초래할 수 있다. 이 점액낭은 수축(유착 관절낭염)될 수 있으며 이로 인해 달리기 능력이 제한될 수 있다.

원인

- 둔부의 표층 근육이 약한 경우 혹은 둔부의 심부 근육과 슬굴곡근의 유연성이 부족한 경우
- 골반의 안정감이 부족하고 무릎의 정렬이 맞지 않는 잘못된 주법인 경우
- 부적절하거나 과도한 내전을 유도하는 신발을 신은 경우
- 훈련의 횟수와 강도를 갑자기 늘린 경우
- 항상 같은 방향으로 트랙을 달리거나 항상 같은 쪽으로 인도를 달린 경우

치료

- R 최소 1~2주 동안 휴식한다.
- ❄
- X-T
- ↱

예방

- ⚐ 하지의 정렬과 골반의 안정감이 더 좋아지도록 노력한다.
- 👟 외전과 내전의 정도가 적당한 신발

추천 운동

- 5, 7, 9~13, 44, 50, 89, 90

㉞ 둔부의 피로골절

대퇴골의 긴 부분과 윗부분(반구 모양) 사이에 대퇴골 경부(목)가 있다. 이 부분은 주자에게 생기는 피로골절 가운데 거의 15%를 차지한다. 서혜부에 자리 잡고 허벅지 위쪽으로 퍼지는 찌르는 듯한 통증은 달리기를 하는 동안 느껴지다가 쉬면 줄어든다. 이 심각한 부상은 여러 엘리트 주자들의 경력에 영향을 주기도 했다.

원인

- 뼈에 힘이 제대로 실리지 못하게 하는 모든 경우. 즉 골반과 하지의 가동성 부족, 골반의 안정감 결여, 잘못된 주법, 무릎의 정렬이 맞지 않는 경우
- 훈련을 늘린 경우
- 골밀도에 문제가 있을 경우

치료

- R 완전한 회복을 위해서는 최소 8주간 휴식한다.
- ❄ 처음 1주 동안
- 👟 발뒤꿈치를 구르지 말고 최대한 소리가 적게 나도록 쿠션 처리가 잘 된 신발을 신고 걷는다.
- X-T 둔부가 지나치게 쓰이지 않는 운동(가벼운 수영)들로 유산소 운동을 서서히 재개한다.
- 칼슘과 비타민D를 충분히 섭취한다.
- 🚶 걸을 때 통증이 없다면 아주 단계적으로 실시한다. 초반에 약간의 불편함이 느껴지는 것은 정상이다. 단 통증이 커질 경우 절대 참고 계속해선 안 된다.

예방

- 🏃

추천 운동

- 5, 7, 9~13, 44, 58
- 일주일 동안 완전히 휴식을 취한 뒤 유연성 운동, 자세 운동, 호흡 운동에 집중한다.

골반과 등허리

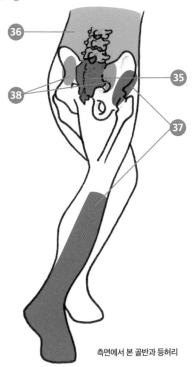

측면에서 본 골반과 등허리

㉟ 천골(엉치 뼈)의 피로골절

천골(척추 아래에 있는 뼈)은 달릴 때 전달되는 힘의 일부를 흡수한다. 드물기는 하지만 보통 장골 주위의 관절(천장 관절)에 한 개 이상의 피로골절이 생길 수 있다. 회복 기간이 오래 걸리는 심각한 부상이라 할 수 있다. 통증은 골반 뒤쪽에서 느껴지며, 등허리나 엉덩이 쪽으로 퍼질 수 있다. 낙상의 후유증은 이 종류의 피로골절을 잘 일어나게 하는 원인이 될 수 있다.

원인
• 뼈에 힘이 제대로 실리지 못하게 하는 모든 경우. 즉 골반과 하지의 가동성 부족, 골반의 안정감 결여, 잘못된 주법, 무릎의 정렬이 맞지 않는 경우 등

- 훈련을 늘린 경우
- 골밀도에 문제가 있을 경우

치료

- R 완전한 회복을 위해서는 최소 8주간 휴식한다.
- ❄ 처음 1주 동안
- 칼슘과 비타민D를 충분히 섭취한다.
- 👞 발뒤꿈치를 구르지 말고 최대한 소리가 적게 나도록 쿠션 처리가 잘 된 신발을 신고 걷는다.
- 앉고 서는 자세를 바르게 유지한다.
- X-T 천골이 지나치게 쓰이지 않는 운동(자전거 타기, 가벼운 수영)들로 유산소 운동을 서서히 재개한다.
- 🏃 걸을 때 통증이 없다면 아주 단계적으로 실시한다. 초반에 약간의 불편함이 느껴지는 것은 정상이다. 단 통증이 커질 경우 절대 참고 계속해선 안 된다.

예방

- 🏃

추천 운동

- 17, 19

---

36 요통

일부 주자들은 달리는 동안 등허리의 통증(요통)에 시달린다. 이 통증은 달릴 때 생기거나 그 후 몇 시간 동안만 지속되기도 한다. 이 통증은 등허리 전체에 걸친 막대 형태로 나타나거나 한쪽에 점처럼 느껴질 수도 있다. 이 같은 허리의 불편함은 늘 진지하게 받아들여야 한다. 왜냐하면 요추가 하지의 보행을 책임지고 있으며, 코어 근육의 위치와 유지에 가장 중요한 역할을 하기 때문이다.

원인

- 요추의 가동성이 부족한 경우(때로는 가동성이 지나친 경우), 골반 혹은 나머지 척추 부분의 가동성이 부족한 경우
- 등허리(척추, 요방형근 등)의 근육이 과도하게 긴장된 경우
- 코어 근육이 약한 경우
- 장기(자궁, 전립선, 방광, 장 등)에 의한 통증
- 자세의 불균형
- 과도한 충격력이 있는 잘못된 주법인 경우

치료

- R 찌르는 듯한 통증이 있는 경우
- 통증이 커지거나 지속된다면 의사의 진찰을 받아야 한다
- 치료 방법을 결정할 수 있는 치료사(정골의사, 물리 치료사, 카이로프랙터 등)의 상담을 받는다.
- ⅎ

예방

- ⅄ 좋은 자세와 부드러운 착지에 집중한다.

추천 운동

- 17, 19, 21, 23, 27, 48, 50, 72
- 더 자세한 내용을 위해서는 필자의 책 『척추 운동법』을 참고하라.

----

37 좌골 신경통

좌골 신경통은 좌골 신경의 흐름에 영향을 미치는 통증의 감각이다. 가장 흔하게는 통증이 무릎 아래 다리, 옆구리, 뒤쪽에 집중된다. 이 통증은 발가락까지 퍼질 수 있고 엉덩이 깊숙한 곳과 등허리의 통증을 유발할 수 있다. 좌골 신경통은 대

부분 한쪽 다리에만 나타난다. 그 방향은 좌골 신경이 자극되는 위치에 따라 다르다. 염증의 근원지는 대부분 등허리에서 마지막 요추와 천골 정도의 위치다. 이 통증 역시 둔부의 심부 근육, 특히 이상근(좌골 신경이 바로 아래 지나가고 어떤 사람들의 경우 이상근을 따라서 지나가는)에 긴장을 불러올 수 있다. 이러한 긴장은 주자들에게 자주 나타난다. 해당 하지 부위에 찌르는 듯한 통증, 무감각, 약화 등의 증상들이 달리는 동안 더 심화될 수 있다.

원인
- 요추나 골반의 가동성이 부족한 경우
- 이상근이 지나치게 긴장된 경우
- 골반의 안정감이 부족한 경우
- 잘못된 자세
- 다리의 정렬이 맞지 않는 잘못된 주법인 경우
- 훈련의 강도, 시간, 횟수를 갑자기 늘린 경우
- 지나치게 내전을 교정하는 신발을 신은 경우
- 오래 반복적으로 앉아 있는 경우

치료
- R 찌르는 듯한 통증이 있을 경우 훈련을 줄인다. 통증이 지속될 경우 완전한 휴식을 취한다.
- 문제의 원인을 밝히기 위해 전문 의료진의 진찰을 받는다.
- 🏃

예방
- 달리기 전에 준비운동을 충분히 한다. 특히 등과 둔부의 가동성을 높이는 데 집중한다.
- 🏃
- 👟

추천 운동

- 11, 13, 17, 19, 21, 27, 48~51
- 일단 통증이 많이 줄어들면 등을 위한 운동에 주의를 기울여라. 더 자세한 내용을 위해서는 필자의 책 『척추 운동법』을 참고하라.

---

38 천장 관절염

천장 관절(천골과 두 개의 장골 사이에 위치)은 달리기를 할 때 전달되는 힘을 흡수한다. 관절을 잘못 사용하거나 과도하게 사용할 경우 한쪽 관절(양쪽인 경우는 드물다)에 염증이 생길 수 있다. 이를 천장 관절염이라고 한다. 통증은 엉덩이 사이의 등 허리 부분에 나타난다. 천장 관절은 서로 맞물려 있어서 가동성이 매우 낮다. 하지만 이 부분의 미세한 움직임은 힘을 잘 전달하는 데 매우 중요하고 필수적이다. 천장 관절염을 엉덩이 통증과 혼동해선 안 된다.

원인

- 천장 관절의 가동성 부족하거나 지나친 경우
- 골반의 안정감이 부족한 경우
- 주법이 잘못된 경우
- 자세의 불균형

치료

- **R** 1~3주
-
- 골반을 움직이게 하고 다시 좋은 위치에 둘 수 있도록 전문 의료진의 진료를 받는 것이 가장 중요하다.
- **X-T** 천장 관절을 쓰지 않는 자전거 타기로 대신한다.
-

예방

- ⚡ 힘이 골반에 더 잘 전달되도록 주의한다.
- 트랙이나 도로에서 항상 같은 방향으로 달리지 않도록 주의한다.

추천 운동

- 14, 15, 21, 23, 25, 71, 74, 75
- 골반의 안정화 운동에 집중한다.

흉곽

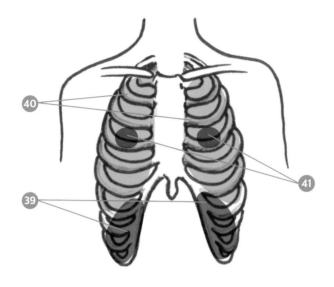

㉟ 흉막통

흉곽 아래쪽에 국소적으로 경련이 일어나는 불쾌한 느낌을 경험해보지 않은 주자가 있을까? 아직 잘 설명되지는 않았지만 담은 횡격막과 그 주변에 영향을 주는 저산소증(산소 부족)과 연관이 있다. 일부 전문가들은 두 근막층 사이의 마찰 때문이라고 한다. 오른쪽에는 간을, 왼쪽에는 비장, 위장, 내장을 생각한다. 밥을 먹거나 물을 마신 지 얼마 되지 않아서 달리기를 할 때 자주 담이 걸린다. 하지만 때로는 뚜렷한 이유가 없는 것 같다.

원인

- 중간 혹은 아래쪽의 늑골이나 척추, 혹은 경추(3~5번)에 가동성이 부족한 경우
  이 부분에서 횡격막을 맡은 신경, 호흡 근육이 시작되므로 가동성이 부족할
  때 자주 긴장되거나 제대로 순환이 되지 않을 수 있다.

- 음식물을 섭취한 시간과 달리기 시간의 간격이 너무 짧은 경우
- 잘못된 자세와 잘못된 주법(등이 굽었거나, 옆으로 기울었거나, 내향형 등의 주법)
- 준비운동이 충분하지 않은 경우
- 잘못된 호흡법인 경우

치료

- 달리다가 담이 올 경우 효과적인 네 가지 대처 요령
  1. 배를 부풀리며 숨을 깊이 들이마신 다음 배꼽이 등에 붙도록 숨을 내쉰다.
  2. (강아지처럼) 헐떡거리며 호흡한다.
  3. 통증 부위에 손가락을 대고 중간 정도의 압력으로 누른다.
  4. 달리기를 멈추고 복식호흡을 한다.
- 필요한 경우 척추, 늑골 및 횡격막의 움직임을 검사하고 치료할 수 있는 전문 의료진의 진료를 받는 것이 좋다.

예방

- 자세, 주법, 호흡을 개선하도록 노력한다.

추천 운동

- 14, 15, 21, 23, 25, 71, 74, 75

㊵ 늑간통

보통 깊숙이 쥐어짜는 듯한 느낌의 늑간통은 사실 늑간근(늑골 사이에 위치)의 경련이다. 이 통증은 대부분 특정 위치에 국소적으로 나타나며 흉곽의 뒤쪽보다 앞쪽에 더 자주 생긴다. 늑간통은 호흡을 방해해 달리기를 중단해야 할 정도로 강렬할 수 있다. 힘을 쓰지 않으면 대개는 통증이 줄어든다. 어떤 주자들은 왼쪽 가슴에 통증을 느껴 심장에 문제가 있다고 잘못 생각하기도 한다. 위기의 신호는 심장보다는 흉골 뒤의 중심에 있으며 목, 턱, 팔(특히 왼쪽)로 퍼질 수 있다.

원인

- 흉곽의 가동성이 부족한 경우(척추, 늑골, 때로는 흉골)
- 등 근육이 지나치게 긴장된 경우
- 달리는 동안 자세나 호흡이 잘못된 경우

치료

- 필요하다면 흉곽이나 척추를 검사하고 치료할 수 있는 전문 의료진에게 진찰을 받는다.

예방

- 🏃 달리기 자세와 호흡법에 주의한다.

㊶ 유두 염증

많은 주자들이 등에 비를 맞으며 합성섬유 티셔츠를 입고 참가했던 대회에서의 끔찍한 경험을 가지고 있다. 또한 유두에 티셔츠가 스치면서 생긴 찌르는 듯한 통증도 기억할 것이다. 어쩌면 달리기보다 더 힘든 고통을 겪은 흔적처럼 유두 위치에 피가 비치는 모습으로 달리는 마라토너를 목격하는 것도 드문 일이 아니다.

원인

- 마찰, 마찰, 마찰이 원인이다.
- 합성섬유로 된 티셔츠나 (비나 땀에) 젖은 티셔츠
- 반복적인 마찰을 주기 쉬운 장거리 훈련

치료

- 출혈이 있다면 해당 부위에 항생제를 바르고 열상처럼 다루어야 한다. 약사와 상의한다.

예방

- 마찰의 위험을 줄이기 위한 모든 조치를 취한다.
- 물기가 없는 유두에 (아기 엉덩이에 바르는) 크림을 한 겹 바른다. 사이클 선수들이 입는 덧바지의 가죽에 바르는 크림이나 바셀린도 좋은 선택이다.
- 미리 해당 부위의 면도를 하고 유두 주위에 티눈에 사용하는 것과 같은 (중간에 구멍이 있는) 밴드를 붙일 수 있다.
- 여성의 경우 스포츠 브라를 착용하는 것이 문제 해결에 도움이 된다. 앞에 나온 방법들도 문제 해결을 위한 추가 팁이 된다.

목

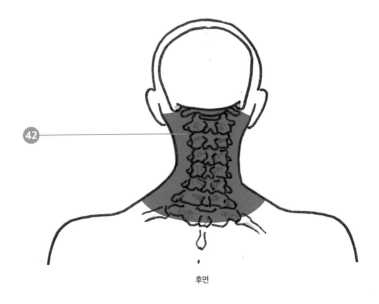

후면

🄬 경부통

바닥의 충격은 하지와 등으로 흡수된다. 그래서 높은 위치에 있는 목은 약한 충격을 받는다. 그렇지만 달리는 동안 목에 통증을 느끼는 일부 주자들도 있다. 이 통증은 대개 참을 만하다. 하지만 통증 없이 살 수 있는데 불편함을 참을 이유가 어디 있겠는가?

원인

- 경부에 영향을 주는 잘못된 자세(견장형, 불룩한 상체형, 아래턱 유형, 등이 굽은 형, 사이드형, 아틀라스형 등)와 주법인 경우
- 경추의 가동성이 부족하거나 목 근육이 지나치게 긴장된 경우(척추, 승모근, 견갑근 등)
- 경골 관절염

치료

- R 찌르는 듯한 통증이 있는 경우
- ❄ 해당 부위에 열이 있고 부은 경우
- 🔥 해당 부위가 찬 경우
- 통증이 지속될 경우 전문 의료진에게 진찰을 받아야 한다.

예방

- ⚡ 자세와 근육의 이완에 집중한다.
- 달리기에 앞서 가동성 운동을 하면서 목의 준비운동을 충분히 한다.

추천 운동

- 18, 19, 22, 23, 25, 26

에필로그 : 달리는 즐거움

달리기의 즐거움이라는 주제에 다가가는 방법은 수없이 많다. 이 책을 쓰면서 나는 특히 한 순간이 내게 벅찬 즐거움으로 다가왔다. 고도 2,400m 이텐의 숲, 부드러운 카펫 같은 길 위로 저마다 레이스에 집중한 케냐의 주자들과 함께 달리던 나는 마치 몸에서 빠져나와 나의 존재마저 잊어버린 듯했다. 호흡과 발걸음이 하나가 되고, 모든 감각이 깨어 있으며, 시야는 완벽히 선명하고, 힘들면서도 달콤한 그 순간. 세계적인 심리학의 거장 미하이 칙센트미하이가 최적의 경험이라고 했던 바로 그 순간을 경험한 것이다. 어떤 이들은 '임계 지대' 혹은 '플로'라고 부르기도 한다. 이 학자는 수십 년간 즐거움에 관해 과학적인 연구를 했다. 그는 연구를 통해 최적의 경험을 맛보기 위해서는 일정한 특징이 있다는 사실을 밝혀 냈다. 이것을 달리기에 적용하면 여러 흥미로운 요소들이 나타난다.

실현 가능하면서 도전할 만하고 노력이 필요한 활동

여기에서 노력은 곧 즐거움과 연결된다. 많은 주자들이 힘든 대회나 훈련을 통해 즐거움을 찾아내는 것도 놀라운 일이 아니다. 하지만 현실적인 도전을 선택하자. 그렇지 않으면 즐거움을 맛보기란 그저 먼 이야기가 될 것이다.

흐트러지지 않는 적당한 집중력

달리는 동안 우리의 머릿속에는 수많은 생각들이 떠오른다. 많은 사람들이 달리면서 문제의 해결책을 찾거나 창의적인 생각을 하게 된다. 이런 현상에는 분명 좋은 점이 있지만 주자는 자신의 행동에 집중할 때에야 최적의 경험에 가까이 다가 갈 수 있다는 사실이 밝혀졌다. 흐트러짐 없이 자신이 하는 일에 몰입할 때 달리 기를 최대한 누릴 수 있다. 마찬가지로 집중을 방해하는 상념들은 정신적으로 에 너지를 낭비하게 함으로써 주자가 자신의 경험을 충분히 누리지 못하게 한다는 사실을 기억하자.

선명한 목표와 즉각적인 피드백

시계도 없이 정해진 코스도 없이 달리는 것은 재미있을 수 있다. 하지만 시간, 속 도, 구체적인 목표를 적용하면 우리의 정신은 최적의 경험으로 더욱 다가갈 수 있다. 주자가 달리기를 하면서 피드백을 얻고 자신이 정확히 어디쯤에 와 있는지 알 수 있기 때문이다. 이런 상태에 도달하려면 잘 구성된 훈련 프로그램이 큰 도 움이 된다.

통제된 행동

통제력은 즐거움을 느끼는 데 영향을 준다. 따라서 달리기 기술, 자세, 호흡 등을 잘 익히는 것은 장기적으로 더욱 바람직하다. 자신의 훈련 프로그램을 잘 통제하 고, 좋은 운동을 하며, 잘 회복하고, 대회를 계획적으로 준비하는 그 모든 과정을 몸소 느끼는 것은 주자로서 최적의 경험에 참여하는 것이다. 반면 부상은 대체로 통제력의 상실을 불러온다.

자의식의 상실

달리기를 하면서 어느 순간에는 자신의 상념들이 사라진다. 마치 몸의 모든 관절 과 근육들이 저절로 움직이는 듯하다. 달리기를 하는 사람들은 흔히 이렇게 말한다. "아무 생각 없이 몸이 저절로 앞으로 나갔어." 이는 모든 일과 행동들을 궁리하고 해독하는 일을 멈춘다는 뜻이다. 일단 달리기 테크닉에 익숙해지면 그다음에는 몸이 자연스럽게 저절로 나가도록 두는 것이 좋다. 다른 사람들과 상호작용을 하면서 그룹으로 달리는 것도 자의식에서 벗어난 상태에 이르게 해준다.

정확하고 통제된 행동으로 즉각적인 피드백을 얻으며 스트레스나 방해 없이 깊이 집중하고 자의식에서 벗어나 모든 것을 자신의 도전과 건강한 몸에 집중하며 달리는 것은 달리기를 통한 최적의 경험에 이르는 최상의 방법인 듯하다. 이 책에 실린 정보들이 그 강렬한 즐거움의 순간에 더 쉽게 다가가고 기억에 남는 레이스를 경험하게 해주길 기대한다.